Erwachsene mit Arthritis und rheumatischen Erkrankungen

Erwachsene mit Arthritis und rheumatischen Erkrankungen
Janet L. Poole, Patricia Siegel, Melissa J. Tencza

Programmbereich Gesundheitsberufe

Wissenschaftlicher Beirat Programmbereich Gesundheitsberufe
Sophie Karoline Brandt, Bern; Heidi Höppner, Berlin; Christiane Mentrup, Zürich; Sascha Sommer, Bochum; Birgit Stubner, Erlangen-Nürnberg; Markus Wirz, Zürich; Ursula Walkenhorst, Osnabrück

Janet L. Poole
Patricia Siegel
Melissa J. Tencza

Erwachsene mit Arthritis und rheumatischen Erkrankungen

Leitlinien der Ergotherapie Band 16

Deutschsprachige Ausgabe herausgegeben von Mieke le Granse

Aus dem Amerikanischen von Helga Ney-Wildenhahn
Unter Mitarbeit von Sabine Mix

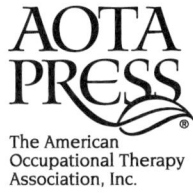

Mit freundlicher Unterstützung von ergotherapie austria

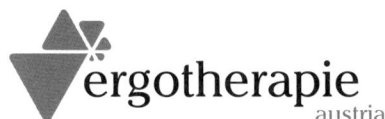

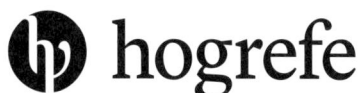

Janet L. Poole, PhD, OTR/L, FAOTA, Professor, Occupational Therapy Graduate Program, University of New Mexico, Albuquerque
Patricia Siegel, OTD, OTR/L, CHT, Lecturer II, Occupational Therapy Graduate Program, University of New Mexico, Albuquerque
Melissa J. Tencza, MOT, OTR/L, Occupational Therapist, Presbyterian Home and Transition Services, Albuquerque

The American Occupational Therapy Association, Inc.
4720 Montgomery Lane
Bethesda, MD 20814
301-652-AOTA (2682)
TDD: 800-377-8555
Fax: 301-652-7711
http://www.aota.org

Wichtiger Hinweis: Der Verlag hat gemeinsam mit den Autoren bzw. den Herausgebern große Mühe darauf verwandt, dass alle in diesem Buch enthaltenen Informationen (Programme, Verfahren, Mengen, Dosierungen, Applikationen, Internetlinks etc.) entsprechend dem Wissensstand bei Fertigstellung des Werkes abgedruckt oder in digitaler Form wiedergegeben wurden. Trotz sorgfältiger Manuskriptherstellung und Korrektur des Satzes und der digitalen Produkte können Fehler nicht ganz ausgeschlossen werden. Autoren bzw. Herausgeber und Verlag übernehmen infolgedessen keine Verantwortung und keine daraus folgende oder sonstige Haftung, die auf irgendeine Art aus der Benutzung der in dem Werk enthaltenen Informationen oder Teilen davon entsteht. Geschützte Warennamen (Warenzeichen) werden nicht besonders kenntlich gemacht. Aus dem Fehlen eines solchen Hinweises kann also nicht geschlossen werden, dass es sich um einen freien Warennamen handelt.

> **Bibliografische Information der Deutschen Nationalbibliothek**
> Die Deutsche Nationalbibliothek verzeichnet diese Publikation in der Deutschen Nationalbibliografie; detaillierte bibliografische Daten sind im Internet über http://www.dnb.de abrufbar.

Dieses Werk einschließlich aller seiner Teile ist urheberrechtlich geschützt. Jede Verwertung außerhalb der engen Grenzen des Urheberrechtes ist ohne Zustimmung des Verlages unzulässig und strafbar. Das gilt insbesondere für Kopien und Vervielfältigungen zu Lehr- und Unterrichtszwecken, Übersetzungen, Mikroverfilmungen sowie die Einspeicherung und Verarbeitung in elektronischen Systemen.

Anregungen und Zuschriften bitte an:
Hogrefe AG
Lektorat Gesundheitsberufe
z.Hd.: Barbara Müller
Länggass-Strasse 76
3012 Bern
Schweiz
Tel: +41 31 300 45 00
E-Mail: info@hogrefe.ch
Internet: http://www.hogrefe.ch

Lektorat: Barbara Müller
Bearbeitung: Mieke le Granse, Barbara Müller
Herstellung: Daniel Berger
Umschlagabbildung: © Jose Luis Pelaez Inc, Getty Images
Umschlag: Claude Borer, Riehen
Satz: Claudia Wild, Konstanz
Druck und buchbinderische Verarbeitung: AZ Druck und Datentechnik GmbH, Kempten
Printed in Germany

Dieses Buch ist eine Übersetzung aus dem Amerikanischen. Der Originaltitel lautet: Braveman, B., Hunter, Elizabeth, G. (2017). *Occupational Therapy Practice Guidelines for Adults With Arthritis and Other Rheumatic Conditions*. Bethesda, MD: AOTA Press.

© 2017 by the American Occupational Therapy Association, Inc.
ISBN-13: 978-1-56900-432-6 (print)
ISBN-13: 978-1-56900-438-8 (ebook)

1. Auflage 2020
© 2020 Hogrefe Verlag, Bern

(E-Book-ISBN_PDF 978-3-456-95890-3)
ISBN 978-3-456-85890-6
http://doi.org/10.1024/85890-000

Inhaltsverzeichnis

Danksagung		7
Geleitwort		9
1	**Einführung**	13
1.1	Zweck und Verwendung dieser Veröffentlichung	13
1.2	Gegenstandsbereich und Prozess der Ergotherapie	14
1.2.1	Gegenstandsbereich	14
1.2.2	Prozess	16
2	**Zusammenfassung**	19
2.1	Hintergrund	19
2.2	Praxisleitlinien	20
2.3	Zusammenfassung der Hauptergebnisse	21
2.3.1	Interventionen bei rheumatoider Arthritis (RA)	21
2.3.2	Interventionen bei Arthrose	22
2.3.3	Interventionen bei Fibromyalgie (FM)	22
2.3.4	Interventionen bei Systemischem Lupus erythematodes (SLE)	23
3	**Übersicht zu rheumatischen Erkrankungen**	25
3.1	Rheumatoide Arthritis (RA)	25
3.2	Arthrose	25
3.3	Fibromyalgie (FM)	26
3.4	Systemischer Lupus erythematodes	26
4	**Der ergotherapeutische Prozess bei Erwachsenen mit Arthritis und anderen rheumatischen Erkrankungen**	29
4.1	Phasen und Settings	29
4.1.1	Akuter Schub oder Verstärkung der Symptomatik	29
4.1.2	Remission und Erhalt der Symptomatik	30
4.2	Überweisung	30
4.3	Evaluation	30
4.3.1	Betätigungsprofil	30
4.3.2	Analyse der Betätigungsperformanz	33
4.3.3	Betätigungsbereiche	33
4.3.4	Klientenfaktoren	33
4.3.5	Performanzfertigkeiten	34
4.3.6	Performanzmuster	34
4.3.7	Kontext und Umwelt	34
4.3.8	Aktivitäts- und Betätigungsanforderungen	35
4.3.9	Überlegungen zu Assessments	35
4.4	Intervention	35
4.4.1	Planung der Intervention	35
4.4.2	Implementierung der Intervention	36

4.4.3	Überprüfung der Intervention	36
4.5	Ergebnis und Ergebniskontrolle	36
4.6	Abschluss, Entlassungsplanung und Nachsorge	37
4.7	Fallstudien	37
4.7.1	Fallstudie 1: Rheumatoide Arthritis	37
4.7.2	Fallstudie 2: Arthrose	39
4.7.3	Fallstudie 3: Leben mit Fibromyalgie	42
4.7.4	Fallstudie 4: Leben mit Systemischem Lupus Erythematodes	45

5	**Best Practice und Zusammenfassung der Evidenz**	**49**
5.1	Einführung	49
5.2	Interventionen bei Rheumatoider Arthritis	50
5.2.1	Interventionen mit körperlicher Bewegung	50
5.2.2	Psychoedukative Interventionen	51
5.3	Interventionen bei Arthrose	54
5.3.1	Psychoedukative Interventionen	54
5.3.2	Verhaltensinterventionen zur Förderung der körperlichen Bewegung	57
5.3.3	Interventionen mit körperlicher Bewegung	57
5.4	Interventionen bei Fibromyalgie (FM)	59
5.4.1	Multidisziplinäre Interventionen	59
5.4.2	Interventionen mit körperlicher Aktivität	60
5.4.3	Psychoedukative Interventionen	62
5.5	Interventionen bei Systemischem Lupus Erythematodes (SLE)	64
5.5.1	Interventionen mit körperlicher Aktivität	64
5.5.2	Psycho-edukative Interventionen	64

6	**Schlussfolgerungen für Praxis, Ausbildung und Forschung**	**67**
6.1	Schlussfolgerung für die Praxis	67
6.1.1	Rheumatoide Arthritis	69
6.1.2	Arthrose	69
6.1.3	Fibromyalgie	70
6.1.4	Systemischer Lupus Erythematodes	70
6.2	Schlussfolgerung für die Ausbildung	70
6.3	Schlussfolgerung für die Forschung	71
6.3.1	Rheumatoide Arthritis (RA)	72
6.3.2	Arthrose	72
6.3.3	Fibromyalgie (FM)	72
6.3.4	Systemischer Lupus Erythematodes (SLE)	72
6.4	Fazit	72

7	**Anhang**	**73**
A	Vorbereitung und Qualifikationen von Ergotherapeuten und Ergotherapie-Assistenten	73
B	Selected *CPT*™ Coding for Occupational Therapy Evaluations and Interventions	75
C	Evidenzbasierte Praxis	79
D	Übersicht zur Evidenz	83

Literatur	157
Sachwortverzeichnis	171
Glossar	175
Herausgeberin und Übersetzerin	183

Danksagung

The series editor for this Practice Guideline is
Deborah Lieberman, MHSA, OTR/L, FAOTA
Director, Evidence-Based Practice Staff Liaison to the Commission on Practice
American Occupational Therapy Association
Bethesda, MD

The issue editor for this Practice Guideline is Elizabeth G. Hunter, PhD, OTR/L
Assistant Professor, Graduate Center for Gerontology
College of Public Health, University of Kentucky, Lexington

The methodologists for this Practice Guideline are
Marian Arbesman, PhD, OTR/L, FAOTA
President, ArbesIdeas, Inc., Consultant, AOTA Evidence-Based Practice, Project, Clinical Assistant Professor, Department of Rehabilitation Science, State University of New York at Buffalo
Elizabeth G. Hunter, PhD, OTR/L
Assistant Professor, Graduate Center for Gerontology, College of Public Health, University of Kentucky, Lexington

The authors acknowledge the following individuals for their contributions to the evidence-based systematic review:
- Beverly Apodaca, MOT, OTR/L
- Marian Arbesman, PhD, OTR/L, FAOTA
- Joshua Bradford, OTS
- Autumn Latham, MOT, OTR/L
- Bebe Makena, OTS
- Jesse Quinlan, MOT, OTR/L
- Erika Velasco, OTS

The authors acknowledge and thank the following individuals for their participation in the content review and development of this publication:
- Kristine Carandang, OTR/L
- Carole Dodge, OTR/L, CHT
- Carlene E. Johnson, OTD, OTR/L
- Susan H. Lin, ScD, OTR/L, FAOTA
- M. Suzanne Schrandt, JD (consumer representative reviewer)

The authors acknowledge and thank the following individuals for their contribution and review of Appendix D and Appendix E:
- Bryan E. Hull, JD, MPH
- Katie Jordan, OTD, OTR/L
- Sharmila Sandhu, JD

Reviewers for the regulatory policy aspects of this Practice Guideline were as follows:
- Christina A. Metzler
- Sharmila Sandhu, JD

Note. The authors of this Practice Guideline (Janet L. Poole, Patricia Siegel, and Melissa J. Tencza) have signed a Conflict of Interest statement indicating that they have no conflicts that would bear on this work.

Geleitwort

Mieke le Granse

Vor ihnen liegt eine der Praxisrichtlinie aus der Reihe *The AOTA Practice Guidelines Series* des amerikanischen Berufsverbandes der Ergotherapie, der AOTA. Diese Reihe von Praxisrichtlinien wurde entwickelt als eine Antwort auf die Veränderungen der Gesellschaft, des Gesundheitswesens und damit natürlich auch der Ergotherapie.

Durch diese Entwicklung von Praxisrichtlinien erhofft man sich, die Qualität der ergotherapeutischen evidenzbasierten Angebote zu verbessern, die Zufriedenheit der Klienten zu erweitern, den Gewinn und Nutzen der Inhalte der Praxisrichtlinien zu unterstützen und durch effektive und effiziente ergotherapeutische Angebote die Kosten im Gesundheitswesen zu reduzieren.

Viele amerikanische Experten aus der ergotherapeutischen Praxis, Lehre und Forschung haben diese AOTA-Praxisrichtlinien entwickelt, um so eine hohe Qualität zu gewährleisten und fortlaufend die Praxisrichtlinien zu aktualisieren oder neue zu entwickeln und herauszugeben. Sie bieten einen Überblick über den ergotherapeutischen Prozess und den dazugehörenden möglichen Interventionen bei einer Anzahl von Krankheitsbilder und beruhen alle auf der Perspektive von Evidence based Practice.

Ziel der AOTA ist, durch das Entwickeln von Praxisrichtlinien, die Ergotherapeutinnen zu unterstützen, ihre Angebote zu verbessern und Entscheidungen zu erleichtern, sodass die ergotherapeutischen Angebote sich optimal dem Bedarf der Klienten und der Angehörigen der Berufsgruppe anpassen und für sie zugänglich sind. Daneben entspricht es der Intention der AOTA, nicht nur die Ergotherapeutinnen, sondern auch den Klienten, Studenten, Dozenten, Forscher, andere professionelle Berufsgruppen und Dienstleister wie Krankenkassen optimal begreifbar und verstehbar zu machen, was Ergotherapie zu bieten hat.

Und Ergotherapie hat viel zu bieten, sie ist die Expertin für das tägliche Handeln! Und damit wird sie immer mehr ein wichtiger Team Player im Gesundheitswesen. Ergotherapeutinnen sind überall präsent, zeigen ihre Bedeutung und ihren Einfluss in interprofessionellen Team als Generalisten und Spezialisten. Die Ergotherapeutinnen, die wissenschaftlich arbeiten, werden immer mehr herausgefordert, Nachweise zu liefern für eine betätigungsorientierte Ergotherapie. Mit Hilfe der vielen wissenschaftlichen Nachweise sind Ergotherapeutinnen in der Lage, den Wert der von ihnen angebotenen Dienstleistungen zu rechtfertigen und ihre Qualität zu zeigen.

Für die Praxis bedeutet die Entwicklung und die Verwendung der Praxisrichtlinien, dass es immer mehr signifikante Evidenz gibt für die zahlreichen Interventionen innerhalb des ergotherapeutischen Prozesses, welche die Betätigungsperformanz des Klienten effektiv verbessern. Dies bedeutet auch, dass Ergotherapeutinnen sach- und fachkundig sein müssen auf dem Gebiet der evidenzbasierten Forschungsergebnisse: Sie müssen sie verstehen und ethisch und angemessen anwenden können, um die Ergotherapie mit den besten Praxisansätzen durchführen zu können.

Diese Entwicklungen haben Auswirkungen auf die ergotherapeutische Ausbildung: die Dozenten sollten ihre Auszubildenden und Studierenden die aktuellsten evidenzbasierten Praktiken lehren, damit sichergestellt wird, dass sie gut vorbereitet werden auf eine evidenzbasierte Praxis. Durch den Einsatz von wissenschaftlicher Literatur in der Lehre kann man nicht nur den Wert der ergotherapeutischen Angebote legitimieren und argumentieren, sondern die Auszubildenden und Studierenden lernen, wie sie die Ergebnisse aus der wissenschaftlichen Literatur in der Praxis anwenden können.

Da diese Praxisrichtlinien so wichtig sind für die Weiterentwicklung der Ergotherapie, hat sich der Hogrefe Verlag entschieden, diese Praxisrichtlinien übersetzen zu lassen durch Ergotherapie-Experten aus der Praxis, Lehre und Forschung aus Deutschland, Österreich und der Schweiz, und sie zu publizieren, damit auch die deutschsprachigen Ergotherapeutinnen profitieren können von dem schon erforschten Wissen der amerikanischen Kolleginnen.

So publiziert der Hogrefe Verlag seit Herbst 2017 für die deutschsprachigen Länder alle Praxisrichtlinien der AOTA. Zeitgleich erschien im Januar 2018 die erste deutsche Übersetzung des OTPF (*Occupational Therapy Practice Framework: Domain and Process*, 3rd Edition)[1] inklusive vieler Praxisbeispiele aus den Settings und Bereichen der Ergotherapie.

Das *Framework der AOTA* (OTPF) dient als wichtige Basis für alle Praxisrichtlinien. Es beschreibt das zentrale Konzept der Ergotherapie-Praxis (die Betätigungsperformanz) und die positive Beziehung zwischen Handeln, Gesundheit und Wohlbefinden. Das OTPF gibt einen Einblick über den Anteil der Ergotherapeutinnen, um gemeinsam mit ihren Klienten die Gesundheit zu verbessern, die Partizipation und soziale Teilhabe von Menschen zu erhöhen und Organisationen und Populationen durch Engagement in das tägliche Handeln zu ermutigen. Diese dritte Ausgabe des OTPFs baut auf der ersten und zweiten Ausgabe aus und begründet sich auf den *Uniform Terminology for Occupational Therapists* (AOTA, 1994) und der *International Classification of Functioning, Disability and Health* (ICF; WHO, 2001).

Folgende Praxisrichtlinien sind bereits erschienen:
- Menschen mit einer Autismus-Spektrum-Störung
- Menschen mit Schlaganfall
- Wohnraumanpassung
- Ältere Menschen mit Sehbeeinträchtigungen
- Menschen mit Schädel-Hirn-Trauma
- Rehabilitation nach Krebserkrankung
- Autofahren und kommunale Mobilität für ältere Menschen
- Aktives Altern zuhause
- Menschen mit Alzheimer-Erkrankung
- Menschen mit arbeitsbedingten Verletzungen und Erkrankungen
- Menschen mit neurodegenerativen Erkrankungen
- Menschen mit schweren psychischen Erkrankungen
- Psychische Gesundheit von Kindern und Jugendlichen

Folgende Praxisrichtlinien sind in Arbeit und erscheinen bis 2020:
- Frühe Kindheit
- Erwachsene mit muskuloskelettalen Erkrankungen
- Sensorische Verarbeitung und Integration bei Kindern und Jugendlichen

Die Praxisrichtlinien sind so aufgebaut, dass sie mit einer Einführung beginnen, in der Ziel und Zweck der Praxisrichtlinien beschrieben wird und einer Kurzversion vom Gegenstandsbereich und Prozess der Ergotherapie. Danach folgt eine Darstellung des spezifischen Krankheitsbildes bzw. Krankheitsbilder, gefolgt von der Darstellung von und der Auseinandersetzung mit dem ergotherapeutischen Prozess (von Überweisung bis zu Evaluation, Intervention und Ergebnis). Ein weiterer Textteil umfasst die Best Practices und Zusammenfassungen der Evidenz und die Implikationen der Evidenz für die ergotherapeutische Praxis, Ausbildung und Forschung. Jede Praxisrichtlinie hat verschiedene Anhänge, unter anderen eine sehr ausführliche Evidenztabelle, mit vielen Beispiele von überwiegend Forschungsartikeln (meist mit einem Evidenzlevel von I, II oder III), welche die auf Handeln und Partizipation basierte ergotherapeutische Interventionen in Bezug zu dem betreffenden Krankheitsbild darstellen.

Da die Praxisrichtlinien übersetzt werden aus den Situationen der amerikanischen Ergotherapie, bedeutet dies, dass der Leser auch Inhalten begegnen wird, die vielleicht anders sind als man im eigenen Umgang gewohnt ist. Einerseits bereichert dies natürlich das eigene Vorgehen um neue Perspektiven, aber erfordert auch vom Leser den Transfer von den Praxisrichtlinien zur eigenen Tätigkeit. Wo es notwendig erscheint, unterstützen Fußnoten der Übersetzerinnen, der Herausgeberin und des Lektorats diesen Transferprozess, um den Unterschied aufzuzeigen zwischen der amerikanischen Praxis und der ergotherapeutischen Praxis in den deutschsprachigen Ländern. Beispielsweise wird in den USA unterschieden zwischen den ausführenden Aktivitäten von Ergotherapeutinnen und Ergotherapie Assistentinnen. Auch gibt es viele Unterschiede in den gesetzlichen Vorgaben und den Institutionen. Auch die verwendete Terminologie ist in der Übersetzung verschieden. So ist jeder Praxisleitlinie ein Glossar angehängt mit den wichtigsten Begriffen aus der Terminologie des OTPF.

Die Praxisrichtlinien sind in der weiblichen Form geschrieben, wenn sie die Person im Singular ansprechen, da die Mehrheit der Ergotherapeutinnen Frauen

---
1 Marotzki, Ulrike; Reichel, Kathrin (2018). Das Framework der AOTA. Gegenstandbereich, Prozesse und Kontexte in der ergotherapeutischen Praxis.

sind, bei der Beschreibung der Klienten wechselt die Anrede. Selbstverständlich ist in jedem Fall das jeweilig andere Geschlecht miteinbezogen und gleichermaßen benannt.

Ein ganz großes Dankeschön geht an die Kolleginnen der Ergotherapie, die die unterschiedlichen Praxisrichtlinien übersetzt haben und ihre Zeit, Engagement und Expertise eingebracht und geschenkt haben, um den Beruf weiterzuentwickeln und ihren Kollegen das umfassende Material und Wissen der Praxisleitlinien in ihrer eigenen Sprache zur Verfügung zu stellen. Ein weiteres großes Dankeschön gilt den Kolleginnen von Hogrefe Verlag, Barbara Müller und Diana Goldschmid, die mit großem Einsatz unermüdlich dafür gesorgt haben, dass diese wichtige und höchst interessante Reihe an Praxisrichtlinien publiziert wird.

Wir wünschen allen Lesern viel Inspiration beim Lesen der Praxisrichtlinien und sind offen für Feedback, Verbesserungsvorschläge und Tipps.

„Wissen schafft Nutzen – wenn es erschlossen, in eine anwendbare Form gebracht und verbreitet wird. Erst dann ermöglicht es einen konstruktiven Austausch, der wiederum neues Wissen hervorbringt" (Vision Hogrefe Verlag).

Ihre Herausgeberin
Mieke le Granse

1 Einführung

1.1 Zweck und Verwendung dieser Veröffentlichung

Praxisleitlinien sind in den Vereinigten Staaten vielfach als Antwort auf die Gesundheitsreformbewegung entwickelt worden. Leitlinien können ein nützliches Instrument sein, um die Qualität der Gesundheitsversorgung zu verbessern, die Zufriedenheit der Verbraucher zu steigern, den angemessenen Einsatz der Dienstleistungen zu fördern und Kosten zu reduzieren. Der amerikanische Ergotherapieverband (*American Occupational Therapy Association*, AOTA) der nahezu 213.000 Ergotherapeuten, Ergotherapie-Assistenten (siehe **Anhang A**) und Ergotherapie-Studenten vertritt, möchte Informationen zur Verfügung stellen, um Entscheidungen zu unterstützen, die für alle Klienten erschwingliche und zugängliche, hochqualifizierte ergotherapeutische Dienstleistungen in der Gesundheitsversorgung ermöglichen.

Eine solche Leitlinie bietet aus evidenzbasierter Perspektive unter Einbeziehung der Schlüsselkonzepte aus der dritten Auflage des *Occupational Therapy Practice Framework: Domain und Process* (AOTA, 2014b) einen Überblick über den ergotherapeutischen Prozess zur Behandlung von Erwachsenen mit Arthritis und anderen rheumatischen Erkrankungen. Sie definiert den ergotherapeutischen Gegenstandsbereich und Prozess und die Interventionen, die innerhalb der Grenzen akzeptabler Praxis vorkommen (**Kapitel 1.2**). Diese Leitlinie behandelt nicht alle Behandlungsmethoden, die möglich wären. Sie empfiehlt zwar einige spezifische Behandlungsmethoden, aber welche der möglichen Interventionen für die Gegebenheiten einer bestimmten Person oder Gruppe und für deren Bedürfnisse angemessen ist, beurteilt letztendlich die Ergotherapeutin[2].

Mit dieser Publikation möchte die AOTA, dass sowohl Ergotherapeuten, Ergotherapie-Assistenten und auch diejenigen, die ergotherapeutische Dienstleistungen regeln, die Kosten tragen oder Richtlinien festlegen, verstehen, welchen Beitrag die Ergotherapie bei der Versorgung von Erwachsenen mit Arthritis und anderen rheumatischen Erkrankungen leistet. Diese Leitlinie kann ebenfalls als Empfehlung für Leistungserbringer und Heimleiter aus dem Gesundheitsbereich, Gesetzgebern für Gesundheit und Ausbildung, Kostenträgern und Pflegeorganisationen dienen, die zur Schwerpunktversorgung von Menschen mit Arthritis und anderen rheumatischen Erkrankungen forschen. Informationen zu ausgewählten Diagnosen und Abrechnungsmodalitäten für Evaluation und Intervention finden sich in **Anhang B**.

Diese Publikation kann wie folgt angewandt werden:
- Ergotherapeuten und Ergotherapie-Assistenten unterstützen, evidenzbasierte Interventionen für Erwachsenen mit Arthritis und anderen rheumatischen Erkrankungen anzubieten
- Ergotherapeuten und Ergotherapie-Assistenten unterstützen, ihre Dienstleitungen auch nach außen bzw. externen Zielgruppen darzustellen
- Praktikern in anderen Gesundheitsberufen, Fallmanagern, Klienten, Familien, Angehörigen und Heimleitern aus dem Gesundheitsbereich bei der Entscheidung unterstützen, ob eine Überweisung zur Ergotherapie sinnvoll ist
- Kostenträger bei der Entscheidung unterstützen, ob eine medizinische Notwendigkeit für Ergotherapie gegeben ist
- Gesetzgeber, Kostenträger, Bundes-, Landes- und lokale Agenture unterstützen, die Ausbildung und die Fertigkeiten von Ergotherapeuten und Ergotherapie-Assistenten zu verstehen

---

[2] Personenbezeichnungen der Ergotherapie im Singular stehen in diesem Dokument in weiblicher Form, im Plural in der allgemeinen männlichen Form. Sie gelten selbstverständlich auch für das jeweilige andere Geschlecht.

- Planungsteams in Sozial- und Gesundheitsdiensten unterstützen, die Notwendigkeit von Ergotherapie festzustellen
- Entwickler von Gesundheitsprogrammen, Verwaltungen, Gesetzgeber, Landes- und kommunale Agenturen und Kostenträger unterstützen, das Spektrum ergotherapeutischer Dienstleistungen zu verstehen
- Ergotherapeutische Forschung im jeweiligen Praxisbereich unterstützen, Instrumente zur Ergebnismessung festzulegen und die gegenwärtige ergotherapeutische Praxis zu definieren, zum Vergleich der Effektivität ergotherapeutischer Interventionen
- Finanzier der Gesundheitsversorgung (Krankenkassen), Ausbilder und Analysten unterstützen, die Zweckmäßigkeit ergotherapeutischer Intervention bei Erwachsenen mit Arthritis und anderen rheumatischen Erkrankungen zu verstehen
- Politiker, Gesetzgeber und Organisationen unterstützen, den Beitrag, den Ergotherapie zur Gesundheitsförderung, Programmentwicklung und Reformierung der Gesundheit bei Erwachsenen mit Arthritis und anderen rheumatischen Erkrankungen leisten kann, zu verstehen
- Ergotherapeutisches Lehrpersonal unterstützen, geeignete Curricula zu entwickeln, unter Berücksichtigung der Rollen, die Ergotherapie bei Erwachsenen mit Arthritis und anderen rheumatischen Erkrankungen einnimmt.

Der Einführung dieser Leitlinien folgt ein Überblick über Arthritis und anderen rheumatischen Erkrankungen bei Erwachsenen. Es folgt die Zusammenfassung der Hauptergebnisse aus den systematischen Reviews, die auf Best Practice zu den Interventionen bei Erwachsenen mit rheumatoider Arthritis (RA), Osteoarthritis (entspricht der Arthrose), Fibromyalgie (FM) und Systemischem Lupus erythematodes (SLE). Die Anhänge liefern Informationen zur Vorbereitung und der Qualifikation von Ergotherapeuten und Ergotherapie-Assistenten, ausgewählte *Current Procedural Terminologie*© Kodierung für ergotherapeutische Evaluation und Interventionen. Zusätzlich gibt es Informationen zu evidenzbasierter Praxis und Evidenztabellen, die in den Anhängen eingeschlossen sind.

1.2 Gegenstandsbereich und Prozess der Ergotherapie

Die Fachkompetenz von Ergotherapeuten[3] liegt in ihrem Wissen über Betätigung und wie das Betätigen genutzt werden kann, um zu Gesundheit und Teilhabe zuhause, in der Schule, am Arbeitsplatz und in der Gemeinde beizutragen. Die Delegiertenversammlung des AOTA nahm 2013 das *Occupational Therapy Practice Framework: Domain und Process* (3rd ed.; AOTA, 2014) an. Auf der Grundlage der ersten und zweiten Ausgabe des *Occupational Therapy Practice Framework: Domain und Process* (AOTA, 2002, 2008), der früheren *Uniform Terminology for Occupational Therapy* (AOTA, 1989, 1994) und der *International Classification of Functioning, Disability and Health* (ICF; WHO, 2001) der WHO legt das Framework den Gegenstandsbereich des Berufes und den darin enthaltenen Therapieprozess dar.

1.2.1 Gegenstandsbereich

Der Gegenstandsbereich eines Berufes gliedert dessen Wissensbereich, seinen gesellschaftlichen Beitrag und seine intellektuellen oder wissenschaftlichen Aktivitäten. Der Gegenstandsbereich der Ergotherapie richtet sich darauf, anderen zur Teilhabe an alltäglichen Aktivitäten zu verhelfen. Der übergeordnete Begriff, den der Beruf zur Beschreibung von alltäglichen Aktivitäten nutzt, ist *Betätigung*. Wie im *Framework* dargelegt, arbeiten Ergotherapeuten und Ergotherapie-Assistenten zusammen mit Personen, Organisationen und Populationen (Klienten), damit diese sich an Aktivitäten oder Betätigungen, die sie tun möchten oder tun müssen, so beteiligen können, dass Gesundheit und Partizipation unterstützt werden (**siehe Abb. 1-1**). Ergotherapeuten benutzen Betätigung sowohl als erwünschtes Ergebnis der Intervention, als auch als Methode für die Intervention selbst; Ergotherapeuten[4] sind erfahren darin, die subjektiven und die objektiven Aspekte von Performanz zu erfassen, und sie verstehen Betätigung aus dieser zweifachen,

---

[3] *Ergotherapeuten* sind für alle Aspekte der ergotherapeutischen Behandlung verantwortlich und zuständig für die Sicherheit und Effektivität des ergotherapeutischen Behandlungsprozesses. *Ergotherapie-Assistenten* behandeln ergotherapeutisch unter der Supervision von und in Partnerschaft mit einem Ergotherapeuten (AOTA, 2009).

[4] Wenn hier der Begriff *Ergotherapeuten* gebraucht wird, sind sowohl Ergotherapeuten als auch Ergotherapie-Assistenten gemeint.

1.2 Gegenstandsbereich und Prozess der Ergotherapie

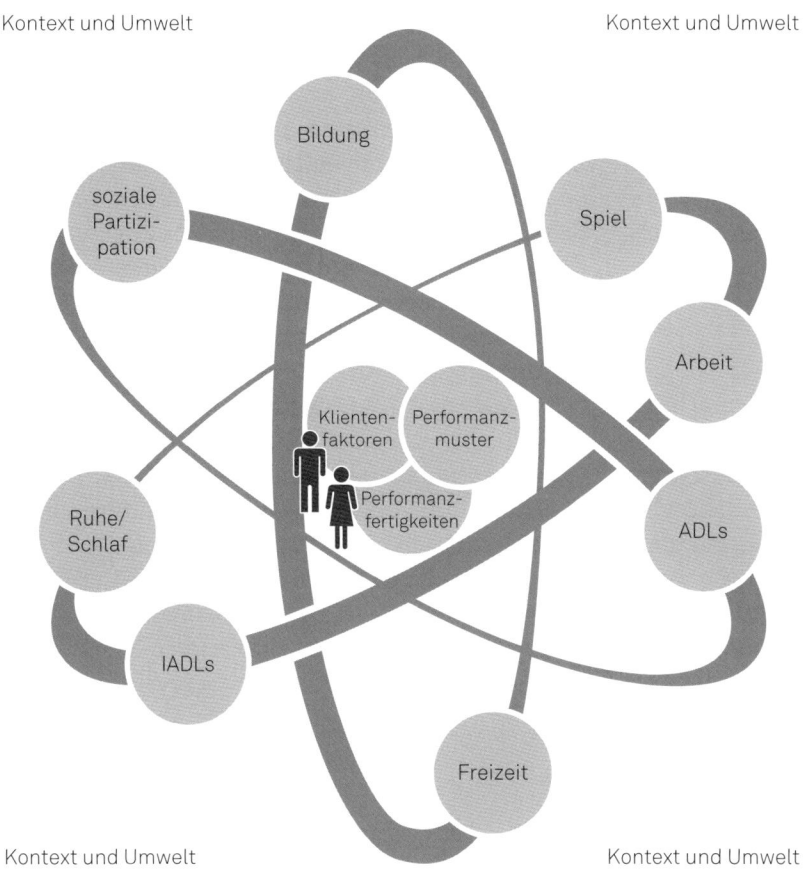

Abbildung 1-1: Ergotherapeutischer Gegenstandsbereich
Zur Beachtung. ADLs = Aktivitäten des täglichen Lebens. IADLs = Instrumentelle Aktivitäten des täglichen Lebens. Quelle: Occupational Therapy Practice Framework: Domain und Process (3rd ed. S. 55) des Amerikanischen Ergotherapieverbandes, 2014, American Journal of Occupational Therapy, 68 (Suppl. 1) S1-S48. Abdruck mit freundlicher Genehmigung.

Tabelle 1-1: Aspekte des ergotherapeutischen Gegenstandsbereichs

Betätigung	Klientenfaktoren	Performanz-fertigkeiten	Performanz-muster	Kontext und Umwelt
Aktivitäten des täglichen Lebens (ADLs)*	Werte Überzeugungen und Spiritualität	Motorische Fertigkeiten	Gewohnheiten	Kulturell
Instrumentelle Aktivitäten des täglichen Lebens (IADLs)	Körperfunktionen	Prozessbezogene Fertigkeiten	Routinen	Personbezogen
Ruhe und Schlaf	Körperstrukturen		Rituale	Physisch
Bildung		Soziale Interaktionsfertigkeiten	Rollen	Sozial
Arbeit				Zeitlich
Spiel				Virtuell
Freizeit				
Soziale Teilhabe				

*auch als Basisaktivitäten des täglichen Lebens (BADLs) oder personbezogene Aktivitäten des täglichen Lebens (PADLs) bezeichnet.
Quelle. Occupational Therapy Practice Framework: Domain and Process (3rd ed. S. S4) des Amerikanischen Ergotherapieverbandes, 2014, American Journal of Occupational Therapy, 68 (Suppl. 1) S1-S48. Abdruck mit freundlicher Genehmigung.

aber dennoch ganzheitlichen Sicht. Die übergeordnete Aufgabe, Gesundheit, Wohlbefinden und Teilhabe am Leben durch Beteiligung an Betätigung zu unterstützen, umreißt den Gegenstandsbereich des Berufes, und sie betont, wie wichtig der Einfluss von Umwelt- und Lebensbedingungen darauf ist, wie Menschen ihre Betätigungen ausführen. Schlüsselaspekte des ergotherapeutischen Gegenstandsbereiches werden in **Tabelle 1-1** definiert.

1.2.2 Prozess

Viele Berufe nutzen den Prozess der Evaluation, Intervention und Outcome, der im *Framework* dargestellt wird. Die Anwendung dieses Prozesses durch die Ergotherapie ist jedoch durch seine Fokussierung auf Betätigung einzigartig (**siehe Abb. 1-2**). Der Prozess klientenzentrierter ergotherapeutischer Behandlung beginnt üblicherweise mit dem Betätigungsprofil einer Erhebung der Betätigungsbedürfnisse, -probleme und -anliegen des Klienten und der Analyse der Betätigungsperformanz. Zu letzterer gehören Fertigkeiten, Muster, Kontext und Umwelt, Aktivitätsanforderungen und Klientenfaktoren, die zur Zufriedenheit des Klienten mit seiner Fähigkeit, an wertgeschätzten Alltagsaktivitäten teilzunehmen, beitragen oder sie behindern. Die Analyse von Betätigungsperformanz erfordert nicht nur, die komplexe und dynamische Interaktion zwischen Klientenfaktoren, Performanzfertigkeiten, Performanzmustern und Kontext und Umwelt zu durchschauen, sondern auch die Aktivitätsanforderungen der ausgeführten Betätigung. Therapeuten planen die Intervention und setzen sie mit vielerlei Ansätzen und Methoden um, bei denen Betätigung sowohl das Mittel als auch der Zweck ist (Trombly, 1995).

Ergotherapeuten überprüfen ständig die Effektivität der Intervention und die Fortschritte auf die vom Klienten erwünschten Ergebnisse. Von der Gesamtsicht auf die Intervention hängt die Entscheidung ab,

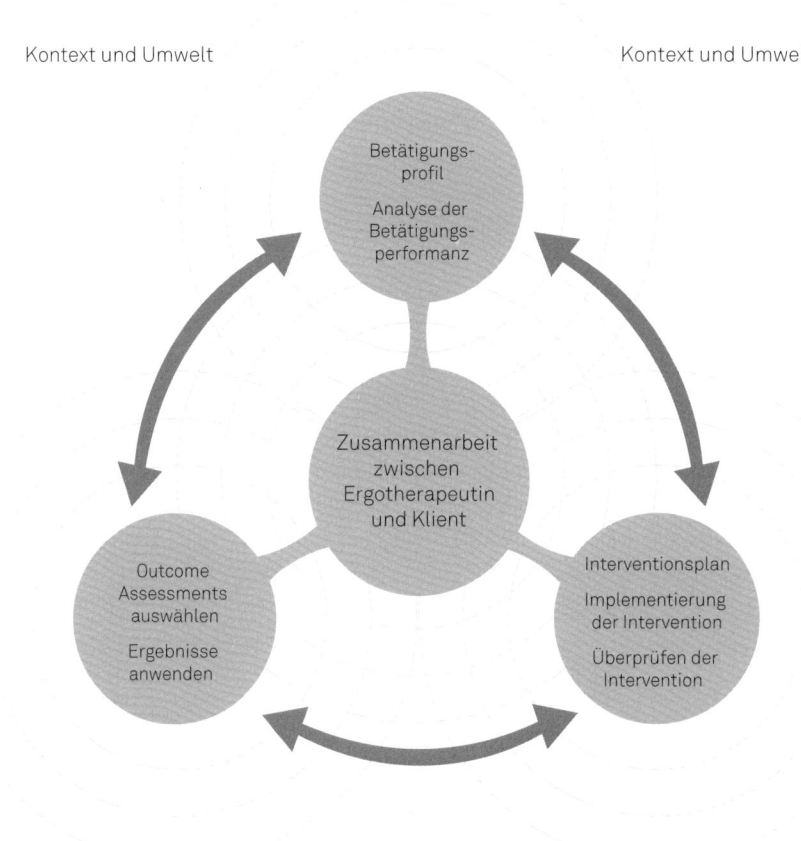

Abbildung 1-2:
Ergotherapeutischer Prozess
Quelle. Occupational Therapy Practice Framework: Domain und Process (3rd ed. S. 55) des Amerikanischen Ergotherapieverbandes, 2014, American Journal of Occupational Therapy, 68 (Suppl. 1) S1-S48. Abdruck mit freundlicher Genehmigung.

ob letztere fortgeführt oder beendet und eine Überweisung an andere Gesundheitsdienstleister oder -berufe empfohlen wird.

Ergotherapeuten überprüfen ständig die Effektivität der Intervention und die Fortschritte auf die vom Klienten erwünschten Ergebnisse. Von der Gesamtsicht auf die Intervention hängt die Entscheidung ab, ob letztere fortgeführt oder beendet und eine Überweisung an andere Gesundheitsdienstleister oder -berufe empfohlen wird.

Der Prozess der Dienstleistung wird innerhalb des Gegenstandsbereiches des Berufes zur Unterstützung von Gesundheit und Partizipation des Klienten angewandt (siehe **Tabelle 1-2**)

Tabelle 1-2: Prozess der ergotherapeutischen Dienstleistung

Evaluation
Betätigungsprofil – Der erste Schritt im Evaluationsprozess, durch den die Betätigungsvorgeschichte und Erfahrungen des Klienten, seine Alltagsmuster, Interessen, Werte und Bedürfnisse klar werden. Ebenso werden die Gründe deutlich, warum der Klient zur Ergotherapie kommt, seine Stärken und Sorgen in Bezug auf die Ausführung von Betätigungen und alltäglichen Aktivitäten, Bereiche möglicher Störungen, Unterstützungen und Barrieren sowie seine Prioritäten.
Analyse der Betätigungsperformanz – Der Schritt im Evaluationsprozess, mit dem die Stärken und Probleme oder potentiellen Probleme des Klienten genauer herausgefunden werden. Die derzeitige Performanz wird oft direkt im Kontext beobachtet, um Unterstützung bzw. Barrieren bei der Performanz des Klienten festzustellen. Performanzfertigkeiten, Performanzmuster, Kontext oder Umwelt, Klientenfaktoren und Aktivitätsanforderungen werden alle bedacht, aber nur bestimmte Aspekte werden möglicherweise genauer untersucht. Angestrebte Ergebnisse werden festgelegt.
Intervention
Interventionsplan – Der Plan leitet die Maßnahmen, die zusammen mit dem Klienten entwickelt und dann vorgenommen werden. Er beruht auf ausgewählten Theorien, Bezugsrahmen und Evidenz. Anzustrebende Ergebnisse werden bestätigt.
Umsetzung der Intervention – Aktionen, die die Performanz des Klienten beeinflussen und unterstützen, um seine Performanz und Partizipation zu verbessern. Interventionen beziehen sich auf die erwünschten Ergebnisse. Die Reaktion des Klienten wird überwacht und dokumentiert.
Überprüfung der Intervention – Überprüfung des Interventionsplans und der Fortschritte im Hinblick auf die angestrebten Ergebnisse.
Anstreben von Ergebnissen
Ergebnisse – Erfolgsdeterminanten beim Erreichen des erwünschten Endresultats des ergotherapeutischen Prozesses. Die Informationen aus dem Outcome Assessment leiten die Planungen zukünftiger Maßnahmen mit dem Klienten und evaluieren das Interventionsprogramm (Programmevaluation).

Quelle: *Occupational Therapy Practice Framework: Domain and Process* (3rd ed., p. S10), by American Occupational Therapy Association, 2014, *American Journal of Occupational Therapy, 68*(Suppl. 1), S1–S48. http://dx.doi.org/10.5014/ajot.2014.682006. Copyright © 2014 by the American Occupational Therapy Association.

2 Zusammenfassung

2.1 Hintergrund

Das American College of Rheumatology hat mehr als 100 rheumatische Erkrankungen beschrieben, darunter die rheumatoide Arthritis (RA), die Arthrose, die Fibromyalgie (FM) und den Systemischen Lupus erythematodes (SLE). Häufig progressiv, führen diese Erkrankungen u. a. zu Schmerzen, Fatigue, Depression und beeinflussen damit die Gesundheit und die Lebensqualität.

Die **rheumatoide Arthritis (RA)**[5], eine entzündliche Autoimmunerkrankung des Bindegewebes der Gelenkinnenhäute, betrifft 1,5 Millionen Amerikaner. Es ist damit die häufigste autoimmune Rheumaerkrankung bei Erwachsenen. Einhergehend mit Schmerzen, Fatigue und Depression sowohl in frühen als auch in späten Phasen beeinträchtigt die Arthritis die Ausführung von Aktivitäten des täglichen Lebens und von instrumentellen Aktivitäten des täglichen Lebens. Zudem sind 20–30 % der von rheumatoider Arthritis Betroffenen zwei bis drei Jahre nach Beginn der Erkrankung arbeitslos. Innerhalb von zehn Jahren nach Erkrankungsbeginn beträgt der Anteil der erwerbslosen Betroffenen 35 %.

Die Ursache der **Arthrose** ist ungeklärt, aber mögliche Risikofaktoren sind das Alter, genetische Ursachen, Verletzungen, Übergewicht und Gelenkfehlstellungen. Menschen mit Arthrose können von Verletzungen an Knorpel, Bindegewebe und Knochen betroffen sein. Die am häufigsten betroffenen Gelenke sind Finger, Hüfte und Knie. Der damit verbundene Schmerz kann die Ausführung von ADLs einschränken und die soziale Partizipation einschränken, wenn schmerzvolle Aktivitäten erwartet werden. Geschätzt 27 Millionen Amerikaner haben Arthrose, im Jahr 2030 wird die Zahl auf 70 Millionen Betroffene angestiegen sein.

Die **Fibromyalgie (FM)** hat eine unklare Ätiologie und die Diagnose-Kriterien haben sich seit der Identifizierung vor fast 30 Jahren immer wieder verändert. Für die Fibromyalgie sind ausgedehnte Muskel- und Bindegewebsschmerzen typisch, begleitet von Fatigue und lokaler Druckempfindlichkeit. Weitere Symptome sind Schlafunruhe, Ängste, Depression und kognitive Beeinträchtigung sowie Beeinträchtigungen der Gedächtnisleistung. Herausforderungen für die Betroffenen können die Betätigungsperformanz, die persönlichen Beziehungen sowie die körperliche Aktivität betreffen. FM tritt häufig zusammen mit anderen chronischen Erkrankungen auf, wie rheumatoide Arthritis (RA), SLE und ankylosische Spondylitis. Aufgrund von unterschiedlichen Diagnosekriterien für diese Krankheit, variiert die geschätzte Prävalenz zwischen 1,4 % und 5,4 % der Bevölkerung.

Der **Systemische Lupus erythematodes (SLE)**, eine entzündliche Erkrankung, die die Nieren, die Haut, das Zentralnervensystem, das Herz-Kreislaufsystem sowie die Atmung betreffen kann, kann Symptome haben, die sehr mild sind, die aber auch lebensbedrohlich sein können. Die Symptome können Fatigue, Muskelschwäche und kognitive Beeinträchtigungen umfassen aber auch sichtbare Symptome und Haarausfall, eine trockene Mundschleimhaut, überempfindliche Haut nach Sonnenlicht und ein rotes Ekzem im Gesicht, das als Schmetterlingsekzem bekannt ist. Die sichtbaren Symptome können soziales Stigma und Beeinträchtigungen des Selbstwertgefühls bei Menschen mit SLE mit sich bringen. Dazu kommen Herausforderungen im Bereich der Betätigungsperformanz, wie bei anderen rheumatischen Erkrankungen auch. Der Anteil der Arbeitslosigkeit liegt bei Menschen mit SLE zwischen 20 und 40 %. SLE tritt häufiger bei Frauen und beim nicht-weißen Teil der Bevölkerung auf, mit Beginn der Erkrankung

---

5 Im folgenden Text werden die Erkrankungen auch nur als Kürzel aufgeführt. (Anm. des Lektorats).

zwischen dem 15. und dem 45. Lebensjahr, mit einer Prävalenz zwischen 322.000 und 1,5 Millionen.

Diese Praxisleitlinie konzentriert sich auf ergotherapeutische Interventionen für Klienten mit diesen vier Erkrankungen. Obwohl mehr rheumatische Erkrankungen beschrieben sind, führt deren Seltenheit und das Fehlen von systematischen Forschungsarbeiten im Bereich der Ergotherapie dazu, dass diese Erkrankungen nicht in dieser Leitlinie adressiert werden.

2.2 Praxisleitlinien

In vielen Bereichen wurden Praxisleitlinien entwickelt, um die Qualität der Gesundheitsversorgung zu verbessern, die Klientenzufriedenheit zu erhöhen, passende Gesundheitsdienstleistungen sowie die diesbezügliche Entscheidungsfindung zu fördern und die Kosten für die Gesundheitsversorgung zu reduzieren.

Zu diesem Zweck und auf Basis der vorhandenen Evidenz versucht diese Leitlinie einen Überblick zu ergotherapeutischen Interventionen bei Menschen mit Arthritis und anderen rheumatischen Erkrankungen zu schaffen.

Zudem kann diese Leitlinie dabei helfen, Entscheidungen über zukünftige Forschungsbereiche zu treffen, indem sie Bereiche hervorhebt, in denen für vielversprechende Interventionen noch ein Mangel an Evidenz für deren Nutzen besteht oder wenn verfügbare Interventionen nicht die spezifischen Bedürfnisse von Klienten mit Arthritis und anderen rheumatischen Erkrankungen erfüllen. Diese Leitlinie soll allen nützen, die in den Prozess der ergotherapeutischen Versorgung von Menschen rheumatischen Erkrankungen involviert sind, wie praktisch tätigen Ergotherapeuten, lehrenden Ergotherapeuten, Klienten, ihren Familien, pflegenden Angehörigen, sowie Kostenträgern und politischen Entscheidungsträgern.

Diese Praxisleitlinie wurde unter Nutzung von systematischen Reviews aus aktuell existierender Forschungsliteratur zu unterschiedlichen Interventionen im Bereich der Ergotherapie mit Klienten mit Arthritis und anderen rheumatischen Erkrankungen entwickelt (Studien aus den Reviews sind im **Anhang D** aufgelistet). Die systematischen Reviews zu rheumatoider Arthritis und Fibromyalgie wurden in der Januar/Februar-Ausgabe 2017 des *American Journal of Occupational Therapy* veröffentlicht (Poole & Siegel, 2017; Siegel, Tencza, Apodaca, & Poole, 2017). Kritisch geprüfte Zusammenfassungen der Ergebnisse für Arthrose und SLE sind auf der AOTA-Website veröffentlicht (http://www.aota.org/Practice/Rehabilitation-Disability/Evidence-Based.aspx)

Diese Praxisleitlinie stellt Informationen zu der Wirksamkeit von ergotherapeutischen Interventionen zur Verbesserung des Lebens von Menschen mit rheumatoider Arthritis (RA), Arthrose, Fibromyalgie (FM) und Systemischer Lupus erythematodes (SLE) und deren Familien und pflegenden Angehörigen zur Verfügung.

Peer-reviewte Interventionsstudien, die in dieser Praxisleitlinie vorgestellt werden, sind unterteilt in Level-I-Studien (systematische Reviews und randomisiert-kontrollierte Studien), Level-II-Studien (nicht-randomisierte Kohorten) und Level-III-Studien (Studien ohne Kontrollgruppen). Level-IV-Studien (experimentelle Einzelfall-Studien) und Level-V-Studien (Einzelfallbeschreibungen) wurden in diesem Review nicht berücksichtigt.

Die Stärke der Evidenz hängt von der Anzahl und der Qualität der Studien ab. *Starke Evidenz* beinhaltet (für jeden einzelnen Interventionsbereich) Ergebnisse aus zwei oder mehr Level-I-RCTs, aus Systematischen Reviews oder Meta-Analysen. *Moderate Evidenz* umfasst Ergebnisse einer Level-I-Studie und einer oder mehrerer Studien eines niedrigeren Levels. *Begrenzte Evidenz* umfasst Ergebnisse einer Level-II-Studie oder konsistente Ergebnisse mehrerer Studien niedrigeren Levels. *Unzureichende Evidenz* bezeichnet einen Mangel an Evidenz für die Wirksamkeit der Intervention, sich widersprechende Ergebnisse oder Evidenz von schlechter Qualität.

Innerhalb der Studien, die in diese Leitlinie eingeschlossen wurden, wurde explizit über alle unerwünschten Ereignisse berichtet. Wenn unerwünschte Ereignisse auftraten, sind sie innerhalb der Hauptergebnisse erwähnt.

Die Praxisleitlinie fasst die Evidenz für spezifische Interventionen zusammen. Praktisch tätige Ergotherapeuten können diese Informationen zusammen mit ihrem klinischen Wissen, mit Forschungsergebnissen zu möglichen Kontraindikationen und mit dem Verständnis für die Bedürfnisse und die möglichen Beeinträchtigungen nutzen, wenn sie darüber entscheiden, ob mit einer bestimmten Intervention weitergemacht werden sollte oder nicht.

2.3 Zusammenfassung der Hauptergebnisse

2.3.1 Interventionen bei rheumatoider Arthritis (RA)

Die verbesserte Diagnose und der vermehrte Einsatz krankheitsmodifizierender Arzneimittel (DMARDs) haben die Schwere der Gelenkschäden bei Menschen mit rheumatoider Arthritis vermindert. Aber die damit nicht zwangsläufig einhergehende Verbesserung der Betätigungsperformanz bei Menschen mit rheumatischer Erkrankung legt nahe, dass viele von ergotherapeutischer Versorgung profitieren würden.

Interventionen mit körperlicher Aktivität

In zahlreichen randomisiert-kontrollierten Studien sowie in systematischen Reviews wurden verschiedene Interventionen mit körperlicher Aktivität untersucht. Viele Interventionen in diesem Bereich zeigten starke Evidenz und führten zu Ergebnissen, die sich in verbesserten Funktionen, in der Selbstwirksamkeit und in der Verminderung von Schmerzen, Fatigue und anderen Krankheitssymptomen zeigte.

In Level-I-Studien zeigt körperliche Aktivität einen Nutzen. Dies bezieht sich auf Übungen im eigenen Zuhause und Coaching, dynamische Übungen, Übungen im Wasser, Ausdauertraining und Übungen gegen Widerstand.

Obwohl sich Übungsprogramme als vorteilhaft erwiesen haben, ist für manche Menschen eine Betreuung/Anleitung erforderlich, damit sie von den Übungen profitieren. Bei anderen Programmen zeigte sich beim Langzeit-Follow-up, dass sich nach Ende der Intervention der Nutzen nicht bestehen blieb.

Bei Yoga-Programmen zeigte sich eine moderate Evidenz in Bezug auf die Verbesserung der Funktion und die Schmerzreduktion.

Tai-Chi-Programme zeigten keinen klinisch signifikanten Nutzen für die Verbesserung der Funktionen oder reduzierte Krankheitsaktivität, aber sie zeigten begrenzte Evidenz für eine verbesserte Partizipation und mehr Freude.

Psychoedukative Interventionen

Studien zu Klientenedukation und Selbstmanagement-Programmen untersuchten bestehende Programme, wie z.B. das *Arthritis Self-Management Program* (ASMP), sowie auch Programme, die für Studien neu entwickelt wurden. Sie beinhalten Themen wie die Definition der rheumatischen Erkrankung, den Krankheitsprozess, die Behandlung der Symptome und die Kommunikation mit Gesundheitsdienstleistern. Die Studien hatten unterschiedliche Outcomes zu Messungen von Schmerz, Fatigue und Krankheitsbewältigung. Insgesamt zeigten sie aber starke Evidenz für die Verbesserung des Wissens über die Erkrankung. Edukation in Gruppen in Kombination mit Selbstmanagement und Übungen führten zu moderaten Verbesserungen in Bezug auf Schmerzen, Funktion sowie Selbstwirksamkeit.

Einige Studien zu kognitiver Verhaltenstherapie (CBT, *cognitive-behavioral therapy*), in denen kognitive Techniken zur Verhaltensänderung und zur Beeinflussung von dysfunktionalen Gedankenmustern eingesetzt werden, zeigten leichte Verbesserungen beim Schmerz und bei der Funktion. Insgesamt zeigten sie starke Evidenz zur Verminderung von Depressionen und zur Verbesserung der Selbstwirksamkeit. CBT-Programme, die zur Verbesserung der Kommunikation zwischen Klient und Partner entwickelt wurden, waren nur begrenzt wirksam.

Multidisziplinäre Ansätze, wie z.B. Programme, die Ergotherapie und Physiotherapie kombinierten, zeigten sich als effektiver, wenn sie länger als fünf Wochen dauerten. Programme, die Klienten-Edukation mit multidisziplinärer Rehabilitation kombinierten, wie z.B. eines, das Informationsveranstaltungen nach einem Jahr multidisziplinärer Versorgung anbot, zeigte starke Evidenz für eine verbesserte Selbstwirksamkeit.

Programme mit Schulungen zum Gelenkschutz, entwickelt zur Veränderung des Klientenverhaltens, zeigten zur Verminderung von Schmerzen und Steifheit sowie zur Verbesserung der Funktion und der Selbstwirksamkeit moderate Evidenz.

Moderate Evidenz unterstützt umfassende Ergotherapie für Klienten mit Rheuma. In einer randomisierten kontrollierten Studie führten Ergotherapeuten umfangreiche Assessments durch und entwickelten mit Nutzung des *Canadian Occupational Performance Measure* individuelle Behandlungspläne für die Teilnehmer. Hiermit erzielten sie nach sechs Monaten signifikante Verbesserungen bei mehreren der erwünschten Outcomes.

Studien zu emotionaler Selbstoffenbarung führten zu gemischten Ergebnissen. Sie beinhalten das *Journaling* zu aktuellen emotionalen Erlebnissen, entweder schriftlich oder durch Sprechen in ein Aufnahmegerät. In einigen Forschungsarbeiten wird auf einen Nutzen bezüglich Schmerzreduzierung und Einfluss auf die Stimmung hingewiesen.

2.3.2 Interventionen bei Arthrose

Die Anzahl der Klienten, die eine ergotherapeutische Versorgung bei Arthrose[6] benötigen, wird aufgrund der Überalterung der Bevölkerung steigen.

Psychoedukative Interventionen
Edukation und Selbstmanagement-Programme bieten eine Kombination aus Schulung zu Arthrose, Selbstmanagement-Strategien zu den Symptomen und Informationen zur Kommunikation mit Gesundheitsdienstleistern. Viele Programme beinhalten auch Elemente des ASMP. Diese Programme bieten eine starke Evidenz in bezug auf die Verbesserung der Lebensqualität und die Betätigungsperformanz zusammen mit einem Rückgang der Schmerzen und der depressiven Symptome.

Studien zu häuslicher Ergotherapie umfassten vorbereitende und Maßnahmen innerhalb bestimmter Zeitintervalle. Zwei Programme führten zu ähnlichen Verbesserungen. Damit bieten sie moderate Evidenz zur Verbesserung der ADL-Performanz durch umfassende Ergotherapie.

Drei Studien einer Forschungsgruppe untersuchten den Einsatz von geführter Visualisierung mit Hilfe von Tonbandaufnahmen, die denen die Teilnehmer Instruktionen erhalten, um sich eine Szene mit Hilfe einer Beschreibung vorzustellen. Ziel ist es dabei, eine Entspannung zu erreichen. Die Forscher untersuchten die Wirksamkeit mit und ohne Intervention mit Muskelentspannung. Die Forschung zeigt eine starke Evidenz mit einem Nutzen der geführten Visualisierung in Form von reduziertem Schmerz, verbesserter Mobilität und verbesserter Lebensqualität.

Studien zu CBT untersuchten ein Programm, das auf Verhaltensweisen abzielte, die im Zusammenhang mit dem Schmerz stehen, eine andere zielte auf Verhaltensweisen zur Reduzierung von Schmerz und Schlaflosigkeit. Im Vergleich mit Standard-CBT-Programmen zeigten die Programme einen Nutzen, sie boten moderate Evidenz zur Reduzierung der Schmerzen und der Schlaflosigkeit durch CBT.

Partnerorientierte Studien bezogen die Partner der Klienten mit Arthrose mit ein, indem diese zusammen über die Erkrankung lernten oder indem die Partner beim Schmerzmanagement oder an den Übungsprogrammen teilnahmen. Obwohl die Klienten in den einzelnen Studien über einen emotionalen Nutzen berichteten, zeigten die Studien begrenzte Evidenz in Bezug auf den Nutzen dieser Interventionen im Vergleich mit Studien, die sich ausschließlich an den Klienten orientierten.

Verhaltensintervention zur Förderung körperlicher Aktivität
Acht Studien untersuchten unterschiedliche Interventionen zur Förderung von erhöhter körperlicher Aktivität bei Klienten mit Arthrose. Einige dieser Studien hatten ein individuell abgestimmtes Design, andere basierten auf einem vorgegebenen Protokoll. Diese Interventionen liefern starke Evidenz für ihren Einsatz zur Förderung körperlicher Aktivität bei diesen Klienten. Hier gibt es unzureichende Evidenz für die Reduzierung von Schmerzen.

Interventionen mit körperlicher Aktivität
Tai-Chi-Programme zeigten moderate Evidenz zur Verbesserung funktioneller Fähigkeiten und zur Verringerung der Steifheit und der Angst, zu stürzen.

Mehrere Studien mit Übungsprogrammen im Wasser und an Land, sowohl in der Gemeinde als auch zu Hause, zeigten im einzelnen einigen Nutzen bei verschiedenen Ergebnismessungen. Unzureichende Evidenz besteht zur Förderung dieser Aktivitäten zur Schmerzreduzierung. Insgesamt zeigten wasser- und landbasierte Übungen moderate Evidenz für die Verbesserung von Lebensqualität und Betätigungsperformanz bei Menschen mit Arthrose.

In zwei Studien wurde ein Intervall-Krafttraining für die obere Extremität mit Klienten mit Hüftgelenksersatz untersucht. In den Studien zeigte sich begrenzte Evidenz für die Verbesserung der Betätigungsperformanz.

Es gab nur zwei Level-III-Studien, die die Auswirkungen von Yoga für Klienten mit Arthrose untersuchten. Sie hatten widersprüchliche Ergebnisse bzgl. der Verbesserung der funktionellen Fähigkeiten und bieten begrenzte Evidenz für die Reduzierung der Schlaflosigkeit.

2.3.3 Interventionen bei Fibromyalgie (FM)

Aufgrund der physischen und psychischen Auswirkungen der Fibromyalgie können Menschen mit dieser Erkrankung wegen unterschiedlicher Unterstützung an einen Ergotherapeuten verwiesen werden. Anlass kann der Umgang mit den Schmerzen oder der Fatigue sein, die Förderung der Bewegung oder die

---

[6] Im Amerikanischen ist die Bezeichnung „Osteoarthritis" geläufiger, entspricht aber dem der „Arthrose". (Anm. der Übersetzerin)

Verbesserung von Defiziten in der Betätigungsperformanz. Funktionelle Performanz wird bei Klienten mit FM häufig mit dem Fibromyalgia Impact Questionnaire (FIQ) gemessen. Dabei zeigen höhere Werte eine stärkere Krankheitsbelastung an.

Multidisziplinäre Interventionen
Um den negativen körperlichen und psychischen Auswirkungen der Krankheit zu begegnen, wurden multidisziplinäre Interventionen für Fibromyalgie entwickelt, die aus einer Kombination von körperlicher Aktivität und psychologischer Komponenten bestehen. In drei systematischen Reviews und fünf randomisiert-kontrollierten Studien fanden die Forscher unterschiedliche mögliche Nutzen aus verschiedenen Programmen aber eine insgesamt starke Evidenz für Verbesserungen der Funktion und Reduzierung der Schmerzen sowie der Depressionssymptome durch diese Programme.

Interventionen mit körperlicher Aktivität
Kombinierte oder gemischte Übungsprogramme enthalten Übungen unterschiedlicher Art, wie z. B. Kraftübungen oder Übungen im Wasser für Beweglichkeit und Kräftigung. Einzelne Studien zeigten einen Nutzen für die Bereiche Fatigue, Druckschmerzpunkte und Krankheitssymptome. Moderate Evidenz wurde für den Einsatz von Kräftigungsübungen zur Reduzierung der Schmerzen gefunden.

Teilnehmer in Wasser-Übungsgruppen berichten laut einem Cochrane Review mit sechzehn Studien über weniger Schmerzen und von einer verbesserten körperlichen Funktion und damit überzeugende Evidenz für die Wirksamkeit.

Obwohl Untersuchungen zu Krafttraining alleine einige Anzeichen für dessen sichere Anwendung bei Menschen mit Fibromyalgie und dafür, dass es zu niedrigeren FIQ-Werten führt, anzeigen, stellten die Autoren fest, dass die Evidenz von niedriger Qualität ist und die Ergebnisse im Vergleich zu anderen Übungen weniger stark sind. Aerobes Training, sowohl mit hoher als auch mit niedriger Intensität, scheint die FIQ-Werte zu reduzieren, der Nutzen bestand jedoch nicht mehr beim Follow-up nach sechs Monaten.

Studien, in denen Bewegungsübungen mit Massagen, elektrischer Nervenstimulation oder chiropraktischer Behandlung kombiniert wurde, hatten eine bessere Therapietreue, jedoch keine allgemein besseren Ergebnisse bezogen auf Schmerzen und FIQ-Werte.

Tai-Chi, Yoga und Pilates-Programme lieferten moderate Evidenz in Bezug auf die Schmerzreduzierung und verbesserte Funktion.

Interventionen, die speziell zur Verbesserung der körperlichen Aktivität entwickelt wurden, waren nicht effektiver als Gruppen, in denen Teilnehmer über Fibromyalgie informiert wurden.

Psychoedukative Interventionen
Interventionen zur Entspannung und zum Stressmanagement, die untersucht wurden, beinhalteten Lehrtechniken wie achtsamkeitsbasierte und geführte Bildvorstellung. Die Forschung zeigt einen starken Nutzen dieser Interventionen zur Reduzierung von Schmerzen und zur Verbesserung der Funktion.

Zu einer Vielzahl von verschiedenen Outcomes wurde CBT bei Menschen mit Fibromyalgie untersucht, mit einigen miteinander im Konflikt stehenden Ergebnissen. Eine randomisiert-kontrollierte dreiarmige Studie (CBT mit medikamentöser Behandlung, CBT mit Placebo und Klientenschulung mit medikamentöser Behandlung) zeigte einen größeren Nutzen für CBT im Vergleich mit der Schulungsgruppe, mit keinem zusätzlichen Nutzen für die Gruppe, wenn sie mit medikamentöser Behandlung kombiniert war. CBT zeigte moderate Evidenz für einen Nutzen zur Reduzierung des Schmerzes und der Depression und zur Verbesserung von Funktion und Stimmung.

Ein Cochrane-Review mit drei Studien und zwei andere randomisiert-kontrollierte Studien, eine Gruppe mit persönlicher Begegnung (Face-to-Face) und eine internetbasierte Gruppe, liefern unvollständige Evidenz eines Nutzens zur Verbesserung der Funktion durch diese Art von Programmen.

Interventionen mit emotionaler Selbstoffenbarung, in denen Teilnehmer über ihre Erfahrungen, die starke Emotionen auslösen, schreiben oder sprechen, zeigten begrenzte Evidenz zur Reduzierung von Schmerzen und Fatigue oder zur Verbesserung der Stimmung. Eine Studie zeigte einen Langzeitnutzen bei mehreren Outcomes, wenn das Programm mit einer Schulung zum Schmerzmanagement kombiniert wurde.

2.3.4 Interventionen bei Systemischem Lupus erythematodes (SLE)

Es gibt nur wenige Untersuchungen dazu, welche Rolle Ergotherapie bei Systemischem Lupus erythematodes spielt. Allerdings deutet der Rückzug aus dem täglichen Leben und die Herausforderungen bei der Teilnahme an Betätigungen, die diese Klienten oft erleben, auf eine Aufgabe für die Ergotherapie mit diesen Klienten hin.

Interventionen mit körperlicher Aktivität
Moderate Evidenz für eine Reduzierung von Depression und Fatigue sowie für eine verbesserte Belastungstoleranz und Funktion besteht für Interventionen mit körperlicher Aktivität.

Zwei Studien untersuchten betreutes Konditionstraining. In beiden Studien gibt es Hinweise auf einen Nutzen durch diese Intervention. Da aber diese Studien ein niedriges Level haben (Level-II und Level-III) können diese Ergebnisse zu keiner Empfehlung führen.

In zwei randomisiert-kontrollierten Studien wurden Programme mit betreutem Belastungstraining zusammen mit einem darauffolgenden häuslichen Übungsprogramm untersucht. Eine Studie kam zu dem Ergebnis, dass Ausdauer- und Krafttrainingsprogramme sich nicht unterschieden in dem, wie die Teilnehmer einen Nutzen sahen. Dieser Nutzen betrifft Fatigue, Funktion, Kraft und körperliche Belastbarkeit. In der anderen Studie wurde herausgefunden, dass ein solches Programm die Fatigue-Levels verbessert hatte. Dies blieb jedoch nur bestehen, wenn die Übungen nach der Intervention weitergeführt wurden.

Eine Level-III-Studie untersuchte ein häusliches Übungsprogramm mit Nintendo Wii Fit. In der Studie zeigte sich ein Nutzen in Bezug auf die Fatigue, die Angst, Schmerzen, das Gewicht, jedoch nicht auf eine Verminderung der Depression oder einen verbesserten Schlaf. Die Teilnehmer berichten über unterschiedliche Gründe, warum sie Interesse an dieser bestimmten Intervention hatten.

Psychoedukative Interventionen
Eine Level-I-, zwei Level-II- und eine Level-III-Studie untersuchten Schulungs-und Selbstmanagement-Programme. Innerhalb dieser Studien gab es unterschiedliche Arten des persönlichen Unterrichts, entweder einen Kurs über mehrere Wochen oder Follow-ups am Telefon. Diese Studien zeigen moderate Evidenz für einen Nutzen solcher Programme. Dieser konnte sich in einer reduzierten Fatigue, in einer verbesserten Fähigkeit zur Krankheitsbewältigung, einer verbesserten sozialen Unterstützung und einer verbesserten Kommunikation mit dem eigenen Partner zeigen.

Drei RCTs untersuchten CBT zu verschiedenen Outcomes. Die Studien liefern starke Evidenz, dass sie bei Klienten mit SLE Depressionen, Ängste und Stress vermindern können, während sie Funktion und Lebensqualität verbessern können.

3 Übersicht zu rheumatischen Erkrankungen

Es sind mehr als 100 rheumatische Erkrankungen beschrieben (American College of Rheumatology, 2017), darunter die rheumatoide Arthritis (RA), die Arthrose, die Fibromyalgie (FM) und der Systemische Lupus erythematodes (SLE). Die Krankheiten, die oftmals fortschreitend sind, gehen mit Schmerzen, Fatigue und Depressionen einher und sind eine starke Belastung für die Betroffenen in Bezug auf ihre Performanz, die Teilhabe, ihre Gesundheit und darüber hinaus für die sozialen Systeme.

3.1 Rheumatoide Arthritis (RA)

Die rheumatoide Arthritis ist eine entzündliche Autoimmunerkrankung, die die Innenhäute der Gelenke betrifft und häufig mit Schmerzen, Fatigue, Deformitäten und erheblichen Beeinträchtigungen bei bedeutungsvollen Betätigungen verbunden ist. Die Arthritis ist die häufigste rheumatische Erkrankung bei Erwachsenen (Singh et al., 2016) und betrifft laut der „US Bone and Joint Initiative" (Helmick, 2014) 1,5 Millionen Amerikaner.

Menschen mit rheumatoider Arthritis haben Schwierigkeiten bei Aktivitäten des täglichen Lebens (ADLs) und bei instrumentellen Aktivitäten des täglichen Lebens (IADLs; Bertin et al; Scott, Smith & Kingsley, 2005). Zudem ist die soziale Teilhabe reduziert, die mit dem Grad der Schmerzen, der Fatigue und der Depression der frühen und späten rheumatoiden Arthritis zusammenzuhängen scheint (Benka et al., 2016). Die Fähigkeit, erwerbstätig zu bleiben, ist ein häufiges Anliegen von Menschen mit rheumatoider Arthritis, die arbeitslos sind oder mit reduzierter Stundenzahl arbeiten (Bertin et al., 2016).

Eine Studie berichtet, dass 20–30 % der Menschen mit rheumatoider Arthritis innerhalb der ersten zwei bis drei Jahre der Erkrankung dauerhaft erwerbsunfähig werden (Sokka, Krishnan, Häkkinen, & Hannonen, 2003). In einer anderen Untersuchung wurde festgestellt, dass 35 % der Menschen es innerhalb einer Frist von zehn Jahren nicht schaffen, eine Vollzeitarbeitsstelle zu halten (Allaire, Wolfe, Niu, & Lavalley, 2008).

3.2 Arthrose

Die Arthrose ist einer der häufigsten Gelenkerkrankungen in den USA (Zhang & Jordan, 2010). Die Ätiologie der Arthrose ist noch nicht vollständig bekannt, jedoch scheinen fortgeschrittenes Alter, genetische Veranlagung, Verletzungen, Übergewicht und Gelenkfehlstellungen das Risiko für die Erkrankung zu erhöhen (Martel-Pelletier & Pelletier, 2010).

Arthrose führt durch Schädigung des Gelenkknorpels, der Gelenkinnenhaut und des subchondralen Knochens zum Gelenkverschleiß (Martel-Pelletier & Pelletier, 2010). Nach Schätzungen der *National Institutes of Health* (NIH; 2016) haben 27 Millionen Amerikaner eine Arthrose. Bis 2030 könnte Arthrose bis zu 70 Millionen Amerikaner betreffen. Am häufigsten tritt eine Arthrose am Daumengrundgelenk, an den proximalen und distalen Fingergelenken sowie an Hüft- und Kniegelenken auf. Es können jedoch auch alle anderen Gelenke von einer Arthritis betroffen sein. Die symptomatische Gonarthrose (Kniearthrose) tritt bei 10 % der Männer und bei 13 % der Frauen über 60 Jahren auf (Zhang & Jordan, 2010) und ist eine häufige Ursache für Gelenkersatz. In den USA ist der vollständige Kniegelenksersatz eine der häufigsten stationär durchgeführten Operationen bei Erwachsenen ab 45 Jahren (Williams, Wolford, & Bercovitz, 2015). Zudem verursacht Arthrose Beeinträchtigungen der Aktivität, eine verminderte Lebensqualität und führt zur überdurchschnittlich hohen Nutzung von Gesundheitsdienstleistungen (Hunter, Schofield, & Callander, 2014).

Die Schmerzen einer Arthrose können die Fähigkeit, an sozialen und an Freizeitaktivitäten teilzunehmen, beeinträchtigen. Befragungen von Menschen mit Arthrose zeigten, dass sie weniger wahrscheinlich an sozialen oder an Freizeitaktivitäten teilnahmen, wenn die Aufgaben, die mit diesen Aktivitäten assoziiert werden, wie das Aufstehen von einem Stuhl oder das Laufen von Treppen mit Schmerzen verbunden waren (Machado, Gignac, & Badley, 2008). Wenn die Hand betroffen ist, kann die Person auch Schwierigkeiten beim Öffnen von Gläsern, beim Stricken und beim Auswringen von Wäsche haben (Kjeken et al., 2005).

3.3 Fibromyalgie (FM)

Fibromyalgie ist eine häufige chronische Erkrankung, die durch ausgedehnten Muskel- und Weichteilschmerz, durch Fatigue und durch unterschiedliche Bereiche lokal begrenzter Druckschmerzhaftigkeit gekennzeichnet ist (tender points = Druckschmerzpunkte; Wolfe et al.,2010).

Fibromyalgie betrifft 1,4–5,4 % der Gesamtbevölkerung; allerdings variiert die Prävalenz mit der Anwendung verschiedener Kriterienkataloge, die das American College of Rheumatologie 1990 und 2010 aufgestellt hat (Jones et al., 2015). Die Ursache der Fibromyalgie ist unbekannt, aber sie tritt häufig in Verbindung mit Arthrose, dem Systemischen Lupus erythematosus, der Spondylitis ankylosans (Centers für Disease Control and Prevention [CDC], 2016). Die Erkrankung tritt häufiger bei Frauen auf und wird typischerweise im mittleren Lebensalter diagnostiziert (National Institute of Arthritis and Musculoskeletal and Skin Diseases, 2016).

Entsprechend der Kriterien des *American College of Rheumatology* aus dem Jahr 2010 (Wolfe et al., 2010) wird eine Fibromyalgie auf Basis der Anzahl der schmerzhaften Stellen im Verlauf der vorangegangenen Woche diagnostiziert, aufgrund der Schwere der Schmerzen im Verhältnis zu Fatigue, Schlaf, Gedächtnis und Stimmung. Ein weiteres Kriterium ist das Auftreten der Schmerzen in mindestens drei vorangegangenen Monaten. Wenn auch der chronische Schmerz das Hauptsymptom ist, haben Menschen mit Fibromyalgie oft außerdem Schlafstörungen, Morgensteifigkeit, Ängste und Depressionen, sowie kognitive und Gedächtnisprobleme (Mease et al., 2007).

Die Symptome der Fibromyalgie stellen die Durchführung von bedeutungsvollen Betätigungen infrage (Farin, Ullrich, & Hauer, 2013; Henriksson, Liedberg, & Gerdle, 2005; Lindberg & Iwarsson, 2002; Stamm et al., 2014). Tatsächlich wurden in einer Studie festgestellt, dass Beeinträchtigungen der Rollenperformanz aufgrund von emotionaler Belastung bei Menschen mit Fibromyalgie stärker waren als bei Menschen mit anderen chronischen Schmerzerkrankungen, wie Rückenschmerzen und komplexem regionalem Schmerzsyndrom (Verbunt, Pernot, &Smeets, 2008). In einer anderen Studie zeigte sich, dass Frauen mit Fibromyalgie im Vergleich zu gesunden Frauen signifikant mehr Schwierigkeiten mit täglichen Aktivitäten hatten, insbesondere mit persönlicher Hygiene und Baden. Zudem brauchten sie mehr Unterstützung bei der Durchführung dieser Aktivitäten (Pérez-de-Heredia-Torres, Huertas Hoyas, Sánchez-Camarero, Pérez-Corrales, & Fernández-de-las-Peñas, 2016). Qualitative Studien mit Menschen mit Fibromyalgie zeigten, dass Fibromyalgie Beziehungen zu Familie und Freunden beeinträchtigt, die Betätigungsperformanz bei der Arbeit und in der Freizeit einschränkt und die Teilnahme an körperlicher Aktivität verhindert (Arnold et al., 2008). Darüber hinaus sind die Symptome, die die größten Auswirkungen auf das Leben der Menschen zu haben scheinen, Schmerz, Schlafstörungen, Fatigue, Depression, Ängste und kognitive Beeinträchtigungen (Arnold et al., 2008).

3.4 Systemischer Lupus erythematodes

Der Systemische Lupus erythematodes (SLE) ist eine entzündliche Autoimmunerkrankung, die mehrere Organe, darunter die Leber, die Haut, das Zentralnervensystem, das Herz-Kreislauf-System sowie das pulmonale System betrifft (Petri et al., 2012; Pons-Estel, Alarcón, Scofield, Reinlib, & Cooper, 2010). Die Krankheit kann leicht verlaufen oder auch lebensbedrohlich sein. Der SLE betrifft überproportional Frauen sowie die nicht-weiße Bevölkerung (McCarty et al., 1995). Die Krankheit beginnt meist zwischen dem 15. und dem 45. Lebensjahr (NIH, 2013a). Für die Prävalenz der SLE gibt es Angaben zwischen 322.000 (Helmick et al., 2008) und 1,5 Mio. (Lupus Foundation of America, 2016). Hauptsymptome des SLE sind physische und mentale Müdigkeit, Muskelschwäche, kognitive Beeinträchtigung, Haarausfall, Wunden im Mund, Sonnenlichtempfindlichkeit und ein sog. „Schmetterlingerythem", eine Hautrötung, die sich über Wangenknochen und Nase ausbreitet (Petri et al., 2012).

Die SLE beeinträchtigt die Betätigungsperformanz, die Partizipation und das Selbstwertgefühl stark (Bauernfeind et al., 2009; Leuchten et al., 2014). Eine thematische Analyse von 46 qualitativen Studien über Menschen mit SLE berichtet über Themen im Zusammenhang mit eingeschränkten Lebensweisen, beeinträchtigter Identität und sozialem Stigma (Sutanto et al., 2013). Innerhalb des Themenfeldes der eingeschränkten Lebensweisen wurden Schmerzen, Fatigue, eingeschränktes Gedächtnis und die Unvorhersehbarkeit der Krankheit als Symptome genannt, die die Partizipation einschränken.

Menschen mit SLE erfahren zudem Schwierigkeiten in den Bereichen Arbeit, Freizeit, Mobilität und Elternschaft/Kindererziehung. In zwei Studien wird berichtet, dass die schwierigsten Aktivitäten für Menschen mit SLE Hausarbeit, Reparaturen im Haushalt, bezahlte Arbeit sowie körperliche und soziale Freizeitaktivitäten sind. Als weniger schwierig werden die grundlegenden Selbstversorgungsaktivitäten beschrieben (Katz, Morris, Trupin, Yazdany, & Yelin, 2008; Macejová, Záriková, & Oetterová, 2013; Stamm et al., 2014). Außerdem wurden die Aktivitätsbeeinträchtigungen als zusammenhängend mit der verminderten Muskelkraft (Andrews et al., 2015), dem Einbezug der Gelenke (Björk, Dahlström, Wetterö, & Sjöwall, 2015) sowie mit der Fatigue und der kognitiven (Connolly, McNally, Moran, & Ryan, 2014; Katz et al., 2008; Pettersson, Möller, Svenungsson, Gunnarsson, & Welin Henriksson, 2010) gesehen.

Der Verlust des Arbeitsplatzes ist bei Menschen mit SLE häufig: er betrifft 20–40 % der betroffenen Menschen (Al Dhanhani, Gignac, Su, & Fortin, 2009; Baker & Pope, 2009; Yelin et al., 2012) und ist bedingt durch muskuloskelettale Beeinträchtigungen, kognitive Beeinträchtigungen, Schmerzen, Fatigue, Ängste, verstärkte Krankheitsaktivität, höheres Lebensalter und weniger Zeit an ihrem Arbeitsplatz (Baker & Pope, 2009; Robinson et al., 2010; Yelin et al., 2012). Menschen mit SLE werden häufig nicht an die Ergotherapie überwiesen. Sie berichteten über Unzufriedenheit mit der Versorgung und mit der erhaltenen Information, die sie wegen ihrer Fatigue, dem Schmerz, der kognitiven Beeinträchtigung und der Fähigkeit, Aktivitäten des täglichen Lebens auszuführen, erhielten (Serrano-Aguilar et al., 2015), alles innerhalb des Spektrums der ergotherapeutischen Versorgung.

Wie zuvor erwähnt, existieren mehr als 100 rheumatische Erkrankungen zu den vier hier beschriebenen, so z. B. Systemische Sklerose, die Psoriatrische Arthritis, die Dermatomyositis, die Polymyositis und die ankylosische Spondylitis. Aufgrund der Seltenheit der Erkrankungen und dem Fehlen von systematischen Studien, die für die ergotherapeutische Praxis relevant sind werden diese Erkrankungen in dieser Leitlinie nicht adressiert. Trotzdem können Menschen mit diesen Krankheiten von Ergotherapie profitieren. Interessierte Praktiker können im Review von Willems et al. (2015) zu Interventionen zu Systemischer Sklerose nachlesen. Zudem sind für praktisch tätige Ergotherapeuten die Systematischen Reviews zu Interventionen für die oberen und unteren Extremitäten, die in der Januar/Februar-Ausgabe 2017 im American Journal of Occupational Therapy veröffentlicht wurden interessant (Dorsey & Bradshaw, 2017; Marik & Roll, 2017; Roll & Hardison, 2017). Die Ergebnisse dieser Reviews sind auch in die *Leitlinie für Erwachsene mit muskoskelettalen Erkrankungen* eingeflossen[7] (Snodgrass & Amini, 2017).

---

7 Diese Leitlinie erscheint in deutscher Übersetzung zeitgleich im Hogrefe Verlag, Bern (Anm. des Lektorats).

4 Der ergotherapeutische Prozess bei Erwachsenen mit Arthritis und anderen rheumatischen Erkrankungen

Rheumatoide Arthritis (RA) und andere rheumatische Krankheiten wie Arthrose, Fibromyalgie (FM) und SLE sind chronische, entzündliche und degenerative Erkrankungen. Einige Erkrankungen, wie z. B. RA und SLE sind zudem auf Autoimmunreaktionen zurückzuführen, die das Immunsystem die eigenen Gelenke und Gewebe angreifen lässt. Dies kann für die traditionelle medizinische Behandlung herausfordernd sein. Erwachsene mit Arthritis oder anderen rheumatischen Erkrankungen können abhängig vom Krankheitsprozess verschiedene Symptome erfahren. Die Symptome beschränken sich nicht allein auf die Gelenke, Muskeln und Knochen, sie können auch verschiedene Organsysteme und andere Weichteile betreffen.

Schwerer Schmerz, Fatigue, Depressionen, kognitive Beeinträchtigungen, Schlafstörungen und verminderte Funktion können zusammen Veränderungen der Klientenfaktoren, der Performanzfertigkeiten und der Performanzmuster bewirken. Diese Veränderungen führen zu einer allgemeinen Verschlechterung der Betätigungsperformanz und der Einbindung. Somit bedarf es der qualifizierten Dienstleistungen der Ergotherapeuten, um die betroffenen Menschen durch Partizipation in bedeutungsvollen Aktivitäten beim Erreichen einer besseren Lebensqualität zu unterstützen.

In diesem Kapitel wird der Prozess der Ergotherapie bei Erwachsenen mit Arthritis und anderen rheumatischen Erkrankugen beschrieben. Dabei wird berücksichtigt, dass die individuellen Erfahrungen der Klienten unterschiedlich sind. Diese Leitlinie kann nur eine allgemeine Übersicht bieten.

4.1 Phasen und Settings

Ergotherapeuten führen den Prozess der Intervention und Evaluation mit Menschen mit Arthritis und anderen rheumatischen Erkrankungen in verschiedenen Settings und während unterschiedlicher Phasen des Krankheitsprozesses durch. Dieses Kapitel bezieht sich auf die zwei primären Phasen des Krankheitsprozesses (1) die Phase des akuten Schubs oder der Verstärkung der Symptomatik und (2) die Phase der Remission und des Erhalts der Symptomatik. Der ergotherapeutische Prozess variiert abhängig von den aktuellen Symptomen der Klienten und der jeweiligen persönlichen Perspektive auf die Einbindung in Tätigkeiten, je nach Krankheitsgeschichte und Wissen, Komorbiditäten und dem sozialen Unterstützungsumfeld, sowie dem Setting, in dem Ergotherapie angeboten wird.

4.1.1 Akuter Schub oder Verstärkung der Symptomatik

Für Klienten, die mit Arthritis oder einer anderen rheumatischen Erkrankung leben, ist eine plötzliche Verstärkung der Symptomatik als *Krankheitsschub* bekannt. Zu Beginn kann ein solcher akuter Krankheitsschub zu einer starken Verschlechterung der funktionellen Kapazität aufgrund stärkerer Schmerzen, Fatigue und zu einer systemischen Entzündung führen. Ein Krankheitsschub führt u. a. zu einer geringeren Betätigungsperformanz, einer weniger starken sozialen Einbindung und Partizipation und zur Verstärkung von Depressionen und Ängsten.

Der Fokus der Ergotherapie liegt in dieser Phase beim Symptommanagement, meistens bezogen auf Schmerzen und Gelenkschwellungen, so dass Aktivitäten des täglichen Lebens wieder durchgeführt werden können. Die ergotherapeutischen Behandlungen können in einem Krankenhaus, in einer ambulanten Praxis, beim Klienten zu Hause oder in der Gemeinde stattfinden. Konzepte wie Gelenkschutz-Schulungen und Energie-Effizienz-Kurse sollten vorab schon thematisiert werden, denn sie sind wesentlich, um weiteren Beeinträchtigungen vorzubeugen. Stressmanagement- und Entspannungstechniken können zur Förderung des emotionalen Wohlbefindens eingesetzt werden. Die Aufgaben und die Ausstattung können vorübergehend oder dauerhaft so angepasst werden, dass die Partizipazion in Betätigungen begünstigt wird. Körperliche Aktivitäten können zur Vorbereitung der Aufnahme von Betätigungen empfohlen werden.

4.1.2 Remission und Erhalt der Symptomatik

Die Phase der schwächeren rheumatischen Erkrankung wird Remission genannt. Weil der Klient in dieser Phase weniger Schmerzen und Beschwerden erlebt, ist ein stärkender Ansatz in der Ergotherapie sinnvoll. Das Ziel ist, in dieser Phase die Edukation auszubauen, um die Fertigkeiten zu stärken. Damit soll dem Klienten geholfen werden, einen individuellen Plan für den langfristigen Umgang mit der chronischen Erkrankung zu entwickeln. Dieser Plan sollte die Partizipation an notwendigen und gewünschten Betätigungen umfassen.

Mit Übungen zu Hause, in der Klinik und in der Gemeinde können Kraft, Bewegungsausmaß und Ausdauer verbessert werden. Die Remission ist ein guter Zeitraum, um Strategien zum Gelenkschutz und zum Erhalt von Energien für den Alltag zu planen und zu praktizieren. Arbeitsräume zu Hause oder im beruflichen Umfeld des Klienten können mit dem Ziel angeschaut werden, das jeweilige Umfeld und die Ausstattung so anzupassen, dass der Klient Schmerzen und Fatigue vorbeugen kann. Coping-Strategien und Stressmanagemant-Techniken können den Klienten nahegebracht und eingeübt werden. Tagebucheinträge können dem Klienten dabei helfen zu erkennen, wann bestimmte Strategien mehr oder weniger hilfreich sind. In dieser Phase der Remission, in der die Schmerzen besser unter Kontrolle sind als während eines akuten Schubs, können auch kognitive Trainings und Kompensationsstrategien eingesetzt werden.

4.2 Überweisung

Überweisungen für eine ergotherapeutische Behandlung können in jeder Phase des Krankheitsverlaufs erfolgen, immer dann, wenn die Symptome die Betätigungsperformanz des Klienten beeinträchtigen. Aufgrund von Symptomen der Erkrankungen kann ein Klient eine Reihe von Defiziten erfahren, während er für ihn bedeutungsvolle und notwendige Betätigungen ausführt. Eine Überweisung zur Ergotherapie zur Verbesserung der Teilhabe an diesen Betätigungen sollte in Erwägung gezogen werden. Eine Überweisung ist auch dann angebracht, wenn ein Klient es schon eine längere Zeit schafft, mit der Erkrankung zu leben und neuerdings eine Veränderung im funktionellen Status erlebt. Der Klient sollte seinen Arzt nach einer Überweisung fragen. Genauso wichtig ist es, dass Ergotherapeuten ihre Kollegen und Angehörige anderer Gesundheitsberufe darüber informieren, wann eine ergotherapeutische Behandlung angezeigt ist.

4.3 Evaluation

Ergotherapeuten führen eine Evaluation durch, um festzustellen, welche Aktivitäten der Klient ausführen muss oder möchte und um die hinderlichen und stützenden Faktoren der Teilhabe an diesen Aktivitäten zu erkennen. Es werden Ziele entwickelt, um die Partizipation in den gewünschten Betätigungen wiederzuerlangen. An diesen Zielstellungen soll auch die Wirksamkeit der Intervention beurteilt werden können (Re-Evaluation). Die Entwicklung eines Betätigungsprofils und die Analyse der Betätigungsperformanz sind wichtige erste Schritte des ergotherapeutischen Prozesses (AOTA, 2014).

In der **Tabelle 4.1** sind häufig genutzte Assessments aufgelistet, die von Ergotherapeuten bei Menschen mit Arthritis und anderen rheumatischen Erkrankungen genutzt werden. Die Assessments sind entsprechend ihrer primären Verwendung in der Praxis unterteilt, doch die meisten Assessments können für mehr als einen Bereich eingesetzt werden.

4.3.1 Betätigungsprofil

Das Hauptziel eines ergotherapeutischen Profils ist es, dem Ergotherapeuten ein Verständnis der Klientenperspektive zu bieten, mit seiner Betätigungshistorie und früheren Verhaltensmustern, um festlegen zu können, was aktuell für die Einbindung in Betätigung für den Klienten am wichtigsten ist. Mit diesem Wissen kann es dem Ergotherapeuten besser gelingen, einen klientenzentrierten Interventionsplan zu entwickeln (AOTA, 2014). Informationen für das Betätigungsprofil werden im Interview und durch standardisierte Assessments gewonnen. Diese sind z.B. das *Canadian Occupational Performance Measure* (COPM; Law et al., 2014), das *Activity Card Sort* (ACS; Baum & Edwards, 2008), die *Rollen Checkliste* (Oakley, Kielhofner, Barris, & Reichler, 1986), oder das *Occupational Performance History Interview-II* (Kielhofner et al., 2004). Es kann auch eine Kombination aus Interview und standardisiertem Assessment stattfinden. Das ergotherapeutische Profil ist ein Hauptbestandteil des Evaluationsprozesses.

Tabelle 4-1: Ausgewählte Assessments für Menschen mit rheumatischen Erkrankungen

Ergotherapeutischer Bereich	Assessment	Autoren
Betätigung ADLs, IADLs, Ruhe und Schlaf, Bildung/Schule, Arbeit, Freizeit, Soziale Partizipation	Arthritis Impact Measurement Scales 2 (AIMS2) Canadian Occupational Performance Measure (COPM)	Meenan, Mason, Anderson, Guccione, & Kazis, 1992a Law et al., 2014a
	Evaluation of Daily Activity Questionnaire (EDAQ)	Nordenskiöld, Grimby, & Dahlin-Ivanoff, 1998a
	Fibromyalgia Impact Questionnaire (FIQHealth) Health Assessment Questionnaire (HAQ) und Modified HAQ	Burckhardt, Clark, & Bennett, 1991a Fries, Spitz, Kraines, & Holman, 1980 Pincus, Summey, Soraci, Wallston, & Hummon, 1983a
	Insomnia Severity Index (ISI)	Bastien, Vallières, & Morin, 2001
	McMaster Toronto Arthritis Patient Preference Disability Questionnaire (MACTAR)	Tugwell et al., 1987a
	Medical Outcomes Study 36-Item Short Form Health Survey (SF–36)	Ware & Sherbourne, 1992a
	Patient Reported Outcome Measurement Information System (PROMIS)	Health Measures, 2017
	Pittsburgh Sleep Quality Index (PSQI)	Buysse, Reynolds, Monk, Berman, & Kupfer, 1989
	Western Ontario and McMaster Universities Osteoarthritis Index (WOMAC)	Bellamy, 2002
Klientenfaktoren *Mentale Funktlionen:* Aufmerksamkeit, Gedächtnis, kognitives Niveau, Wahrnehmung *Sensorische Funktion:* neuromuskelokelettale und bewegungsbezogene Funktionen: Stabilität und Mobilität der Gelenke, Muskelkraft und -tonus *Haut und andere Funktionen:* Hautintegrität, Ödeme	Brief Pain Inventory (BPI) Kognitive Tests Dynamometer Fatigue Severity Scale (FSS)	Keller et al., 2004 Krupp, LaRocca, Muir-Nash, & Steinberg, 1989
	Finkelstein's test for de Quervain's tenosynovitis Functional Assessment of Chronic Illness Therapy–Fatigue Scale (FACIT–F) Goniometrie Manuelle Muskeltestungen	Cella et al., 2005
	McGill Pain Questionnaire (MPQ)) McGill Pain Questionnaire–Kurzform (MPQ–SF;)	Melzack, 1975 Melzack, 1987
	Median nerve tests (Tinel's sign, Phalen's maneuver) Multidimensional Fatigue Inventory (MFI)	Smets, Garssen, Bonke, & De Haes, 1995
	Numeric Pain Rating Scale (NPRS)	Farrar, Young, LaMoreaux, Werth, & Poole, 2001
	Observational assessment of skin integrity Pittsburgh Sleep Quality Index (PSQI)	Buysse et al., 1989
	Visual analog scale (VAS) for pain Volumeter, Umfangsmessungen	McCormack, Horne, & Sheather, 1988

Ergotherapeutischer Bereich	Assessment	Autoren
Performanzfertigkeiten *Motorische Fertigkeiten:* Funktionen von Arm und Hand, Balance, Balance und funktionale Beweglichkeit, Prozessfertigkeiten: z. B. warten, suchen und finden, organisieren, initiieren, verwenden *Fertigkeiten der sozialen Interaktion:* flüssiges Sprechen, fragen, antworten, Gefühle ausdrücken	Arthritis Hand Function Test (AHFT)	Backman & Mackie, 1991
	Assessment of Motor and Process Skills (AMPS)	Fisher, 2001
	Australian Canadian Osteoarthritis Hand Index (AUSCAN)	Bellamy et al., 2000
	Beck Depression Inventory–II (BDI–II)	Beck, Steer, & Brown, 1996
	Center for Epidemiological Studies Depression Scale (CES-D)	Radloff, 1977
	Cochin Scale	Duruöz et al., 1996
	Computer Problems Survey (ComPS)	Baker, Rogers, Rubinstein, Allaire, & Wasko, 2009
	Disabilities of the Arm, Shoulder and Hand (DASH) Quick DASH	Hudak, Amadio, & Bombardier, 1996
	Grip Ability Test (GAT)	Beaton, Wright, & Katz, 2005
	Hospital Anxiety and Depression Scale (HADS)	Dellhag & Bjelle, 1995 Zigmond & Snaith, 1983
	Jebsen–Taylor Test of Hand Function (JTTHF) Manual Ability Measure (MAM)	Jebsen, Taylor, Trieschmann, Trotter, & Howard, 1969
	Michigan Hand Outcomes Questionnaire (MHQ)	Chen & Bode, 2010
	Beobachtendes Assessment während der Ausführung von Aufgaben Patient Health Questionnaire–9 (PHQ–9))	Chung, Pillsbury, Walters, & Hayward, 1998 Kroenke, Spitzer, & Williams, 2001
	Patient-Rated Wrist Evaluation oder Patient-Rated Wrist/Hand Evaluation (PRWE) Timed Up and Go (TUG) Test	MacDermid, Turgeon, Richards, Beadle, & Roth, 1998
	Work Limitations Questionnaire (WLQ)	Mathias, Nayak, & Isaacs, 1986 Lerner et al., 2001
Performanzmuster Gewohnheiten, Routinen, Rituale und Rollen	Arthritis Self-Efficacy Scale (ASES) Rollen Checkliste	Lorig et al., 1989
	Strukturiertes Interview mit Klient, der Familie oder den pflegenden Personen	Oakley, Kielhofner, Barris, & Reichler, 1986a
Kontext und Umwelt Kultureller, personbezogener, zeitlicher und virtueller Kontext und soziale und physische Umgebungen, welche die Performanz beeinflussen	Ergonomic Assessment Tool for Arthritis (EATA)	Backman, Village, & Lacaille, 2008
	Safety Assessment of Function and the Environment for Rehabilitation Health Outcome Measurement and Evaluation (SAFER-HOME)	Chiu et al., 2006
	Westmead Home Safety Assessment (WHSA)	Clemson, 1997
	Work Experience Survey for Persons With Rheumatic Conditions (WES-RC)	Allaire & Keysor, 2009; Roessler, 1996
	Workplace Activity Limitations Scale (WALS)	Gignac et al., 2004

a: Mit diesen Assessments werden Faktoren verschiedener Domains oder mehrere Aspekte innerhalb einer Domain erfasst

Die im ergotherapeutischen Profil erfasste Information erlaubt es der Ergotherapeutin:
- festzuhalten, warum der Klient die Ergotherapie aufsucht.
- zwischen Betätigungsbereichen, in denen der Klient erfolgreich ist und solchen, bei denen er noch Schwierigkeiten hat, zu unterscheiden.
- Kontext und Umweltfaktoren, die eine Beteiligung an Betätigungen unterstützen oder einschränken zu erkennen.
- die Betätigungshistorie, seine Betätigungsmuster und die Rollen, die er im täglichen Leben ausfüllt, festzuhalten.
- die Prioritäten und erwünschten Outcomes des Klienten zu erkennen, die dabei helfen können, den Interventionsplan zu leiten.

4.3.2 Analyse der Betätigungsperformanz

Die Ergotherapeutin nutzt die Informationen des Betätigungsprofils unter Berücksichtigung des aktuellen Umfelds des Klienten um bestimmte Betätigungsbereiche umfassend zu evaluieren. Zur Analyse der Betätigungsperformanz setzt die Ergotherapeutin verschiedene Assessments (siehe Tabelle 4.1) ein. Diese Analyse umfasst:
- Interpretation der Assessment-Daten
- Entwicklung der Ziele in Zusammenarbeit mit dem Klienten, um seine erwünschten Outcomes zu adressieren
- Auswahl geeigneter Messinstrumente zur Beurteilung der erwünschten Outcomes
- Auswahl der Interventionsansätze auf Grundlage der „Best Practice" und der aktuell verfügbaren besten Evidenz.

4.3.3 Betätigungsbereiche

Orientiert am Betätigungsprofil des Klienten und unter Berücksichtigung seiner Krankheitsphase und den aktuellen Symptomen, schätzt die Ergotherapeutin die Fähigkeit des Klienten ein, die Aktivitäten des täglichen Lebens (ADLs, z.B.: Körperpflege, Baden, Toilettengang, Anziehen, Mahlzeiten einnehmen, funktionelle Mobilität, sexuelle Aktivität) und die Instrumentellen Aktivitäten des täglichen Lebens (IADLs, Pflege dritter, Autofahren, finanzielle Angelegenheiten, Mobilität und Engagement in der Gemeinde, Zubereitung von Mahlzeiten, spirituelle Aktivitäten) auszuführen. Die Ergotherapeutin beurteilt auch Aktivitäten im Zusammenhang mit Ruhe und Schlaf, formelle und informelle Aktivitäten der (Aus-)Bildung, Aktivitäten der Arbeit und/oder des Ehrenamts, Freizeitaktivitäten und die soziale Teilhabe (Beispiele einzelnen Assessments für verschiedene Betätigungsbereiche in der Tabelle B.1). Beim Auswählen der zu untersuchenden Aktivitäten, berücksichtigt die Ergotherapeutin die Perspektive des Klienten zu den Aktivitäten und den Wert, den die Aktivitäten für den Klienten haben (Gillen& Boyt Schell, 2014).

Beispielsweise kann ein Klient während eines akuten Schubs den Umgang mit Schmerzen beim Anziehen als für ihn wertvolles Anliegen auswählen, während ein anderer Klient in der Remissionsphase die Verbesserung des allgemeinen Wohlbefindens für eine Verbesserung der sozialen Teilhabe wichtig findet. Abhängig vom Schweregrad der Symptome und vom Umgang mit der Erkrankung, schätzt der Klient auf Grundlage seiner wechselnden Bedürfnisse die Betätigungen im Laufe der Zeit unterschiedlich ein. Die Ergotherapeutin muss sich diesen Veränderungen während der gemeinsamen Zielsetzung bewusst sein, um die Bedürfnisse und Anliegen des Klienten bestmöglich anzugehen und diese gut zu priorisieren.

4.3.4 Klientenfaktoren

Klientenfaktoren sind Eigenschaften und Merkmale, die bei jedem Menschen einzigartig sind. Sie umfassen Werte, Vorstellungen und die Spiritualität, Körperfunktionen und Körperstrukturen (AOTA, 2014). Für einen Menschen mit einer chronischen degenerativen Erkrankung beeinträchtigen Veränderungen der Körperstruktur und der Körperfunktion oftmals die physiologischen als auch die emotionalen Funktionen und beeinträchtigen die Einbindung in Betätigung. Folgende häufigen Beeinträchtigungen der Körperfunktionen und -strukturen bei Erwachsenen mit Arthritis und mit anderen rheumatischen Erkrankungen sind für die Ergotherapie relevant:
- Beeinträchtigungen der Gelenke wegen anhaltender Entzündung oder aufgrund einer Deformität
- Schwere Schmerzen der Extremitäten, die die Ausführung bedeutungsvoller Betätigungen einschränken
- Langfristiges emotionales Leiden (Depression, Ängste) und Fatigue; dadurch Beeinträchtigungen im Umgang mit anderen und in der Gemeinde des Klienten
- Veränderungen im mentalen Bereich, z.B. bei der Kognition (z.B. Urteilsvermögen, Einsicht, Aufmerksamkeit, Gedächtnis, exekutive Funktionen).

Um spezifische Beeinträchtigungen feststellen zu können, müssen die Klientenfaktoren untersucht werden. In Tabelle 4.1 sind Beispiele ausgewählter Assessments zu Klientenfaktoren und ihr Einfluss auf die Betätigungsperformanz. Um eine Aufgabe, mit dem Ziel der bestmöglichen Partizipation, anpassen oder modifizieren zu können, ist die Beobachtung eines Klienten während einer Betätigung notwendig.

4.3.5 Performanzfertigkeiten

Performanzfertigkeiten sind beobachtbare Handlungen, die einen funktionellen Zweck haben und die in drei Kategorien eingeteilt werden können:
- Motorische Fertigkeiten
- Prozessbezogene Fertigkeiten
- Soziale Interaktion (AOTA, 2014).

Abhängig von der jeweiligen Phase im Krankheitsprozess, kann ein Mensch mit einer rheumatischen Erkrankung Beeinträchtigungen der motorischen Fertigkeiten wie beim (Er-)reichen, Beugen, (Er-)greifen, Gehen oder Aufstehen haben. Dies kann zu Schwierigkeiten bei Aufgaben wie z. B. dem Öffnen einer Milchpackung oder dem Zubereiten einer Mahlzeit führen. Krankheitssymptome beeinträchtigen häufig Prozessfertigkeiten wie das Steuern, Handeln, Sequenzieren und das Organisieren von Aufgaben. Dies kann den Umgang mit der Krankheit negativ beeinflussen und die Krankheitsbewältigung erschweren. Fertigkeiten der sozialen Interaktion können durch den Mangel an Gelegenheiten, auch bedingt durch eingeschränkten Zugang zur sozialen Teilhabe, beeinträchtigt sein. Um einen Plan zum Erreichen einer verbesserten Performanz zu entwickeln, nutzen Ergotherapeuten standardisierte und nicht-standardisierte Assessments, um Informationen zu erhalten und zu dokumentieren. In der Durchführung einer umfassenden Evaluation erhält die Ergotherapeutin Informationen darüber, welche Performanzfertigkeiten von den Krankheitssymptomen beeinträchtigt sind und wie Stärken und Defizite im Therapieprozess angegangen werden können.

4.3.6 Performanzmuster

Performanzmuster umfassen die Gewohnheiten, Routinen, Rollen und Rituale, die sich im Laufe der Zeit entwickelt haben (AOTA, 2014). Obwohl es einige standardisierte Assessments gibt, werden Informationen über Performanzmuster häufig im Rahmen von strukturierten Interviews erfragt. In einem solchen Interview wird der Klient um die Beschreibung eines typischen Tagesablaufs gebeten, mit den Aktivitätsanforderungen und den zeitlichen Abläufen (Shotwell, 2014). Die Performanzmuster eines Menschen mit einer rheumatischen Erkrankung zu identifizieren, ist ein wichtiger Teil des ergotherapeutischen Prozesses, da diese einen Einblick geben, wie der Tag strukturiert wird und die verschiedenen Aktivitäten priorisiert werden. Ein Interview mit dem Klienten bietet Informationen darüber, wie der Krankheitsprozess oder die Symptome die bevorzugten Betätigungsmuster des Klienten mit der Zeit beeinträchtigt haben. Ergotherapeuten nutzen diese Information, um aktuelle Gewohnheiten, die der Einbindung in Betätigung helfen oder sie verhindern, zu erkennen. So können leichter Wege gefunden werden, dem Klienten zurück zu für ihn bedeutungsvolle Rituale und Rollen zu verhelfen.

4.3.7 Kontext und Umwelt

Ergotherapeuten verstehen Betätigung als eingebunden in soziale und physische Umwelten in einem Kontext (d. h. kulturell, persönlich, zeitlich, virtuell) und sie verstehen, dass sowohl die soziale als auch die physische Umwelt die Betätigungsperformanz beeinflussen (AOTA, 2014). So kann z. B. ein Klient, der Schwierigkeiten bei einer bestimmten Aktivität in einem Umfeld hat (z. B. Kleidungsstücke im eigenen Zuhause zur und von der Waschmaschine weg zu transportieren) dies möglicherweise erfolgreich durchführen, wenn das physische oder das soziale Umfeld verändert wird (z. B. mit einer adaptierten Ausstattung oder dem Splitten der Aufgabe in kleinere Teilschritte an unterschiedlichen Zeitpunkten im Verlauf des Tages). Ergotherapeuten evaluieren häufig die häuslichen Gegebenheiten oder die Arbeitsumgebung um potentielle Unterstützung oder Hindernisse der Betätigungsperformanz festzustellen.

In diesem Evaluationsprozess können Ergotherapeuten einen Bedarf zur Modifizierung der Umgebung oder für ein Training mit adaptierter Ausstattung feststellen, jeweils zur Verbesserung der Betätigungsperformanz. Über Empfehlungen für Anpassungen des Umfelds muss immer im jeweiligen Kontext entschieden werden, um klientenzentrierte und passende Lösungen finden zu können. Persönliche Faktoren, wie der sozioökonomische Status, kulturelle Überzeugungen und Erwartungen, beeinflussen, wie eine Veränderung bewertet oder ausgeführt wird. Deshalb sollten Ergotherapeuten im Evaluations- und Interventionsprozess den individuellen Kontext und das Umfeld des Klienten stets berücksichtigen.

4.3.8 Aktivitäts-und Betätigungsanforderungen

Ob ein Klient eine bedeutungsvolle Betätigung oder Aktivität durchführen kann, hängt von der Interaktion von Klientenfaktoren, Performanzfertigkeiten, Performanzmustern und von den Anforderungen der Betätigung oder Aktivität selbst ab. Die Anforderungen einer Betätigung oder Aktivität sind die Aspekte der Aktivität oder Betätigung, wie Werkzeuge und Ressourcen (z. B. Geld, Transport), die notwendig sind, um an der Aktivität teilzuhaben, die Anforderungen an Raum und sozialer Interaktion, wie die Aktivität erreicht wird, welche Kapazitäten notwendig sind, um sich an der Aktivität zu beteiligen und welche Bedeutung aus der Partizipation abgeleitet wird bzw. die Partizipation hat (AOTA, 2014).

Ergotherapeuten stellen fest, ob die Fähigkeiten eines betroffenen Menschen, an einer bedeutungsvollen Aktivität oder Betätigung teilzuhaben, durch Defizite der Performanzfertigkeiten, Klientenfaktoren, Performanzmuster, des Kontexts und der Umwelt, der Aktivitätsanforderungen oder durch eine Kombination dieser Faktoren eingeschränkt ist. Um die Anforderungen zu bestimmen, die eine Aktivität an den Klienten stellt, führt die Ergotherapeutin eine Aktivitätsanalyse durch und nutzt die Informationen dieser Analyse, um den Interventionsprozess zu leiten und um die Partizipation des Klienten, in den von ihm gewünschten Aktivitäten zu fördern.

4.3.9 Überlegungen zu Assessments

Abhängig von der Krankheitsphase, vom Praxissetting und vom Zweck des Assessments legt die Ergotherapeutin fest, ob zur Feststellung der Auswirkungen der Defizite auf die Partizipation ein standardisiertes Assessment-Instrument, ein nicht-standardisiertes Assessment-Instrument oder eine Kombination aus beiden am sinnvollsten ist. Die Ergebnisse der Assessment-Erhebung sollten immer in Verbindung mit dem Umfeld des Klienten bewertet werden.

4.4 Intervention

Ergotherapeuten bieten Menschen mit rheumatischen Erkrankungen eine qualifizierte Dienstleistung an, mit dem Ziel, die bestmögliche Einbindung in Betätigung zu fördern. Der Fokus der Ergotherapie variiert entsprechend der unterschiedlichen Bedürfnisse der Klienten und ist abhängig vom jeweiligen Kontext der Dienstleistungserbringung. Der Interventionsprozess wird von den Informationen aus dem Evaluationsprozess, von theoretischen Grundlagen und aktueller Evidenz geleitet. Der Prozess umfasst drei Schritte: Interventionsplanung, Implementierung der Intervention, Überprüfung der Intervention.

In den folgenden Abschnitten werden die einzelnen Schritte erläutert. Das Kapitel 5 bietet eine Übersicht zu spezifischen evidenzbasierten Interventionen für Menschen mit rheumatischen Erkrankungen.

4.4.1 Planung der Intervention

Die Planung der Intervention ist ein Prozess der Zusammenarbeit zwischen dem Klienten, den Bezugspersonen (gegebenenfalls) und der Ergotherapeutin. Die Planung wird an den Zielen des Klienten, den Betätigungsbedarfen, den aktuellen Fähigkeiten, dem Kontext und der besten verfügbaren Evidenz ausgerichtet (AOTA, 2014). Bei der Aufstellung eines Interventionsplans legt die Ergotherapeutin mit dem Klienten zusammen objektive und messbare Ziele fest. Gemeinsam werden geeignete ergotherapeutische Interventionsansätze ausgewählt und die Methoden festgelegt, um die gewünschten Ergebnisse zu erreichen. Im Bedarfsfall werden passende Empfehlungen zu anderen Berufgruppen ausgesprochen (AOTA, 2014).

Folgende Interventionsansätze werden bei Menschen mit rheumatischen Erkrankungen eingesetzt:

- *Prävention:* Vorbeugung weiterer Gelenkdeformitäten und der Verschlimmerung von Schmerzen, Fatigue, Ödemen und von Depressionen und Ängsten, die in der Folge die Betätigungsperformanz beeinträchtigen können (z. B. Implementierung von Programmen zum täglichen Umgang mit Schmerzen, Kurse zur Energie-Konservierung, Schulungen zum Gelenkschutz im Alltag)
- *Erhalt oder Wiederherstellung:* Klientenfaktoren (Kraft, Bewegungsausmaß, Gleichgewicht, Aufmerksamkeit, Gedächtnis) Performanzfertigkeiten (er-/reichen, greifen, manipulieren von Objekten, Unterteilung in Einzelschritte, Organisation der Umwelt), um die bestmögliche Betätigungsperformanz zu erreichen.
- *Modifikation:* Anpassung des Umfelds, des Kontextes oder der Anforderungen einer Aktivität, sodass es dem Klienten trotz der Defizite möglich ist, Betätigungen in einem oder in mehreren Bereichen auszuführen (z. B. Zubereitung einer Mahlzeit im Sitzen oder adaptierte Griffe an einem Gartenwerkzeug)

- *Förderung* eines gesunden Lebensstils mit dem Wissen über die rheumatische Erkrankung, die Einhaltung der Medikamenteneinnahme, angepasste und regelmäßig ausgeführte Bewegung, und (Bewältigungs-)Strategien, um Stress und Depressionen zu reduzieren (z. B. eine Edukationsgruppe mit Informationen zu Bewegungsgruppen, Schmerzbewältigung/-management und zum Nutzen von mentalem Wohlbefinden)
- *Erhalt* von Fertigkeiten oder Fähigkeiten für die langfristigen Verbesserungen nach einer Intervention (z. B. Fortsetzung eines Bewegungsprogramms zu Hause oder Besuch einer Selbsthilfegruppe).

4.4.2 Implementierung der Intervention

Wenn der Interventionsplan steht, befasst sich die Ergotherapeutin mit der Implementierung der Intervention. Der Prozess der Implementierung des Interventionsplans umfasst die Bestimmung und Ausführung der ausgewählten Interventionen (z. B. therapeutischer Einsatz von Betätigungen und Aktivitäten, vorbereitende Methoden und Aufgaben, Schulung und Training, Fürsprache, Gruppeninterventionen), die genaue Beobachtung der Reaktion des Klienten auf die ausgewählten Interventionen, und, wenn nötig, das Anpassen der Interventionen. Es ist zu beachten, dass unabhängig von der ausgewählten Intervention die therapeutische Beziehung zwischen Klient und Ergotherapeutin entscheidend ist (AOTA, 2014).

4.4.3 Überprüfung der Intervention

Die erneute Beurteilung und Überprüfung des Interventionsplans, der Wirksamkeit der erbrachten Intervention und der erzielten Fortschritte bezüglich der angestrebten Outcomes sind wichtige Elemente des Interventionsprozesses. Die Überprüfung ermöglicht eine Anpassung des Plans und, bei Bedarf, auch der Art, wie er umgesetzt wurde, entsprechend sich verändernder Umstände.

Beispielsweise kann der Interventionsplan eines Klienten mit rheumatischer Erkrankung, der Ergotherapie zu Hause erhält, Schmerz- und Fatigue-Management während ausgewählter Aufgaben der Selbstversorgung als primäre Ziele enthalten. Während der regelmäßigen Evaluation der Fähigkeiten des Klienten, die ausgewählten Selbstversorgungsaufgaben auszuführen und durch die Beobachtung der Wahrnehmung des Klienten mit der Schwierigkeit während der Aufgaben, kann die Ergotherapeutin den Fortschritt erfassen und, wenn notwendig, die Ziele und den Interventionsplan anpassen. Die Überprüfung der Intervention erlaubt es der Ergotherapeutin außerdem zu bestimmen, ob eine Fortsetzung oder der Abschluss der Ergotherapie indiziert ist oder ob zusätzliche Dienstleistungen notwendig sind (AOTA, 2014).

4.5 Ergebnis und Ergebniskontrolle

Das Endergebnis jedes Interventionsplans sollte die Verbesserung in manchen der anvisierten Outcomes sein (z. B. Veränderung in den Betätigungen, Performanzfertigkeiten, Performanzmuster, Klientenfaktoren). Somit ist ein wichtiger Aspekt des Interventionsprozesses die Auswahl geeigneter Assessment-Instrumente und die Ergebniskontrolle. Die Assessment-Instrumente sollten von der Ergotherapeutin bereits früh im Interventionsprozess ausgewählt werden. Sie sollten valide, reliabel sowie sensitiv genug sein, um die gewünschte Veränderung zu erfassen, die während der ergotherapeutischen Evaluation gemeinsam identifiziert wurde. Zudem sollten sie das Behandlungssetting berücksichtigen sowie die jeweiligen Kostenträger einbeziehen (AOTA, 2014).

Outcomes der ergotherapeutischen Behandlung von Menschen mit rheumatischen Erkrankungen fokussieren häufig folgende Bereiche:

- **Klientenfaktoren** (z. B. Verbesserungen der Schmerzen und der Druckschmerzpunkte, gemessen mit einer Visuellen analogen Skala für Schmerzen (McCormack, Horne & Sheather, 1988), mit dem *Disease Activity Score-28* (Van der Heijde et al., 1990) dem *Tender joint count* (Smolen et al., 1995))
- **Performanzfertigkeiten** (z. B. Verbesserung beim Greifen und bei der Handhabung von Kochwerkzeugen, gemessen mit den *Arthritis measurement Skalen 2* (Meenan, Mason, Anderson, Guccione & Kazis, 1992) oder mit dem *Health Assessment Questionnaire* (Fries, Spitz, Kraines & Holman, 1980))
- **Betätigungsbereiche**, dabei auch objektive Veränderungen der Performanz (z. B. verbesserte Performanz im Beruf gemessen an der Anzahl der Arbeitsstunden mit reduziertem Schmerz und Fatigue), subjektive Empfindungen zur Performanz (z. B. wahrgenommene Qualität der Performanz von bedeutungsvollen Betätigungen, gemessen mit dem COPM [Law et al., 2014]), Empfindungen zum Wohlbefinden und zur Lebensqualität (z. B. verbessertes emotionales Wohlbefinden und verbesserte Selbstwirksamkeit, gemessen mit der

Medical Outcomes Study 36-Item Short Form Health Survey (Kosinski, Keller, Hatoum, Kong &Ware, 1999) oder mit der *Arthritis Self-Efficacy-Skala* [Lorig et al., 1989]).

Ergotherapeuten nutzen die aus den ausgewählten Assessments gewonnenen Daten, um den jeweiligen Erfolg der Interventionen zu beobachten, Entscheidungen bzgl. der zukünftigen Ausrichtung ihrer Interventionsplanung zu treffen, den Bedarf für die Fortsetzung ergotherapeutischer Behandlung oder für die Beendigung der Behandlung zu rechtfertigen und um die für die Kostenerstattung notwendige Dokumentation bereitzuhalten.

4.6 Abschluss, Entlassungsplanung und Nachsorge

Weil Arthritis und andere rheumatische Erkrankungen chronisch und degenerativ sind, ist Ergotherapie nicht kontinuierlich indiziert. Klient und Ergotherapeutin müssen über die Zielentwicklung und die Veränderungen der Funktion miteinander im Gespräch bleiben. Es ist wichtig, die Phasen der Remission und der abgeklungenen Krankheit zu nutzen, damit der Klient in einer Akutphase vorbereitet ist. Wenn eine Fertigkeit erlernt wurde (Energieerhalt, Gelenkschutz, Bewältigungsstrategien, Schmerzmanagement, kognitive Strategien), kann es sinnvoll sein, die Therapie zu unterbrechen und den Klienten die erlernten Strategien zum Erhalt und zum Selbstmanagement umsetzen zu lassen, um dann nach einer Pause wieder mit der Therapie zu beginnen.

Die Entscheidung sollte immer gemeinsam mit dem Klienten getroffen werden, auf eine Art, dass das Selbstvertrauen und die Selbstwirksamkeit des Klienten gestärkt werden. So wie alle Schritte, die im ergotherapeutischen Prozess bis zu diesem Punkt geführt haben, sollte die Entscheidung zur Unterbrechung der Therapie und der Plan für eine Wiederaufnahme klientenzentriert und passend zur individuellen Erfahrung des Klienten mit der rheumatischen Erkrankung entwickelt werden.

Im Folgenden werden anhand von vier Fallstudien ergotherapeutische Interventionen bei Klienten Arthritis, Arthrose, Fibromyalgie und Systematischen Lupus Erythematosus geschildert.

4.7 Fallstudien

4.7.1 Fallstudie 1: Rheumatoide Arthritis

Fallstudie 1:
Debbie: Leben mit Rheumatioder Arthritis

Evaluation

Betätigungsprofil
Debbie ist eine 34-jährige Mutter mit zwei Kindern. Sie hat ein vierjähriges und ein zwei Monate altes Kind. Debbie lebt zusammen mit den Kindern und mit ihrem Ehemann, der als Computertechniker arbeitet, in einem einstöckigen Haus. Debbie arbeitet zehn Stunden pro Woche als Buchhalterin in einem Kindergarten der Gemeinde. Debbie erhielt mit Mitte 20 die Diagnose der rheumatoiden Arthritis. Ihre erste Schwangerschaft beschreibt sie als komplikationslos, jedoch hatte sie während der letzten Phase der zweiten Schwangerschaft einen akuten Schub. Nach der Entbindung wurden die Symptome stärker. Vor der Verstärkung der Symptome hatte Debbie regelmäßig Spinning-Kurse und den Mutter-und-Kind-Yoga-Kurs besucht. Sie arbeitete außerdem gerne an handwerklichen Projekten zu Hause, z. B. entwarf sie Wandbilder im Spielzimmer der Kinder. Vor ihrer Schwangerschaft hatte Debbie krankheitsmodifizierende Rheumamedikamente eingenommen. Ihr Rheumatologe riet davon ab, die Medikamente während der Stillphase zu nehmen. Debbie würde gerne weitere vier bis fünf Monate stillen, aber sie hat moderate Schmerzen in ihren Handgelenken und Fingern und Schwierigkeiten bei der Ausführung vieler Aufgaben im Haushalt und bei der Versorgung der Kinder. Sie leidet zudem unter einer Fatigue, beschreibt, dass sie sich einsam fühlt und war nicht mehr in der Lage, zum Yoga zu gehen, was sie sehr mochte.

- Debbies Ergotherapeutin führt eine visuelle Kontrolle ihrer Hände durch und bemerkt dabei eine Synovitis der Handgelenke und der Fingergrundgelenke (MCPs) sowie mittelschwere Ödeme an beiden Händen. Die Therapeutin führt ein Assessment zum Bewegungsausmaß durch (Functional ROM assessment) und bittet Debbie, die Schmerzintensität während einer Aktivität und in Ruhe anhand einer Skala von 0–10 einzuschätzen. Die Ergotherapeutin misst die Ödeme an Debbies Händen.
- Die Ergotherapeutin führte den Parenting Disability Index (PDI) durch, ein Instrument, mit dem Beeinträchtigungen bei der Kindererziehung bei Frauen mit rheumatoider Arthritis erfasst werden können

(Katz, Pasch & Wong, 2003). Der PDI umfasst klinische Komponenten, wie z. B. die Fertigkeit, Sicherheitsschlösser zu öffnen und psychosoziale Komponenten, verbunden mit der Isolation, wie z. B. das Kind zu Veranstaltungen zu bringen oder sich Tätigkeiten innerhalb der Schule einzubringen (Katz et al., 2003).

Analyse der Betätigungsperformanz
- Debbie hat ein funktionelles Bewegungsausmaß in allen Gelenken, die Bewegung im Handgelenk ist schmerzhaft. Sie hat keine erkennbare, mit der Arthritis zusammenhängende Deformität, doch die Ergotherapeutin stellt fest, dass die Synovitis im Handgelenk und in den Fingergrundgelenken (MCPs) das Risiko für eine Ruptur der Sehne oder für eine Subluxation erhöht (NIH, 2013b).
- Debbie schätzt ihren Schmerz bei 3 in Ruheposition und bei 6 während Aktivitäten wie z. B. beim Öffnen von Dosen, beim Schneiden des Essens für ihr vierjähriges Kind oder beim Hochheben des Kindes vom Boden, ein. Debbie beschreibt zudem, dass beim Schreiben und beim Tippen an der Tastatur Daumen und Handgelenke schmerzen. Dies hat eine erhebliche Auswirkung auf ihre Arbeit als Buchhalterin.
- Im PDI beschreibt Debbie, dass sie bei folgenden Aktivitäten aufgrund der Arthritis große Schwierigkeiten hat und sie deshalb seltener ausführt:
    - sich um die Gesundheitspflege ihrer Kinder kümmern
    - sich um die Ernährung der Kinder kümmern (z. B. das Schneiden von Essen)
    - die Kinder hochheben und tragen
    - Aufgaben im Haushalt und Einkaufen
    - Öffnen von Verschlüssen bei den Medikamenten der Kinder und an anderen Behältern
    - die Kinder zu sozialen oder Freizeitaktivitäten bringen
    - mit dem vierjährigen Kind den Mutter-und-Kind-Yoga-Kurs besuchen
    - ein handwerkliches Projekt beenden (die Wandbilder im Spielzimmer der Kinder).

Intervention
Planung der Intervention
Die Ergotherapie findet einmal wöchentlich über einen Zeitraum von 12 Wochen statt. Die Interventionsziele innerhalb der 12 Wochen sind:
- Die Klientin wird zur Verbesserung der Partizipation bei ADLs und IADLs ihre Handgelenksschienen selbstständig an- und ablegen.
- Die Klientin wird zur Verbesserung der Schmerzen zu Hause vor und nach Arbeit bzw. häuslicher Aktivität selbstständig ein Paraffinbad nutzen.
- Die Klientin wird an vier Einzelsitzungen mit der Ergotherapeutin zum Gelenkschutz und zu Hilsmitteln bei der Kinderversorgung, im Haushalt und bei Arbeitstätigkeiten teilgenommen haben.
- Die Klientin wird ein für sie passende Hilfsmittel und Strategien für die Versorgung der Kinder ausgewählt haben.
- Die Klientin wird für sie passendes Hilfsmittel und Strategien für handwerkliche Arbeiten und Schreibaktivitäten ausgewählt haben.
- Die Klientin wird einen Zeitplan entworfen haben, der ihr beim Einteilen der Arbeit in Teilschritte und bei der Priorisierung von Haushaltstätigkeiten und Aktivitäten der Kinderversorgung hilft.
- Die Klientin wird an mindestens vier modifizierten Yoga-Kursen teilgenommen haben.
- Die Klientin wird Yoga-Positionen, die ihr Schmerzen bereiten, mit Hilfe der Ergotherapeutin so modifizieren, dass sie weiterhin an der Aktivität teilnehmen kann.

Interventionsansätze:
- Prävention von Schmerzen und Deformitäten mit Hilfe von Handgelenksschienen und durch Edukation zu häuslichen Hilfsmitteln/Anpassung der Umgebung
- Einführung eines Gelenkschutzprogramms, um Gelenkdeformitäten vorzubeugen und bei der Schmerzkontrolle zu helfen
- Die Klientin bei der Umsetzung von Strategien und bei der Auswahl und dem Gebrauch von Hilfsmitteln für Arbeits- und Freizeitaktivitäten unterstützen
- In Zusammenarbeit mit der Klientin eine Aufgabenliste und einen Zeitplan erstellen, um Aktivitäten im Sinne des Fatigue-Managements in Teilschritte zu unterteilen
- Prävention von Schmerzen und Gelenksteifheit durch ein betreutes modifiziertes Yoga-Programm
- Prävention von Schmerzen während des Yoga-Kurses durch erkennen und modifizieren von herausfordernden Positionen
- Vorbeugung sozialer Isolation durch Unterstützung der Klientin bei der Modifizierung der Yoga-Positionen um damit die Teilnahme am Yogakurs weiterhin zu ermöglichen.

Implementierung der Intervention
Debbie nahm an 11 der 12 geplanten ambulanten Termine teil. Die Ergotherapeutin empfahl der Klientin

Handgelenksschienen und stellte ihr diese auch zur Verfügung. Zudem informierte sie die Klientin zur häuslichen Therapieausstattung als Teil eines multifunktionalen Ansatzes zur Verminderung der Schmerzsymptome und zur Verbesserung der Partizipation in gewünschten Aktivitäten zu verbessern (Christie et al., 2007; Egan et al., 2003). Sie empfahl Debbie ein Gelenkschutzprogramm um Schmerzen und Gelenkdeformitäten vorzubeugen (Christie et al., 2007) und erarbeitete zusammen mit ihr Gelenkschutztechniken während der Aufgaben wie z. B. dem Schneiden des Essens für die Kinder oder beim Hochheben der Kinder vom Boden. Sie erarbeitete gemeinsam mit Debbie einen Zeitplan und eine Aufgabenliste, um mit der Fatigue-Symptomatik besser umzugehen (Christie et al., 2007), wählte Hilfsmittel aus und übte zusammen mit Debbie Strategien und den Gebrauch der Hilfsmittel, um ihr damit die Teilhabe an ihrer Arbeit und in ihrer Rolle als Mutter sowie an von ihr gewünschten Freizeitaktivitäten zu ermöglichen (Christie et al., 2007). Sie empfahl ihr ein modifiziertes Yoga-Programm, um Schmerzen und Steifheit vorzubeugen (Bosch et al., 2009; Cramer, Lauch, Langhorst & Dobos, 2013; Evans et al., 2013) und erarbeitete zusammen mit ihr die Modifizierung herausfordernder Yoga-Positionen. Sie empfahl, weiterhin Yoga zu praktizieren um sozialer Isolation vorzubeugen

Review
- Das funktionelle Bewegungsausmaß, die Schmerzen und die Fatigue wurden bezüglich Verbesserungen hinsichtlich der Zielsetzung in jeder Therapieeinheit überprüft.
- Die Wirksamkeit der Handgelenksschienen und der Therapieeinrichtung zu Hause zur Verminderung der Arthritis-Symptome wurden evaluiert.
- Die Schmerzlevel während des Yoga-Kurses wurden beobachtet und, wenn notwendig, Yoga-Positionen so modifiziert, dass sie weiterhin durchgeführt werden konnten.
- Die Wirksamkeit der Gelenkschutzmaßnahmen wurde evaluiert.
- Die Wirksamkeit der empfohlenen Adaptierungen wurde evaluiert.
- Der PDI wurde nach vier Wochen erneut durchgeführt, um den Fortschritt bei den Aktivitäten, mit denen Debbie große Schwierigkeiten hatte und die sie deswegen seltener durchführte, festzustellen.

Outcomes
- Innerhalb der 11 Termine wurden die langfristigen Ziele erreicht.
- Debbie überprüfte die Aufgaben, die sie zu Anfang als schwierig eingestuft hatte, erneut mit dem PDI. Nach der Therapie beschrieb sie keine Schwierigkeiten mehr bei der Zubereitung des Essens für ihre Kinder (Schneiden des Essens) oder beim Öffnen von Medikamentenverpackungen oder anderen Behältern mit Kindersicherung, solange sie ihre Adaptierungen zur Verfügung hatte.
- Debbie beschrieb einen deutlichen Fortschritt mit den Wandbildern im Spielzimmer der Kinder, nachdem sie Schulungen zur Unterteilung der Aktivitäten in Teilschritte und zum Gelenkschutz erhalten hatte.
- Debbie konnte wieder am Mutter-und-Kind-Yogakurs teilnehmen, indem sie dort die modifizierten Yoga-Positionen einnahm. Sie ging zwei- bis dreimal pro Woche zusammen mit ihrem vierjährigen Kind zum Yoga-Kurs.
- Debbie beschrieb, dass sie weiterhin Schwierigkeiten hat, ihr vierjähriges Kind hochzuheben. Die Strategien, die sie in der Ergotherapie erlernt hatte (z. B. das Kind auf ihren Schoss krabbeln lassen), machten ihr dies jedoch viel leichter.
- Debbie beschrieb zudem, dass sie weiterhin Schwierigkeiten hat, mit den Haushaltsaktivitäten nachzukommen. Sie empfindet jedoch die Aufgaben als besser handhabbar. Sie hat viel weniger Schmerzen, seit sie den Zeitplan im Haushalt nutzt, in dem sie die Aufgaben, bei denen sie Unterstützung braucht, priorisiert.
- Debbie nutzt weiterhin bei schweren Aufgaben oder wenn sich der Schmerz verstärkt die Handgelenksschienen.

4.7.2 Fallstudie 2: Arthrose

Fallstudie 2: Eddie: Leben mit Arthrose

Evaluation

Betätigungsprofil
Eddie ist ein 70-jähriger Rentner, der mit seiner Ehefrau und einem Hund in einem großen Ranch-Style-Haus lebt. Rund um das Haus besitzen sie einen halben Hektar Land, auf dem sie eigenes Gemüse anbauen. Zwei erwachsen Söhne und drei Enkel (8, 10 und 13 Jahre alt) leben in der Nähe. Eddie hatte als Installateur gearbeitet und besaß bis zu seiner Berentung vor zwei Jahren eine erfolgreiche eigene Firma, die seine Söhne übernommen haben. Seine Pläne für

die Zeit der Rente sind Reisen und Unternehmungen mit seinen Enkeln, z. B. Angeln. Zu seinen Hobbies gehörten Fahrradfahren, Schwimmen und mit seiner Frau im Garten arbeiten. Seine Frau ist vor kurzem auch berentet worden. Sie hatte als Bürokauffrau gearbeitet. Während Eddies erstem Jahr als Rentner hat er eine Liste von Aufgaben erledigt, die er aufgeschoben hatte: Wiederherstellung der Sprinkleranlage im Garten, Reinigung des Schuppens, Reinigung der Garage, regelmäßig Radfahren. Er hatte zunehmend Knieschmerzen, daher ruhte er ein paar Tage aus, nahm OTC-Medikamente ein und setzte anschließend seine Aufgaben fort. Er benötigte immer mehr Zeit für seine Aktivitäten und auch längere Phasen der Erholung. Der Bedarf an Medikamenten wurde auch immer stärker. Er wurde mit der Zeit immer weniger aktiv. -In den letzten sechs Monaten erlebte Eddie eine Verstärkung der Schmerzen und der Steifheit in beiden Knien, auch unabhängig von körperlicher Aktivität. Er hat mittlerweile rund 12 kg zugenommen und sitzt meistens vor dem Fernseher oder am Laptop. Er hat Schwierigkeiten beim Aufstehen und Hinsetzen, beim Ein- und Aussteigen am Auto, beim Treppensteigen, bei der Gartenarbeit und beim Spazieren mit dem Hund. Seine Ehefrau überzeugte ihn schließlich, einen Termin mit dem Arzt auszumachen, der auf Grundlage eines Röntgenbildes eine Arthrose diagnostizierte. Der Arzt empfahl Ergotherapie, Physiotherapie und eine Ernährungsberatung.

Analyse der Betätigungsperformanz
- Eddie hat das volle Bewegungsausmaß in allen Gelenken der oberen und unteren Extremität. Auf einer Skala (visual analog scale/VAS) von 0 (kein Schmerz) bis 10 (schwerer Schmerz) schätzt er den allgemeinen Schmerz bei 5 ein, die Schmerzen an den Händen bei 2 und die Knieschmerzen bei 6–7. Er gibt für Schultern, Ellenbogen, Handgelenke, Hüften, Nacken und Wirbelsäule keine Schmerzen an.
- Bei der visuellen Begutachtung zeigt sich eine Heberden-Arthrose der distalen Interphalangealgelenken aller Finger beider Hände. Eddie erwähnt, dass er nach intensiver Gartenarbeit oder auch nach Aktivitäten, die ein dauerhaftes Zugreifen erfordern, wie Angeln oder Radfahren, Schmerzen an den Händen hat. Ein Großteil der Schmerzen hat nachgelassen, seit er keine Installationsarbeiten mehr macht. Die Griffstärke liegt bei 36 Kg in der rechten dominanten Hand und bei 34 Kg in seiner linken Hand. Dies sind altersentsprechende Werte im Normbereich (Mathiowetz et al., 1985).
- Die Ergotherapeutin bittet Eddie, den Western Ontario and McMaster University Osteoarthritis Index (WOMAC; Bellamy, 2002) auszufüllen. Der WOMAC ist ein Selbsteinschätzungsinstrument, mit dem Menschen mit Arthritis Schmerzen, Steifheit und die körperliche Funktion der unteren Extremität bewerten können. Die verschiedenen Items werden auf einer Skala von 0 (unauffällig) bis 4 (extreme/r Schmerz/Steifheit oder Schwierigkeit). Eddies Bewertungen sind 8/20 für Schmerzen, 5/8 für Steifheit und 30/68 für die körperliche Funktion. Die Items, für die Eddie die meisten Schwierigkeiten angibt, sind Treppensteigen (4/4), sich bücken (3/4), Socken anziehen (3/4) und schwere Haushaltstätigkeiten (3/4).
- Eddie wird mit Hilfe des Canadian Occupational Performance Measure (COPM) befragt, der auf vom Klienten ausgewählte Probleme fokussiert und mit dem in Zusammenarbeit von Therapeut und Klient die Ziele gesetzt werden (Law et al., 2014). Eddie gibt folgende Aktivitäten als seine drei wichtigsten an: Flussfischen mit seinen Söhnen und Enkeln, Fahrradfahren mit seiner Frau, Garten-und Haushaltsarbeiten ohne Schmerzen ausführen können.

Intervention
Planung der Intervention
Die Ergotherapie findet 10x innerhalb von 12 Wochen statt. Innerhalb der 12 Wochen wird Eddie:
1. die Pacing-Strategien (Unterteilung von Aktivitäten in Teilschritte) anwenden und mit deren Hilfe einen Tages-und Wochenplan mit geplanten Pausen und Zeiten für Aktivitäten entwickeln.
2. die Prinzipien des Gelenkschutzes und Adaptionen bei folgenden Tätigkeiten nutzen: Gartenarbeit; andere Haushaltsaktivitäten; ADLs, bei denen die unteren Extremitäten beansprucht werden.
3. zum besseren Umgang mit den Schmerzen die geführte Visualisierung oder die progressive Muskelentspannungg sowie Eis einsetzen. Diese Maßnahmen sollen während Ruhepausen und nach dem Laufen und Fahrradfahren eingesetzt werden.
4. 3x pro Woche je 15 Minuten an einem In-und Outdoor-Laufprogramm teilnehmen und sich dabei steigern (bergauf, bergab, verschiedene Untergründe)
5. in der Halle eines Seniorenzentrums am Indoor-Fahrradfahren teilnehmen (min. 15 Min/2xpro Woche), sich steigern und an einem Cycling-Kurs teilnehmen (min. 1x, später 2xpro Woche) um anschließend draußen Fahrrad zu fahren

6. sich ein Online-Selbst-Management Programm suchen und daran teilnehmen.

Interventionsansätze
- Das Activity Pacing (Aktivitätsstimulation) ist ein zentrales Konzept, das der Theorie und Behandlung chronischer Schmerzen zugrunde liegt. Es bezeichnet allgemein die Regulierung des Aktivitätsniveaus und/oder der Frequenz im Dienste eines oder mehrerer adaptiver Ziele. Die beiden häufigsten in der Schmerzforschung untersuchten Stimulationsbereiche sind (1) Verlangsamung/langsame Bewegung und (2) Aufteilung von Aktivitäten in kleinere Teile („Activity Pacing Programm") und die Entwicklung eines Tages-und Wochenplanes zum Planen, Priorisieren und zum Ausbalancieren zwischen Ruhe und Aktivität
- Das Einführen einer Alltagsroutine mit Bewegungsübungen an vier Tagen pro Woche
- Dem Klienten die geführte Visualisierung oder die progressive Muskelentspannung näherbringen und ihn mit Anwendungen wie Eis vertraut machen, damit er besser mit den Schmerzen umgehen kann und diese Anwendungen in seinen geplanten Pausenzeiten einsetzt.
- Den Klienten zu Funktionen des Körpers, zum Gelenkschutz und zu adaptive Maßnahmen informieren. Diese dienen der Durchführung von ADLs, IADLs und Freizeitaktivitäten.
- Den Klienten dabei unterstützen, an einem Online-Programm zum Selbstmanagement bei chronischen Erkrankungen teilzunehmen. Dabei sollen Strategien im Umgang mit der Arthrose erlernt werden.
- Empfehlung von Modifikationen beim Angeln, wie z.B. Angeln an einem See mit einem Gartenstuhl, auf dem bei Bedarf gesessen werden kann, Einplanen von Pausen und der Einsatz einer Halterung für die Angelrute
- Empfehlungen von Modifikationen beim Radfahren, wie z.B. die Nutzung eines Liegerads, die Anpassung der Position des Sattels und des Lenkers, die Nutzung eines flachen Lenkers um die Belastung für die Hände zu verringern.

Implementierung der Intervention
Eddie nahm an allen geplanten zehn Ergotherapie-Terminen teil. Die Ergotherapeutin empfahl und implementierte ein Walking-Programm und ein Programm zum Radfahren zur Verbesserung der körperlichen Funktion, zur Reduzierung des Schmerzes und um zur Gewichtsabnahme beizutragen (Penninx et al., 2001; Rejeski et al., 2002). Sie empfahl und implementierte ein „Activity Pacing Programm" (Murphy, Lyden, Smith, Dong & Koliba, 2010; Murphy et al., 2008; Schepens, Braun & Murphy, 2012). Sie empfahl ein Selbstmanagement-Programm zur Verbesserung des Schmerzmanagement und der Coping-Fertigkeiten. Sie beobachtete den Klienten bei der Durchführung des Programms (Pariser, O'Hanlon & Espinoza, 2005; Yip, Sit & Wong, 2004; Yip et al., 2007a, 2007b) und führte mit Eddie eine Schulung zu Prinzipien des Gelenkschutzes, zu adaptiven Konzepten und zu Maßnahmen zur Reduzierung der Schmerzen in Knien und Händen durch (Allen et al., 2010; Dias, Dias & Ramos, 2003). Spezifische Maßnahmen waren die Adaptierung der Angelrute, der Hundeleine und die Nutzung von Hockern beim Gärtnern. Sie führte Edukationen zu geführter Visualisierung und zur progressiven Muskelentspannung durch (Baird, Murawski & Wu, 2010; Baird & Sands, 2004, 2006) und erarbeitete zusammen mit Eddie einen Zeitplan für die Pflichten im Haushalt um mithilfe von Pacing-Strategien Bewegungsübungen, Freizeit und anfallende Arbeiten im Haus gut miteinander zu vereinbaren (Murphy et al., 2010; Schepens, Braun & Murphy, 2012).

Review
- Schmerzen sowie die Fortschritte beim Laufen und Radfahren wurden bei jedem Hausbesuch überprüft.
- Die Lauf- und Radfahrprogramme wurde überwacht und Eddies Fähigkeit zum Radfahren draußen wurde überprüft.
- Das Laufen wurde überwacht und die Fähigkeit, das Flussfischen auszuführen, wurde überprüft.
- Eddies Tages- und Wochenplan, die Einhaltung der Planung sowie die Durchführung der Maßnahmen zur Reduzierung der Schmerzen und des Schmerzniveaus während der Ruhepausen wurden überwacht.
- Eddies Umsetzung der Prinzipien des Gelenkschutzes während der ADLs, der IADLs und der Freizeitaktivitäten wurde weiterverfolgt. Eddie kaufte sich einen Hocker zum Gärtnern, einen flachen Lenker für sein Fahrrad und eine Hundeleine, die um die Taille befestigt wird. Eddie recherchierte zu Haltegriffen an seiner Angelrute.
- Eddies Fortschritt beim Online-Selfmanagement-Programm und sein Gebrauch der online gelernten Strategien wurden überwacht
- Der Plan zur Beendigung der Therapie wurde besprochen.

Outcomes
- Die langfristigen Ziele wurden nach zehn Hausbesuchen erreicht.
- Eddies 13-jähriger Enkel half Eddie beim Einrichten von Erinnerungen zum Ausruhen, Aufstehen und Bewegen und zum Festhalten seiner Schmerzniveaus am Smartphone.
- Eddie begann mit seinen Söhnen und Enkeln am See zu angeln und steigerte dies mit dem Angeln am Flußufer. Schließlich gewann er das Vertrauen ins Fliegenfischen und er trug seine Wathose mit einem seiner Söhne oder Enkel in Sichtweite. Ein Sohn nahm einen Faltsessel mit, damit Eddie darauf seine geplanten Pausen einhalten konnte.
- Eddie konnte abends zusammen mit seiner Frau den Hund spazieren führen.
- Eddie hatte weiterhin nach dem Angeln oder nach dem Spaziergang mit dem Hund mehrere Stunden lang schmerzhafte Hände und eine verminderte Handgeschicklichkeit. Er wurde ermuntert, während dem Angeln die Hände zu wechseln und öfter Pausen einzulegen.
- Eddie hat etwa 7 kg Gewicht abgenommen und berichtet, dass diese Gewichtsabnahme zu einem Rückgang der Schmerzen in den Knien geführt hat.
- Eddie nutzt weiterhin Gelenkschutz um seine Knie beim Bücken, Aufstehen, Hocken, beim Aussteigen/Einsteigen am Auto sowie beim Greifen zu schützen.
- Eddie wendet weiterhin Eis an und nutzt Ruhepausen nach ausgedehntem Radfahren und Gärtnern sowie nach langen Angeltouren. Während der Ruhezeiten nutzt er die geführte Visualisierung oder Muskelentspannung um auszuruhen und die Schmerzen zu reduzieren.
- Eddie besuchte zwei Indoor-Radkurse pro Woche und steigerte dies zu einer Strecke von rund 16 Kilometern an zwei Tagen pro Woche draußen. Er steigerte die Anzahl der Kilometer langsam und befuhr nach flachem Gelände auch Steigungen und Hügel. Er wechselte zu einem flachen Lenker an seinem Fahrrad um die Belastung für die Hände zu reduzieren.
- Zum Ende der Behandlungsphase waren die Werte in Eddie's WOMAC niedriger geworden: Bei den Schmerzen gab es eine Reduzierung von 8 auf 5, bei der Steifheit von 5 zu 3, bei der körperlichen Funktion von 30 auf 18.
- Gemessen mit dem VAS sanken die allgemeinen Schmerzen von 5 auf 2, die Schmerzen der Hände von 2 auf 1 und die Knieschmerzen von 6–7 auf 4.
- Die Ergotherapeutin setzte erneut das COPM ein, um Eddies Zufriedenheit und Performanz in drei Bereichen zu überprüfen, die Eddie zu Beginn als die wichtigsten eingestuft hatte. Er gab an, dass er nun zufrieden war mit dem Laufen, dem Radfahren, dem Angeln und damit, wie er zu Haushaltstätigkeiten beitragen konnte
- Eddie wurde zum Ende der Therapiephase geraten, mit dem Pacing-Zeitplan, dem Gelenkschutz und der körperlichen Aktivität weiterzumachen.

4.7.3 Fallstudie 3: Leben mit Fibromyalgie

Fallstudie 3: Carrie: Leben mit Fibromyalgie

Evaluation
Betätigungsprofil
Carrie ist eine 48-jährige Grundschullehrerin, die zusammen mit ihrem Mann und einer 19-jährigen Tochter in einem zweistöckigen Haus lebt. Die Tochter studiert an der örtlichen Universität. Carrie kümmert sich mit um ihre Eltern, die ein paar Kilometer entfernt in einer Seniorenwohnanlage leben. Carrie berichtet, dass sie bereits zwei Jahre bevor die Fibromyalgie bei ihr diagnostiziert wurde unter Schmerzen und Fatigue litt. Sie erzählt, dass die Erkrankung Aufgaben im Haushalt und soziale Aktivitäten erschwert. Vor dem Beginn der Erkrankung gehörte Carrie einer kleinen Laufgruppe an, ging mehrmals im Monat schwimmen und unternahm mit Freunden kurze Wanderungen. Seit dem Beginn der Erkrankung fühlt sich Carrie isoliert. Sie schläft schlecht und kämpft mit ihrem Gewicht. Carrie ist bei den ADLs und den meisten IADLs unabhängig und arbeitet im Moment an einem modifizierten Zeitplan, den ihr der Hausarzt empfohlen hat. Carrie erhielt die Fibromyalgie-Diagnose von ihrem Rheumatologen, der sich an den diagnostischen Kriterien orientierte, die für die Erkrankung ausgearbeitet wurden. Der Rheumatologe wendete den Widespread Pain Index an. Dies ist ein Fragebogen, mit dem die Schmerzen am gesamten Körper und auch andere Symptome wie Fatigue, das Fehlen eines Erholungsgefühls beim Aufwachen und kognitive Symptome gemessen werden (Wolfe et al., 2010). Der Rheumatologe führte auch den Medical Outcomes Study 36-Item Short Form Survey (SF-36) durch. Dies ist ein Selbsteinschätzungsbogen zur Lebensqualität. Dieser dient der Beobachtung von Carrie's Fortschritten. Zusätzlich zu den Arzneimitteln wurde Carrie an die Ergotherapie überwiesen. Die Ergotherapie soll beim Schmerzmanagement und anderen Themen der Be-

tätungsperformanz helfen. Bei der ersten ergotherapeutischen Evaluation berichtet Carrie der Therapeutin, dass sie weiterhin Schmerzen hat und einen Energieverlust spürt, aber auch, dass einige der Symptome, wie z. B. die Berührungsempfindlichkeit, sich zu verbessern begonnen haben. Während der Evaluation bittet die Therapeutin Carrie einen Test zum funktionellen Bewegungsausmaß und den Fibromyalgia Impact Questionnaire Revised (FIQ-R; Bennett et al., 2009) durchzuführen. Der FIQ-R ist ein Selbsteinschätzungsbogen, der die Funktion, den Gesamteinfluss der Erkrankung sowie die Schwere der Symptome abfragt. Zusätzlich zum FIQ-R, wird Carrie unter Einbezug des Canadian Occupational Performance Measure (COPM) befragt, das auf die vom Klienten identifizierten Probleme fokussiert und mit dem in einer Zusammenarbeit von Therapeutin und Klientin die Ziele gesetzt werden (Law et al., 2014).

Analyse der Betätigungsperformanz
- Carries funktionelles Bewegungsausmaß ist unauffällig. Zudem kann Carrie Gegenstände wie bspw. einen Packung Milch heben und tragen. Sie kann jedoch keine schwereren Gegenstände über eine größe Distanz tragen.
- Carries Werte im FIQ-R sind 60/74, was anzeigt, dass die Fibromyalgie eine erhebliche Auswirkung auf ihre Betätigungsperformanz hat. Die Bereiche, für die Carrie im Bereich „Function" des FIQ-R die meisten Schwierigkeiten angibt, sind 20 Minuten kontinuierliches Gehen, Staubsaugen, Schrubben oder Fegen des Fußbodens, Treppen steigen und das Wechseln der Bettwäsche.
- Im Bereich „Symptome" des FIQ-R berichtet Carrie Schmerzen im Bereich 8 auf einer Skala von 0–10. Dabei beschreibt sie Schwierigkeiten mit der Kraft/Energie, eine starke Steifigkeit und das Fehlen der Erholung nach dem Schlaf. Carrie schätzt sich als depressiv und sehr empfindlich ein. Sie schätzt ihre Empfindlichkeit auf einer Skala von 0–10 bei 5–6 ein.
- Die allgemeine Auswirkung der Krankheit („Global Impact") im FIQ-R stuft Carrie bei 5/10 ein. In diesem Bereich wird eingeschätzt, wie stark der Einfluss der Fibromylagie auf das Erreichen der Wochenziele ist und auch, wie stark die Klientin sich von den Symptomen überwältigt fühlt.
- Im COPM-Interview wählt Carrie drei Bereiche aus, die ihr wichtig sind: (1) Teilnahme an Freizeitaktivitäten (z. B. ihre Laufgruppe), (2) in der Lage sein, einen ganzen Tag lang zu unterrichten und (3) in der Lage sein, im gesamten Haus zu staubsaugen.

Intervention
Planung der Intervention
Es fanden innerhalb von zehn Wochen 14 Ergotherapie-Termine statt. Die langfristigen Ziele innerhalb der 14 Ergotherapie-Termine sind: Carrie wird:
1. fünf Minuten lang in einem angenehmen Tempo an einem Indoor-Walking-Programm teilnehmen.
2. Nordic Walking-Stöcke nutzen und damit fünf Minuten in einem moderaten Tempo an dem Indoor-Walking-Programm teilnehmen.
3. an mindestens drei Aqua-Walking-Einheiten teilnehmen.
4. selbständig online eine Achtsamkeitsgruppe nutzen. Dies soll ihr beim Schmerzmanagment helfen und zur Verbesserung der sozialen Partizipation beitragen.
5. einen Zeitplan für den Haushalt entwickeln und diesen einhalten. In diesen Plan sollen auch die anderen Familienmitglieder zur Übernahme von Haushaltstätigkeiten wie z. B. Staubsaugen, einbezogen werden.
6. sich eine Sportgruppe vor Ort suchen und an einem Training dort teilnehmen.
7. sich eine Fibromyalgie-Selbsthilfegruppe suchen und an einem Treffen teilnehmen.
8. ihre Arbeitszeit von 20 Stunden pro Woche langsam steigern auf insgesamt 8 Wochenstunden zusätzlich (pro Woche 1–2 Stunden, soweit toleriert).

Interventionsansätze
- Die Entwicklung eines strukturierten Aufgabenplans für den Haushalt, um das Risiko mindern, dass die Klientin sich von der Erledigung der vielen körperlich anspruchsvollen Aufgaben überfordert fühlt.
- Die Etablierung einer täglichen Routine mit Übungen und Freizeitaktivitäten, die dazu beitragen, dass die Klientin ihre Aktivitäten ohne zusätzliche Schmerzen ausführen kann.
- Unterstützung bei der Vorbeugung von Schmerzen und Gelenksteifheit, beim Wiederaufbau der Kraft und der Steigerung der Ausdauer durch Übungen im Wasser.
- Vorsichtige und effektive Steigerung der Arbeitszeit in Zusammenarbeit mit der Klientin und damit den Erhalt ihres Arbeitsplatzes.
- Die Klientin bei der Entwicklung einer Methode unterstützen, die ihr hilft, besser mit den Schmerzen und der Belastung der Fibromyalgie zurechtzukommen.
- Um den Gefühlen der Isolation zu begegnen, werden der Klientin Online-Tools vorgestellt.

- Der sozialen Isolation durch die Teilnahme an örtlichen Sport- und Selbsthilfegruppen vorbeugen.

Implementierung der Intervention

Carrie nahm an 12 der 14 geplanten ergotherapeutischen Hausbesuche teil. Die Ergotherapeutin empfahl und implementierte ein Indoor-Walking-Programm und ein simuliertes Nordic Walking Programm zur Verbesserung der Fatigue und um Carrie die Teilnahme an ihrer Laufgruppe wieder zu ermöglichen (Mannerkorpi, Nordeman, Cider & Jonsson, 2010). Sie empfahl und implementierte ein Bewegungsprogramm im Wasser zur Verbesserung von Carries körperlicher Funktion, der Schmerzen und der Steifheit (Bidonde et al., 2014). Sie empfahl ein Online-Achtsamkeitsprogramm und beobachtete die Anwendung des Programms. Ziel des Programms sind das Schmerzmanagement und die Bewältigungsstrategien zur Verbesserung der sozialen Beziehungen (Davis & Zautra, 2013). Sie stellte Carrie eine Liste mit örtlichen Sportprogrammen zur Verfügung um langfristig Stategien zur Verminderung der Schmerzen zu etablieren (Bidonde et al., 2014; Busch et al., 2013) und erarbeitete zusammen mit ihr einen Zeitplan mit Haushaltsaufgaben, um ihr auch Zeit für Bewegung und Freizeitaktivitäten zu ermöglichen (Lera et al., 2009).

Review

- Das funktionelle Bewegungsausmaß, die Schmerzen und die Fortschritte im Hinblick auf die Ziele wurden bei jedem Besuch überprüft.
- Nach vier Wochen wurden FIQ-R und COPM durchgeführt um die Entwicklung bzgl. der langfristigen Ziele zu evaluieren.
- Das Indoor-Walking-Programm wurde überwacht und hinsichtlich Carries Fertigkeit zur Nutzung der Nordic Walking-Stöcke wurde überprüft.
- Die Schmerzlevel während der Bewegungsübungen (im Wasser und an Land) wurden bei jedem Besuch mit der VAS-Skala überwacht.
- Die Wirksamkeit der Bewegungsübungen (im Wasser und an Land) im Hinblick auf die Verminderung der Schmerzen und auf die Verbesserung der Freizeitaktivitäten wurde wöchentlich überprüft.
- Die Nutzung des Zeitplans für die Aufgaben im Haushalt und der erarbeiteten Stategien wurde fortgesetzt und die Klientin bei der Modifizierung, wenn diese notwendig war, unterstützt.
- Carrie wurde bei der Suche nach den Unterstützungsgruppen (online und vor Ort) unterstützt.
- Mit dem Rheumatologen wurde über Carries Bereitschaft, die Arbeitszeit auszuweiten gesprochen.
- Auf Carries Anliegen wurde reagiert und die Ausweitung ihrer Arbeitszeit unterstützt.
- Die Empfehlungen zur Beendigung der Therapie wurden besprochen und Carrie wurden Adreesen örtlicher und überregionaler Unterstützungsmöglichkeiten bei Fibromyalgie zur Verfügung gestellt.

Outcomes

- Die langfristigen Ziele wurden innerhalb der 14 Hausbesuche erreicht.
- Nach Beendigung der Therapie nahm Carrie weiterhin an der Wassergymnastik in einem ambulanten Rehabilitationsprogramm teil und fand dort Gleichgesinnte, mit denen sie Spaziergänge von etwa drei Kilometern Länge unternahm. Zudem blieb sie in zwei Online-Gruppen aktiv, einer Gruppe zur Achtsamkeit und einer Unterstützungsgruppe.
- Carrie erweiterte ihre Arbeitszeit von 20 auf 30 Stunden, aber sie und ihr Arzt entschieden, dass es für Carrie das Beste wäre, mit 20-Stunden/Woche weiterzuarbeiten.
- Carrie hatte zum Ende der Therapie einen FIQ-R-Wert von 39, der anzeigt, dass die Fibromyalgie eine leichte Auswirkung (0–42) auf die Betätigungsperformanz hat.
- Im Bereich „Symptome" des FIQ-R bewertet Carrie ihren Schmerz auf einer Skala von 0–10 mit 2. Sie hat weiterhin Schwierigkeiten mit ihrer Kraft/Energie, aber sie erlebt nicht mehr die Steifheit und das Gefühl der Ermüdung, das sie noch bei der ersten Erhebung beschrieben hat. Sie erlebt sich nach wie vor als depressiv/niedergeschlagen und sehr empfindlich. Sie bewertet ihre Empfindlichkeit mit 1–2 auf einer Skala von 0–10, ein signifikanter Rückgang im Vergleich zu den Anfangswerten, die bei 5–6 lagen.
- Im Bereich „Global Impact" des FIQ-R bewerte Carrie die Fibromyalgie und deren Einfluss auf ihre wöchentlichen Ziele mit 2/10. Dieser Wert lag zum Beginn der Therapie bei 5/10.
- Im abschließenden COPM bewertete Carrie die Performanz in den für sie zu Beginn identifizierten bedeutungsvollen Bereichen. Sie gab Zufriedenheit mit ihren Freizeitaktivitäten und mit ihrem neuen Zeitplan an. Zudem hatte sie das Gefühl, dass der Zeitplan für die Putzaktivitäten es ihr ermöglichte, Aufgaben wie Staubsaugen und andere Haushaltsaufgaben zu delegieren.

4.7.4 Fallstudie 4: Leben mit Systemischem Lupus Erythematodes

Fallstudie 4: Sandy: Leben mit Systemischem Lupus Erythematodes

Evaluation

Betätigungsprofil
Sandy ist eine 43-jährige Mutter von drei Kindern (15, 11 und 6 Jahre alt). Sie lebt in einem Vorort. Sandy war schon immer eine leidenschaftliche Läuferin und sie geht gerne mit Ihren Kindern zusammen wandern und schwimmen. Sie ist aktiv in die Gemeinde eingebunden, geht gerne zu den Fußballspielen ihres Sohnes und leitet eine Laufgruppe für Mütter und Töchter. Sandy arbeitet als Chemie-Ingenieurin in einem Job mit hoher Belastung. Ihre kürzliche Scheidung hat sie zusätzlich belastet. In den letzten zweieinhalb Jahren bemerkte Sandy Situationen, in denen sie sich sehr erschöpft fühlte und wegen schmerzhafter Gelenke nicht in der Lage war, Bewegungen wie gewohnt auszuführen. Sie erlebt zudem „verschwommene" Momente bei der Arbeit, wenn sie dort die Teilnahme an wichtigen Meetings vergisst oder bei einem Projekt das Zeitgefühl verliert. Die Phasen kommen immer häufiger vor. An manchen Tagen ist sie wegen der Fatigue und der Schmerzen nicht in der Lage, aus dem Bett aufzustehen. Anfangs dachte Sandy, dass diese Symptome mit dem zu intensiven Training oder mit der gestiegenen Belastung im vergangenen Jahr zusammenhängen. In letzter Zeit passierten Sandy Fehler in Kalkulationen bei der Arbeit, die eine gefährliche Situation zur Folge gehabt hätten, wenn nicht ein Mitarbeiter den Fehler entdeckt hätte. Sandy beschloss daraufhin, ihren Arzt aufzusuchen. Zuerst ging Sandy zu ihrem Hausarzt, der ihr allgemeine Schmerzmittel verschrieb und ihr ein Anti-Depressivum anbat. Sandy nahm die Medikamente ein und veränderte ihre Arbeitsgewohnheiten. Sie bemerkte jedoch auch nach einigen Monaten noch keine Veränderung der Symptomatik. Sie bemerkte eine Verschlimmerung der Gelenksteifigkeit mit zusätzlichen Schwellungen an Knien und Händen. Sandy ging erneut zu ihrem Arzt, der mit Labortests Protein in ihrem Urin, niedrige Werte im CBC-Bluttest und erhöhte Antikörper feststellte. Der Hausarzt überwies Sandy für weitere Untersuchungen an einen Rheumatologen. Der Rheumatologe diagnostizierte nach verschiedenen Tests bei Sandy einen Systemischen Lupus Erythematodes (SLE). Innerhalb der darauffolgenden Monate wurde Sandy mit einer Kombination aus Steroiden, krankheitsverändernden Rheuma-Medikamenten und nichtsteroidalen entzündungshemmenden Medikamenten behandelt. Obwohl der Rheumatologe zusätzliche Laboruntersuchungen durchführte und die Medikation bei einem zweiten Besuch nochmal anpasste, überwies er Sandy auch zur Ergotherapie um die Defizite anzugehen, die sich stark auf ihren Alltag auswirkten.

Analyse der Betätigungsperformanz
- In den Gelenken der oberen Extremität hat Sandy das volle Bewegungsausmaß. Gelegentlich werden ihre Hände steif und schwellen an. Sandys Knie sind sichtbar angeschwollen mit einem ausreichenden aber schmerzhaften Bewegungsausmaß. Auf der VAS (visuelle Analog-Skala), die von 0 (kein Schmerzen) bis 10 (starke Schmerzen) reicht, stuft Sandy ihre Schmerzen bei 4 ein, mit Verschlimmerungen bis zu 8 bei bestimmten Aktivitäten.
- Sandy berichtet, dass ihre Schmerzen und die allgemeinen Symptome kürzlich während eines Besuchs bei ihrer Familie in Louisiana den bisher schlimmsten Stand erreicht haben. Diese Erfahrung war sehr unangenehm, denn Sandy war mehrere Jahre nicht in ihrer Heimat gewesen und hatte sich auf eine tolle und entspannende Zeit dort mit den anderen gefreut. Sandy erwähnt, dass etwas zum Einfluss der Ernährung auf den SLE Entzündungsprozess gelesen hatte. Sie hatte festgestellt, dass das stark gewürzte und gebratene Essen bei ihrer Familie zu Hause einen negativen Einfluss hatte. Sandy fragt nach weiteren Quellen mit Informationen zum Einfluss der Ernährung auf den Krankheitsprozess.
- Sandy spricht über ihre Sorgen und Ängste wegen der kognitiven Veränderungen, die sie erlebt. Sie beschreibt, dass sich ihr Verstand „verschwommen" anfühlt und sie merkt, dass sich ihre Fähigkeiten, zu fokussieren und sich an kleine Details zu erinnern verschlechtert haben. Manchmal muss sie sich einen Laborbericht mehrere Male durchlesen, bevor er für sie Sinn macht.
- Die Ergotherapeutin führt das Montreal Cognitive Assessment (MoCa; Nasreddine et al., 2005) durch. Sandys Wert ist bei 26/30 und liegt damit am Cutoff für einen Normwert.
- Die Ergotherapeutin bittet Sandy anschließend, die Lupus Quality of Life (Lupus-QoL)-Messung (Mc Elhone et al., 2007) mit ihr durchzuführen. Dies ist ein Selbsteinschätzungsbogen mit 34 Items, in dem der Klient gebeten wird, acht Bereiche der Lebensqualität einzuschätzen. Die acht Bereiche sind körperliche Gesundheit, emotionale Gesund-

heit, Körperbild, Schmerzen, Planung, Fatigue, enge Beziehungen, Belastung für andere. Die Einschätzung im Test erfolgt mit einer 5 Punkt-Likert-Skala. Ein Wert von 0 bedeutet schlechteste Lebensqualität und ein Wert von 100 steht für beste Lebensqualität. Sandys Einschätzungen entsprechen einem Wert von 48.
- Im Interview mit Sandy wird der Canadian Occupational Performance Measure (COPM) eingesetzt, der sich auf die vom Klienten identifizierten Ziele konzentriert und mit dem in einer Zusammenarbeit zwischen Klientin und Therapeutin die Ziele entwickelt werden (Law et al., 2014). Die Therapeutin erfährt, dass die drei wichtigsten aktuellen Betätigungen für Sandy folgende sind:
  - (1) Ihre Arbeit an Tagen durchführen, an denen ihre Handschmerzen und die Schwellung der Hände stark sind, aber bei der Arbeit feine, präzise Bewegungen für die Nutzung von Pipetten und anderer Laborausrüstung notwendig sind
  - (2) In der Lage sein, zu laufen und Bewegungen auszuführen, wenn die Knie steif und schmerzhaft sind
  - (3) in der Lage sein, in die Hocke zu gehen um zu Hause oder bei der Arbeit Gegenstände aufzuheben, z. B. die Wäsche der Kinder oder angelieferte Kisten.

Intervention

Innerhalb von acht Wochen fanden fünf Ergotherapietermine statt. Die langfristigen Ziele innerhalb der fünf Termine sind:
- 1. Die Klientin wird Selbstmanagement-Strategien nutzen, mit denen sie erkennt, wann sie in einem akuten Schub ist und ihr tägliches Bewegungsprogramm dem Krankheitszustand anpassen.
- 2. Die Klientin wird zeigen, dass sie die Gelenkschutzprinzipien und die adaptiven Strategien während der Arbeit nutzt und so die feinmotorischen Fertigkeiten längere Zeit nutzen kann.
- 3. Die Klientin wird die Planungs- und Pacingstrategien lernen und implementieren um so Energie zu sparen und mit den unterschiedlichen Leveln der Fatigue im Laufe eines Arbeitstages und innerhalb einer Woche besser umgehen zu können.
- 4. Die Klientin wird ein Tagebuch, Checklisten und das Telefon oder schriftliche Erinnerungen nutzen um die kognitiven Funktionen zu überwachen. Dies soll ihr dabei helfen, für Arbeitsereignisse und -aufgaben organisiert zu bleiben.
- 5. Die Klientin wird eine Unterstützungsgruppe vor Ort besuchen und planen, wie sie sich ein langfristiges Unterstützungsnetzwerk aufbauen und erhalten kann.

Interventionsansätze
- Edukation zum Activity Pacing und Entwicklung einer Tages- und Wochenplanung zur Planung, zur Priorisierung von Aktivitäten und zum Erreichen einer Balance zwischen Ruhe und Aktivität.
- Die Klientin darin unterstützen, eine Übungsreihe regelmäßig in den Alltag zu integrieren und ihr nahebringen, wie sie erkennen kann, dass Anpassungen der Übungen notwendig sind (d. h., wenn Schmerzen, Steifheit oder Fatigue stärker werden).
- Eine Überprüfung der ergonomischen Situation am Arbeitsplatz durchführen und Anpassungen der Laborausrüstung vorschlagen, um weiteren Belastungen und Schäden vorzubeugen.
- Zu allgemeinen physiologischen Vorgängen im Körper, zum Gelenkschutz und zu Veränderungen zur Reduzierung von Gelenkschmerzen informieren um Belastungen bei alltäglichen Tätigkeiten vorzubeugen.
- Instruktionen zur Implementierung von gesundheitsförderlichen Bewältigungstrategien, zu Problemlösungsstrategien und zur allgemeinen Stressreduktion initiieren.
- Implementierung von Verhaltensstrategien zur Entspannung und Konzentration und Modifizierungen und Kompensationstechniken für von der Klientin berichteten Defizite in den Bereichen Gedächtnis, Aufmerksamkeit und Fokussierung auf die Arbeit.

Implementierung der Intervention

Sandy nahm an allen fünf geplanten Therapiebesuchen teil. In den ersten 14 Tagen fanden die Termine einmal wöchentlich, anschließend, als Sandy die Strategien selbständig umsetzte, alle zwei Wochen statt. Die Ergotherapeutin empfahl Sandy einen Termin mit der Ernährungsberaterin, um ihre Ernährung zu überprüfen und evidenzbasierte Anpassungen vorzunehmen. Sie empfahl ihr, ihre gewohnten Sport-Termine beizubehalten mit zusätzlichen leichten aeroben Aktivitäten an zwei bis drei Tagen pro Woche, um gut mit Fatigue, Schmerzen und Depression umgehen zu können (Ramsey-Goldman et al., 2000; Tench, McCarthy, McCurdie, White, & D'Cruz, 2003). Sie bot Edukation und Selbstmanagement-Training an. Inhaltlich gehören dazu: die Prinzipien des Energie-Erhalts, die Überwachung der Krankheitsaktivität und Copingstrategien zur Förderung der Teilhabe an bedeutungsvollen Betätigungen (Harrison et al., 2005; Haupt et al., 2005; Karlson et al., 2004; Sohng, 2003). Sie implementiert

Techniken der kognitiven Verhaltenstherapie zur Verbesserung der Selbstwirksamkeit, der allgemeinen Belastung und der Ängste (Greco, Rudy, & Manzi, 2004; Navarrete-Navarrete, Peralta-Ramírez, Sabio, et al., 2010; Navarrete-Navarrete, Peralta-Ramírez, Sabio-Sánchez, et al., 2010). Sie entscheidet in Zusammenarbeit mit Sandy, wie ihr Arbeitsplatz umgestaltet werden kann und bestärkt sie darin, eigenständig Anpassungen ihres Arbeitsbereiches vorzunehmen.

Review
- Bei jedem Termin wurde das Ausmaß der Schmerzen und der Fatigue überprüft. Sandy wurde gebeten, hierzu ein Tagebuch zu führen, in das die Ergotherapeutin sich jede Woche Einblick hatte. Auf Grundlage dieser Daten wurden wöchentlich Planung und Pacing angepasst.
- Es wurde beobachtet, wie sich zusätzliche Sport-Termine zusammen mit Sandys gewohnten Terminen (Radfahren, Schwimmen, Yoga, Tanzen) auswirkten. Es wurde erarbeitet, wie Gelenkschutzstategien in den einzelnen Sportarten integriert werden können.
- Es wurden Checklisten, Erinnerungen per Telefon bei wichtigen Terminen und Pacing-Strategien erarbeitet und überwacht. Diese Maßnahmen sollen Sandy helfen, bei der Arbeit aufmerksam und fokussiert zu bleiben.
- Sandy wurde bei der Suche nach örtlichen Unterstützungsgruppen für Menschen mit SLE unterstützt und bei der Kontaktaufnahme begleitet. Sandy wurde vermittelt, wie wichtig die Serosität einer Quelle bei Informationen zu SLE im Internet ist.
- Die Anpassungen am Arbeitsplatz wurden weiterverfolgt. Mit Sandys Chef wurden Tipps bei der Auswahl neuer Werkbänke besprochen.
- Zum Abschluss der Therapie wurden Strategien zur langfristigen Übernahme des neu Erlernten in den Alltag besprochen.

Outcomes
- Die langfristigen Ziele wurden innerhalb von acht Wochen erreicht.
- Sandy erstellte ein ausführliches Protokoll ihres Tagesablaufs um ihre Aktivitäten, die Fatigue, die Schmerzen, die Ernährung, den kognitiven Status und die Bewegung nachvollziehen zu können. Diese Angaben nutzte Sandy für ihre Wochenplanung und um diese, wenn nötig anzupassen. Sandy berichtete, dass es ihr so besser gelang, flexibel zu bleiben und ihr Sportprogramm, wenn notwendig, anzupassen.
- Sandy nutzte an ihrem Arbeitsplatz einen neuen Hocker, legte Ruhepausen ein, und dehnte Arme und Hände zwischen den einzelnen Arbeitsaufgaben, so wie die Ergotherapeutin es ihr gezeigt hatte. Sie berichtete anschließend von weniger Schmerzen und Belastung am Feierabend.
- Sandy nutzte zur Entspannung und zur Umstrukturierung (Reframing) von Situationen verhaltenstherapeutische Techniken und berichtet von allgemein abnehmender Belastung. Sandy stellte fest, dass die Verworrenheit (das „verschwommene Gefühl" im Kopf) schlimmer wurde, wenn die Fatigue zunahm. Sie lernte, ihren Tagesablauf anzupassen, wenn die Fatigue zu stark wurde und versuchte, mit Hilfe von Pacing- und Planungsmethoden diese starke Ausprägung der Fatigue erst garnicht zu erreichen. Sandy führte erneut den MoCA durch und erreichte die gleichen Werte. Sie plante eine zusätzliche neuropsychologische Testung um ihren kognitiven Status kontinuierlich zu überwachen.
- Sandy erzählt, dass sie in der Lage war, die Sport- und Schulveranstaltungen ihrer Kinder zu besuchen, ohne sich vollkommen erschöpft zu fühlen.
- Sandy besuchte gerne die örtliche SLE-Unterstützungsgruppe und plant weiterhin zum monADLichen Treffen zu gehen. Sie erzählte von ihrem Wunsch, eines Tages, Gastgeberin einer Gruppenveranstaltung zu sein.
- Sandy hatte ein Treffen mit der Ernährungsberaterin und arbeitete daran, einen konsequenten Ernährungsplan zu erstellen, der sowohl ihren eigenen als auch den Geschmack ihrer Kinder trifft. Sie erklärt, dass diese Planung immer noch in Arbeit ist, aber sie merkt auch dass bestimmte Lebensmittel zu ihren Schüben beitragen.
- Sandy hat bei einer erneuten Durchführung des Lupus-QoL am Ende der Therapie einen Wert von 72. Die meisten Verbesserungen wurden in den Bereichen Planung, Schmerzen, emotionale Gesundheit und Fatigue erkennbar.
- Die Ergotherapeutin führte mit Sandy erneut den COPM durch und stellte fest, dass diese sehr viel zufriedener mit der Ausführung ihrer Arbeitsaufgaben, mit ihrer Fertigkeit, Bewegungen weiterhin durchzuführen und mit dem Gebrauch von Werkzeugen, um das häufige Hocken am Boden zu vermeiden.
- Sandy wurde zum Ende der Therapie daran erinnert, Gelenkschutztechniken, konsequente Bewegungen, Strategien zum Energieerhalt sowie kompensatorische Strategien für die Kognition weiterhin zu nutzen. Zudem wurde Sandy empfohlen, durch die Pflege eines Unterstützungsnetzwerks für ihr allgemeines emotionales Wohlbefinden zu sorgen.

5 Best Practice und Zusammenfassung der Evidenz

5.1 Einführung

Diese Leitlinie enthält sowohl eine Übersicht zu spezifischen Informationen als auch Ergebnisse systematischer Reviews zu Interventionen für Menschen mit Arthritis und anderen rheumatischen Erkrankungen.

Die vorgestellten Studien umfassen systematische Reviews des Levels-I und RCTs, Level-II-Studien, in denen die Zuordnung zu einer Behandlungs-oder Kontrollgruppe nicht randomisiert erfolgte und Level-III-Studien ohne Kontrollgruppen. Level-IV-Studien (experimentelle Einzelfallstudien) und Level-V-Studien (Deskriptive Fall-Studien) wurden in den systematischen Review nicht mit einbezogen. Die Methoden zur Durchführung der systematischen Reviews und eine Erklärung zu den Stärken der Evidenz finden sich im **Anhang C**. Alle in diesem Überblick identifizierten Studien, auch die, die in dieser Leitlinie nicht weiter beschrieben werden, sind in den Evidenztabellen im **Anhang D** zusammengefasst.

Die Zusammenfassung der Evidenz hebt die Ergebnisse zu folgender Forschungsfrage hervor: Welche Evidenz besteht für die Effektivität von Interventionen innerhalb der Bandbreite ergotherapeutischer Praxis für Erwachsene mit Arthritis und anderen rheumatischen Erkrankungen? Die Forschungsergebnisse zu Rheuma und Fibromyalgie, die in der Januar/Februar-Ausgabe 2017 des AJOT veröffentlicht wurden, sind ebenfalls in dieser Leitlinie enthalten (Poole & Siegel, 2017; Siegel, Tencza, Apodaca & Poole, 2017).

Die Suchkriterien waren nicht beschränkt auf ergotherapiespezifische Studien, umfassten aber Studien zu Interventionen innerhalb des ergotherapeutischen Spektrums. Daher enthalten die systematischen Reviews auch Evidenzen anderer Gesundheitsfachberufe. Die vorgestellte Evidenz ist nur als Überblick gedacht. Die Leser sind aufgefordert, die Studien von Interesse zur weitergehenden Information im Volltext zu lesen.

Der jeweilige Evidenzgrad wurde von der Anzahl und der Qualität der Studien bestimmt. Starke Evidenz besteht für alle Interventionsgebiete, für die zwei oder mehr Level-I-RCTs oder eine Level-I-Metaanalyse gefunden wurde. Konsistente Ergebnisse aus einer Level-I-Studie zusammen mit Ergebnissen aus einer oder mehrerer Studien niedrigeren Levels bedeuten moderate Evidenz. Wenn nur eine Level-II-Studie oder konsistente Ergebnisse mehrerer Studien von niedrigerem Level gefunden wurden, wurde dieser Interventionsbereich als einer mit begrenzter Evidenz identifiziert. Fehlende Evidenz zu einer Intervention und Evidenz von schlechter Qualität oder sich widersprechende Ergebnisse werden als unzureichende Evidenz eingestuft (U.S. Preventive Service Task Force, 2016).

Vor- und Nachteile

Diese Leitlinie basiert auf Ergebnissen systematischer Reviews zu Interventionen für Menschen mit Arthritis und anderen rheumatischen Erkrankungen. Diese Reviews wurden für die AOTA durchgeführt. In den Studien, die die Einschlusskriterien für die systematischen Reviews erfüllten, wurde nicht explizit über unerwünschte Ereignisse in Verbindung mit den in den Studien evaluierten Interventionen berichtet. Wenn Schäden erwähnt wurden, wurden diese explizit in der Zusammenfassung der Hauptergebnisse beschrieben und in den Empfehlungen berücksichtigt. Vor der Umsetzung einer neuen Intervention mit einem Klienten, ist es für den Ergotherapeuten immer sinnvoll, sich des potentiellen Nutzens und Schadens der Intervention bewusst zu sein. Ergotherapeuten sollten ein auf der fundierten Bewertung der Stärken und Beeinträchtigungen des Klienten, seiner Werte, Präferenzen und Ziele basierendes Professional Reasoning praktizieren. Zudem sollten sie ein Verständnis für die Intervention haben, um die potentiellen Nutzen und Schäden dieser für den individuellen Klienten bestimmen zu können.

Das Professional Reasoning dient letztlich auch des Transfers des in der Studie genutzten Protokolls in eine klientenzentrierte, in der Praxis durchführbare Intervention.

5.2 Interventionen bei Rheumatoider Arthritis

Mit der Möglichkeit zur früheren Diagnose und dem vermehrten Einsatz von krankheitsverändernden Antirheumatika (DMARDs) haben die Schwere der Erkrankung und die Gelenkschädigungen bei rheumatoider Arthritis abgenommen (Diffin et al., 2014). Dennoch scheint keine damit korrespondierende Verbesserung der Betätigungsperformanz einherzugehen (Diffin et al., 2014). Hieraus ergibt sich, dass für diese Population die Versorgung mit Ergotherapie gerechtfertigt ist. Ein Verständnis für die Wirksamkeit von Interventionen, die darauf abzielen, diese Outcomes zu verbessern, kann Ergotherapeuten helfen, evidenzbasierte Interventionen für Menschen mit rheumatoider Arthritis auszuwählen.

5.2.1 Interventionen mit körperlicher Bewegung

Die in den Artikeln untersuchten Interventionen mit körperlicher Bewegung wurden in sechs Subthemen unterteilt:
- Übungen im häuslichen Umfeld und Coaching (n=4)
- Dynamische Übungen (n=6)
- Aquagymnastik (n=2)
- Aerobes Training (n=2)
- Training gegen Widerstand (n=3)
- Thai Chi und Yoga (n=3).

Alle Artikel bieten Level-I-Evidenz.

Übungen im häuslichen Umfeld und Coaching

In einem systematischen Review und drei randomisiert-kontrollierten Studien mit Subgruppen-Analyse und Follow-up wurden Übungen im häuslichen Umfeld und Coaching untersucht. Der systematische Review mit acht eingeschlossenen Studien berichtet über die Wirksamkeit von häuslichen Übungsprogrammen in Bezug auf die Verbesserung der Kraft, der Mobilität, der Selbstwirksamkeit und der Reduzierung der Steifheit und des Schmerzes (Crowley, 2009). In einer randomisiert-kontrollierten Studie wurde die Wirkung von Coaching zur Förderung von körperlicher Aktivität (30 Minuten Bewegung an mehr als vier Tagen pro Woche; Brodin, Eurenius, Jensen, Nisell&Opava, 2008) erforscht. Die Ergebnisse zeigen eine Verbesserung des wahrgenommenen Gesundheitszustands und der Kraft im Vergleich zur Kontrollgruppe. Eine Subgruppenanalyse der Teilnehmer der Brodin-Studie (2008) (Sjöquist, Almqvist, Asenlöf, Lampa & Opava, 2010), zeigte an, dass die Coaching-Intervention den Teilnehmern mit schweren Krankheitssymptomen am meisten nützen könnte. Dennoch zeigte sich bei einem Follow-up nach zwei Jahren, dass die Verbesserungen nicht bestehen blieben (Sjöquist, Brodin, Lampa, Jensen & Opava, 2011).

Dynamische Übungen

Dynamische Übungen werden definiert als „Übungen, in denen wiederkehrende und kräftige Körperbewegungen überwiegen" (Dynamic Exercise, 2008). In sechs Level-I-Studien (drei systematische Reviews, drei RCTs) wurden Interventionen untersucht, die Kraft- und Ausdauertraining kombinierten.

Im systematischen Review von Cairns und McVeigh (2009) wird Menschen mit rheumatoider Arthritis empfohlen, für eine positive Wirkung auf Funktion, Muskelkraft und die aerobe Kapazität (mit Vorsicht) an Programmen mit dynamischen Übungen teilzunehmen. Oldfield und Felson (2008) kommen zu dem Ergebnis, dass dynamische Übungen Auswirkungen auf Funktion, Fatigue und Depression zu haben scheinen. Der systematische Review von Gaudin et al. (2008) mit neun eingeschlossenen RCTs berichtet, dass dynamische Übungen die Muskelkraft verbessern, jedoch nicht die Funktion. Schließlich wird in einem systematischen Review zu Fatigue von Cramp et al. (2013) mit insgesamt sechs Studien berichtet, dass Bewegungsübungen einen geringen Nutzen bei der Reduzierung von Fatigue haben.

In drei RCTs wurde eine Kombination aus verschiedenen Übungen untersucht. Baillet et al. (2009), die eine Intervention mit dynamischen Übungen mit einer Kontollgruppe mit konventioneller Rehabilitation verglichen, fanden heraus, dass sich zunächst, nach einem Monat, die Funktion verbesserte, dass jedoch nach 6 und 12 Monaten die Verbesserung nicht weiter bestand. Breedland, van Scheppingen, Leijsma, Verheij-Jansen, und van Weert (2011) verglichen ein achtwöchiges Programm, das aus multidisziplinären Übungen und einem Schulungsprogramm bestand mit einer Wartelisten-Kontrollgruppe. Es gab hierbei in Bezug auf den Gesundheitszustand oder die Muskelkraft nach der Intervention keine Unterschiede zwischen den Gruppen. Im Gegensatz dazu fanden

Strasser et al. (2011), die ein Kraft-und Ausdauerprogramm mit einer Kontrollgruppe, die ein Dehnungsprogramm durchführte, einen signifikanten Rückgang der Krankheitsaktivität und Verbesserungen bezüglich Schmerzen, Funktion und allgemeiner Gesundheit in der Gruppe mit Kraft- und Ausdauertraining im Vergleich zu der anderen Gruppe.

Training im Wasser
In zwei systematischen Reviews wurden die Auswirkungen von Übungen im Wasser auf die Funktion, den Schmerz, die Berührungsempfindlichkeit und die Lebensqualität (QoL) untersucht. Al-Qubaeissy, Fatoye, Goodwin, and Yohannes (2013) berichten von kurzzeitigen Effekten auf die Lebensqualität. Der Review von Oldfield and Felson (2008) zu Bewegungstherapie, der auch zwei Studien zu Wassertherapie enthält, deutet darauf hin, dass Übungen im Wasser die Lebensqualität und die Funktion verbessert. Diese Ergebnisse haben sich nicht signifikant von denen nach anderen Übungen an Land unterschieden.

Aerobes Training
In zwei Level-I-Studien wurde aerobes Training als eigenständige Intervention untersucht. Eine Meta-Analyse von 14 RCTs kommt zu dem Schluss, dass aerobes Training, das bei 50–90 % der maximalen Herzfrequenz durchgeführt wird, im Vergleich zur nicht-aeroben Kontrollbedingung signifikante Verbesserungen bzgl. Schmerzen und Lebensqualität brachte (Baillet et al., 2010). Ein RCT, in dem ein von Therapeuten beaufsichtigtes Training mit einem unbeaufsichtigten aeroben Training zu Hause verglichen wurde, zeigte eine signifikanten Anstieg der aeroben Kapazität in der beaufsichtigten Übungsgruppe, jedoch keine signifikanten Veränderungen der Funktion (Hsieh et al., 2009).

Training gegen Widerstand
In drei Level-I-Studien (eine Meta-Analyse und zwei RCTs) wurde die Wirksamkeit von Übungen gegen Widerstand untersucht. Die Meta-Analyse von zehn RCTs verglich Interventionen, die Widerstand nutzten mit solchen ohne Übungen gegen Widerstand und erkannten dabei, dass Übungen gegen Widerstand die Muskelkraft, die Funktion und die Fähigkeit zu laufen verbesserte (Baillet, Vaillant, Guinot, Juvin, & Gaudin, 2012). In einem RCT von Flint-Wagner et al. (2009) wurde ein individualisiertes Kraft-Training mit niedriger und hoher Intensität mit der üblichen Behandlung verglichen. Die Autoren folgern, dass Kraft-Training mit hoher Intensität zu Verbesserungen der Muskelkraft sowie der Funktion und zu einer Reduzierung des Schmerzes führen kann.

In einem anderen RCT wurde ein 24-wöchiges progressives Krafttraining von hoher Intensität mit einem Übungsprogramm zu Hause verglichen (Lemmey et al., 2009). Die Autoren folgern, dass ein solches Training die Muskelmasse, die Kraft und die Fähigkeit zu laufen signifikant verbessert, jedoch nicht die Funktion.

Tai-Chi und Yoga
In drei Studien wurden Yoga-Interventionen für Menschen mit rheumatoider Arthritis untersucht. Ein systematischer Review mit acht RCTs zu Yoga-Interventionen für Menschen mit Arthritis zeigt schwache Evidenz (aufgrund von einem schlechten Studiendesign und hohem Bias-Risiko) für den Einsatz von Yoga bei Menschen mit Arthritis; Yoga wird hier als zusätzliche Behandlung empfohlen (Cramer, Lauche, Langhorst, & Dobos, 2013). In einem RCT wurde ein sechswöchiges Iyengar-Yoga-Programm (mit Yoga in jeder zweiten Woche) mit einer Wartelistenkontrollbedingung verglichen. Es zeigten sich in der Yoga-Gruppe Verbesserungen bzgl. Schmerzen, Funktion, allgemeine Gesundheit und Vitalität. Diese Unterschiede bestanden auch noch beim Follow-up nach zwei Monaten (Evans et al., 2013).

Die Wirksamkeit von Tai-Chi wurde überprüft, indem Tai-Chi mit anderen Übungs- oder Schulungsinterventionen verglichen wurde (Han et al., 2004). Die Ergebnisse zeigten, dass Tai-Chi-Interventionen keine klinisch bedeutsamen oder signifikanten Veränderungen bzgl. Krankheitsaktivität, Funktion, Berührungsempfindlichkeit, Grad der Schwellung in den Gelenken oder in allgemeinen Ratings bewirkte. Dennoch berichteten die Teilnehmer, dass sie das Tai-Chi genossen. Die Teilnahmequoten waren höher als bei anderen üblichen Interventionen.

5.2.2 Psychoedukative Interventionen

Die untersuchten psychoedukativen Interventionen wurden in sieben Unterthemen aufgeteilt:
- Klientenedukation und Selbstmanagement (n=7)
- Kognitive Verhaltenstherapie (n=12)
- Multidisziplinäre Ansätze (n=3)
- Gelenkschutzmaßnahmen (n=5)
- Hilfsmittel (n=1)
- Emotionale Selbstoffenbarung (n=3)
- Umfassende Ergotherapie (n=1)

Klientenedukation und Selbstmanagement

In diesem Bereich wurden u.a. Studien untersucht, die ein Schulungsprogramm zu umfangreichen Themen anboten, wie die Definition von rheumatoider Arthritis, den Krankheitsprozess, das Management der Symptome und die Kommunkation mit Gesundheitsdienstleistern. Dies alles war mit dem Ziel verbunden, den betroffenen Menschen dabei zu helfen, ihre rheumatoide Arthritis besser selbst zu managen. Die Edukations-Programme waren entweder spezifisch für die Studien entwickelt worden oder waren bereits seit langem etabliert, so. z.B. das Arthritis Self-Management-Programm (ASMP; Lorig, Lubeck, Kraines, Seleznick, & Holman, 1985; Lorig, Ritter, & Plant, 2005).

In zwei RCTs wurden die Effekte von ASMP evaluiert. Solomon et al. (2002) stellten fest, dass die Teilnehmer in der Gruppe mit Arthritis im Vergleich zur Kontrollgruppe keine Unterschiede bzgl. Schmerzen oder Funktion zeigten. Allerdings stellten Conn et al. (2013) fest, dass sowohl die Teilnehmer der ASMP-Gruppe als auch die Teilnehmer der Gruppe mit der Standardversorgung gleich stark verbesserten bis zu dem Zeitpunkt, an dem die Teilnehmer vier oder mehr Einheiten besucht hatten. Danach hatten die ASMP-Teilnehmer eine signifikante 20%-ige Verbesserung bei Schmerzempfindlichkeit und Schwellung der Gelenke, jedoch nicht bei der Funktion.

Andere Studien dieser Kategorie untersuchten die Auswirkungen nicht-standardisierter Klientenschulungen und Interventionen zum Selbstmanagement allgemeiner, mit unterschiedlichen Ergebnissen. In einer Meta-Analyse mit 17 Studien zum Selbstmanagement wird von geringen Verbesserungen bei Schmerzen und Funktion berichtet. Diese Studien hatten allerdings hohe Abbruchquoten (Warsi, LaValley, Wang, Avorn, & Solomon, 2003). Ein systematischer Review mit sieben RCTs zu Klientenedukation kommt zu dem Ergebnis, dass obwohl die Edukationsprogramme das allgemeine Wissen und die Beachtung dessen verbesserten, die Programme in Bezug auf Schmerzempfindlichkeit und geschwollene Gelenke, Schmerzen, Funktion oder Kraft keine Veränderung brachten. Die Evidenz für die Auswirkung auf die Selbstwirksamkeit und auf eine langfristige Verhaltensveränderung war widersprüchlich (Niedermann, Fransen, Knols, & Uebelhart, 2004). Ein Cochrane-Review von Cramp et al. (2013) zu nichtmedikamentösen Interventionen zum Fatigue-Management bei Menschen mit rheumatoider Arthritis folgert, dass psychosoziale Interventionen (die meisten hiervon basierten auf Edukation und Selbstmanagement) einen geringen Nutzen zum Management der Fatigue leisten.

Ein RCT, in dem ein einwöchiges Edukationsprogramm mit Wort-und Bild-Ergänzungsmaterial untersucht wurde, fand signifikante Verbesserungen beim Wissen der Teilnehmer zu Arthritis, aber keine Unterschiede zwischen den Gruppen und keine Auswirkung auf Depression oder Funktion (Walker et al., 2007). In einem RCT, in dem eine Gruppenschulung, Selbstmanagement zusammen mit einem Übungsprogramm mit Hausaufgaben untersucht wurden, zeigten sich bei der Interventionsgruppe im Vergleich zur Kontrollgruppe nach 12 Wochen keine signifikanten Unterschiede bei Funktion, Selbstwirksamkeit, in den Krankheitswerten und beim Schmerz (Manning et al., 2014).

Kognitive Verhaltenstherapie

In Studien zu Kognitiver Verhaltenstherapie (*Cognitive-behavioral therapy*, CBT) wird eine psychologische Komponente mit der Intervention zusammen mit, oder statt einer umfassenden Klientenedukation angeboten. Psychologische Interventionen nutzen häufig CBT, das darauf abzielt, Strategien der Krankheitsverarbeitung durch Reorganisation des kognitiven Prozesses, der mit der persönlichen Krankheitserfahrung zusammenhängt, auf tiefer Ebene zu beeinflussen (Zautra et al., 2008).

Zu dieser Thematik wurden zehn RCTs, ein systematischer Review und zwei Meta-Analysen bewertet. Ein systematischer Review von Niedermann et al. (2004) mit vier RCTs zu CBT folgerte, dass CBT kurzzeitig die Strategien zur Krankheitsbewältigung verbesserte. Langzeitauswirkungen hierzu wurden nur bei der Hälfte der Studien festgestellt. Zwei Meta-Analysen folgern, dass CBT allgemein einen geringen, aber signifikanten Effekt auf Schmerzen, Funktion und psychologischen Status hat (Astin, Beckner, Soeken, Hochberg, & Berman, 2002; Knittle, Maes, & de Gucht, 2010).

Die RCTs berichten über ähnliche Ergebnisse. In drei Studien wurden im Vergleich zur Kontrollgruppe keine Veränderungen bei Schmerzen, Funktion oder Depression nach CBT gefunden (Freeman, Hammond, & Lincoln, 2002; Multon et al., 2001; Shigaki et al., 2013). Eine andere Studie berichtet über Verbesserungen bei Depressionen (Garnefski et al., 2013). Garnefski et al. (2013) und Shigaki et al. (2013) fanden außerdem Verbesserungen der Selbswirksamkeit in der CBT-Gruppe im Vergleich zur Kontrollgruppe.

In einem anderen RCT wurden Rückgänge der Depression und eine signifikante Verbesserung im allgemeinen Schmerz sowohl in der CBT als auch in den Kontrollgruppen festgestellt (Sharpe et al., 2001). Dennoch erlebten die Teilnehmer der CBT-Gruppe sechs und 18 Monate nach der Intervention signifikant weniger Symptome von Depression sowie nach 18 Monaten signifikant bessere Funktion und einen signifikanten Rückgang der Angst (Sharpe, Sensky, Timberlake, Ryan, & Allard, 2003). In einer Folgestudie wurde das gleiche CBT-Protokoll mit Verhaltenstherapie (*Behavioral therapy*, BT), Kognitiver Therapie und einer Wartelistenkontrollgruppe verglichen (Sharpe & Schrieber, 2012). In dieser Studie zeigte sich, dass die Teilnehmer der CBT- und der CT-Gruppen unmittelbar nach der Intervention und sechs Monate später weniger Krankheitsaktivität hatten und dass die Teilnehmer der BT- und CT-Gruppen weniger Angst hatten als die Teilnhmer der CBT- oder Kontrollgruppen. Es wurden keine Veränderungen der Funktion gefunden, jedoch verbesserte sich die Depression im Laufe der Zeit in allen Gruppen.

Zu guter Letzt verglich ein RCT zu CBT eine Intervention für Betroffene und ihre (Lebens-)partner mit einer Intervention nur für von Arthritis Betroffene alleine. In beiden Gruppen wurden Verbesserungen der Funktion und der psychologischen Befindlichkeit festgestellt. Allerdings verbesserte sich die Kommunikation beim Follow-up nach sechs Monaten signifikant in der Gruppe mit Partnern (van Lankveld, van Helmond, Näring, de Rooij, & van den Hoogen, 2004).

In zwei Studien wurden Achtsamkeits-Interventionen evaluiert. In einem RCT zeigten sich nach einer achtwöchigen Einheit achtsamkeitsbasierter Stressreduktion zusammen mit drei Auffrischungskursen über vier Monate beim Follow-up nach zwei Monaten keine Gruppenunterschiede (Pradhan et al., 2007). Allerdings zeigten sich nach sechs Monaten im Vergleich zwischen Interventions- und Kontrollgruppe signifikante Verbesserungen im Wohlbefinden und bei den depressiven Symptomen. In einem zweiten RCT wurde CBT mit achtsamkeitsbasierter Emotionsregulierung verglichen. Dabei zeigte die CBT-Gruppe eine bessere kognitive Kontrolle der Krankheitssymptome und der Schmerzkontrolle. Die achtsamkeitsbasierte Gruppe hatte ein besseres Bewusstsein für die Krankheitsverarbeitung, für die Gefühle und eine bessere vom Arzt eingeschätzte Berührungsempfindlichkeit der Gelenke (Zautra et al., 2008).

Multidisziplinäre Behandlungsansätze
Drei Studien zu multidisziplinären Ansätzen wurden überprüft. Ein „multidisziplinärer Ansatz" wurde definiert als eine Intervention, die von zwei oder mehr Disziplinen – davon eine Disziplin Ergotherapie – durchgeführt wird.

Ein systematischer Review mit elf Studien, die multidisziplinäre Interventionen evaluierten, zeigte geringe allgemeine Verbesserungen der Funktion, die nicht signifikant waren (Badamgarav et al., 2003). Dennoch wurde in dem Review festgestellt, dass multidisziplinäre Interventionen, die länger als fünf Wochen dauerten, signifikant mehr Verbesserungen brachten, als Interventionen von bis zu/oder über fünf Wochen Dauer. Ein zweiter systematischer Review mit 28 Studien zu physio- und ergotherapeutischen Interventionen, zeigte, dass Evidenz von hoher Qualität den Einsatz von Gelenkschutzmaßnahmen und Klientenschulungen zur Verbesserung der Funktion stützt. Die Evidenz für Übungen und umfassende Ergotherapie zur Minderung von Schmerzen und zur Verbesserung der Funktion war von geringer Qualität (Christie et al., 2007).

In einem großen RCT erhielten die Teilnehmer eine Schulungseinheit, bevor sie nach dem Zufallsprinzip verschiedenen Follow-up-Bedingungen zugeordnet wurden (Primdahl, Wagner, Holst, & Hørslev-Petersen, 2012). Nach drei Monaten wurden keine Veränderungen festgestellt, jedoch nach einem Jahr waren die Werte für Selbstwirksamkeit in der Gruppe, die die multidisziplinäre Versorgung erhalten hatte, im Vergleich mit der Gruppe, die keine geplante Follow-up-Versorgung erhalten hatte, signifikant verbessert.

Gelenkschutz
In fünf RCTs wurden Gelenkschutzmaßnahmen evaluiert. Obwohl Gelenkschutz manchmal Teil umfassender Schulungsinterventionen sein kann, wurden in diesen RCTs individuelle Gelenkschutzinstruktionen angeboten. Diese beinhalteten psycho-edukative Komponenten, um dauerhaft eine Verhaltensänderung zu erzielen. In einer Studie wurden zwei zweistündige Face-to-Face-Sitzungen und ein Heimprogramm durchgeführt. Diese Kombination führte nach drei Monaten zu einer signifikanten Zunahme von gelenkschützenden Verhaltensweisen (Hammond, Jeffreson, Jones, Gallagher, & Jones, 2002). Direkt nach der Intervention wurde eine Zunahme der Greifkraft, des allgemeinen Wissens und der Selbstwirksamkeit festgestellt. Ein Vier-Jahres-Follow-up mit den gleichen Teilnehmern zeigte, dass obwohl bei den Teilnehmern beider Gruppen im Laufe der Zeit die Funktion abgenommen hatte, der Abbau in der Kontrollgruppe stärker war (Hammond & Freeman, 2004). Die Teilnehmer der Interventionsgruppe zeig-

ten weniger Morgensteifigkeit, weniger Gelenkdeformitäten, verbesserte Selbstwirksamkeit und sie hatten mehr Kontrolle über ihre Krankheit. Niedermann et al. (2011) boten über einen Zeitraum von drei Wochen vier 45-minütige Einheiten zum Gelenkschutzverhalten und zu Schmerzleveln sowohl in der Interventions- als auch in der Kontrollgruppe an. Beim Follow-up nach drei Monaten wurden die Schmerzlevel in der Interventionsgruppe aufrechterhalten, in der Kontrollgruppe sanken die Schmerzlevel wieder auf das Baseline-Niveau. In einer anderen Untersuchung mit dem gleichen Studienprotokoll zeigten sich beim Follow-up nach 6 und 12 Monaten, dass sich in der Interventionsgruppe das gelenkschonende Verhalten, die Greikraft und die Selbstwirksamkeit verbesserten (Niedermann et al., 2012). Entsprechend fanden Masiero et al. (2007) heraus, dass die Teilnehmer der Interventionsgruppe im Vergleich zur Kontrollgruppe acht Monate nach der Intervention signifikante Verbesserungen in der Funktion, bei den Krankheitssymptomen, bei der sozialen Interaktion und beim Schmerz hatten.

Hilfsmittel
In einem systematischen Review wurde die Wirksamkeit von Hilfsmitteln bei Menschen mit rheumatoider Arthritis untersucht (Tuntland et al., 2009). Dieser Cochrane Review schloss auch eine Interventionsstudie zu assistiver Technologie mit ein. Diese Studie untersuchte die Nützlichkeit einer adaptiven Vorrichtung für die Gabe von Augentropfen. Es wurde herausgefunden, dass diese Vorrichtung die Fähigkeit, die Tropfen aus der Flasche zu quetschen, das Zielen der Tropfen und die Kontrolle über die Anzahl der Tropfen verbessern kann. Zudem kann die Vorrichtung vor negativen Nebenwirkungen schützen, die aus einer Berührung des Auges mit der Flasche entstehen können. Somit wurde in diesem Review nur sehr begrenzte Evidenz für den Einsatz von assistiven Technologien bei Menschen mit rheumatoider Arthritis gefunden.

Emotionale Selbstoffenbarung
Es wurden drei RCTs zu Emotionaler Selbstoffenbarung eingeschlossen. Die Interventionen in diesen Studien nutzten das Schreiben in ein Tagebuch oder das Sprechen in einen Audiorekorder zu aufwühlenden oder emotionalen Erfahrungen des vergangenen Tages oder der vorangegangenen Woche.
Lumley et al. (2011) berichten über gemischte Ergebnisse, weisen aber darauf hin, dass eine Kombination aus geschriebener und gesprochener emotionaler Offenlegung zu einer Reduzierung der Schmerzen sechs Monate nach der Intervention beitragen kann. Van Middendorp, Geenen, Sorbi, van Doornen und Bijlsma (2009) fanden drei Monate nach der Intervention keine signifikanten Unterschiede im psychischen Wohlbefinden. In ähnlicher Weise fanden Wetherell et al. (2005) keine signifikanten Verbesserungen der Krankheitsaktivität oder der emotionalen Reaktionen bei der Interventionsgruppe im Vergleich mit der Kontrollgruppe, direkt nach der Intervention oder nach sechs Wochen. Die Stimmung hatte sich nach zehn Wochen signifikant verbessert.

Umfassende Ergotherapie
Während alle vorherigen Studien Interventionen enthielten, die in der ergotherapeutischen Praxis intergriert werden können, wurde in einer Studie eine umfassende Ergotherapieintervention untersucht, die zahlreiche Elemente enthielt, die nicht mit den spezifischen einzelnen Interventionsstudien vergleichbar sind. In einem RCT von Macedo, Oakley, Panayi und Kirkham (2009) führten Ergotherapeuten umfassende Assessments durch und entwickelten mit Nutzung des COPM (Law et al., 2005) individualisierte Behandlungspläne für die Teilnehmer der Interventionsgruppe. Nach sechs Monaten waren die Verbesserungen im Coping, bei der Funktion, in der Arbeitsproduktivität, bei den Schmerzen und bei der Druckempfindlichkeit der Gelenke in der Interventionsgruppe alle signifikant besser als in der Gruppe mit der üblichen Versorgung.

5.3 Interventionen bei Arthrose

Mit der Zunahme der älteren Bevölkerung und der erhöhten Prävalenz von Arthrose in dieser Bevölkerungsgruppe, sollte die Ergotherapie eine wichtige Funktion in der Unterstützung der Partizipation bei bedeutungsvollen Betätigungen von Menschen mit Arthrose haben. Ein Verständnis von der Wirksamkeit von Interventionen, die auf die Verbesserung der Outcomes abzielen, kann Ergotherapeuten helfen, evidenzbasierte Interventionen für Menschen mit Arthrose auszuwählen und einzusetzen.

5.3.1 Psychoedukative Interventionen

Die psycho-edukativen Interventionen wurden in fünf Unterthemen gegliedert:
- Edukation und Selbstmanagement (n=14)
- Edukation und Unterstützung für Paare (n=3)

- Kognitive Verhaltenstherapie (n=1)
- Entspannung und Stressmanagement (n=3)
- Umfassende Ergotherapie (n=1)

Edukation und Selbstmanagement
Edukations- und Selbstmanagement-Studien untersuchten Edukationsprogramme, die Informationen zu Arthrose, Selbstmanagement-Strategien zum Umgang mit den Symptomen und die Kommunikation mit Gesundheitsdienstleistern als inhaltliche Schwerpunkte umfassten. Viele der Edukationsprogramme enthielten Komponenten des ASMP (Lorig et al., 2005). In einer randomisiert-kontrollierten Studie wurde das Coaching am Telefon mit Nutzung des ASMP-Leader-Manuals mit einer Standardversorgung verglichen (Pariser, O'Hanlon & Espinoza, 2005). Beide Gruppen zeigten nach der Intervention signifikante Verbesserungen in Bezug auf Depression, Schmerzen und Selbstwirksamkeit. Der einzige signifikante Unterschied zwischen beiden Gruppen bestand bezüglich der Depression.

Vier Studien der gleichen Forschergruppe (drei Level-I, eine Level-II) berichten über die Wirksamkeit einer modifizierten Form des ASMP mit Bewegungsübungen, Gehen und Tai-Chi in den letzten drei Sitzungen. In der frühesten Studie, einer Level-II-Studie, wurde herausgefunden, dass sich das Schmerzniveau nach der Intervention im Vergleich zur Standardversorgung signifikant verbesserte (Yip, Sit & Wong, 2004). In zwei Studien wird über die Ergebnisse der gleichen randomisiert-kontrollierten Studie berichtet (Yip et al., 2007a, 2007b). In dieser Studie wurde die Wirksamkeit einer modifizierten ASMP-Intervention mit einem zusätzlichen Schrittzähler untersucht (Yip et al., 2007a, 2007b). In der Interventionsgruppe wurden signifikante Verbesserungen im Einsatz von Selbstmanagement-Fertigkeiten, der Selbstwirksamkeit bei Schmerzen und der funktionellen Fähigkeiten beobachtet. Die einzigen signifikanten Gruppenunterschiede wurden bei der Selbstwirksamkeit bei Schmerzen festgestellt (Yip et al., 2007a). Dennoch waren die Verbesserungen bezüglich Schmerzen und der Schwere der Fatigue sowie die Dauer der leichten Übungen bei der Interventionsgruppe im Vergleich mit der Kontrollgruppe signifikant (Yip et al., 2007b). Beim Follow-up mit den gleichen Teilnehmern ein Jahr später wurde bei Symptomen in der Interventionsgruppe signifikante Verbesserungen bei den Schmerzen und bei der Selbstwirksamkeit in Bezug auf die Schmerzen sowie bei anderen Symptomen gefunden (Yip, Sit, Wong, Chong & Chung, 2008).

In zwei randomisiert-kontrollierten Studien wurden Edukationsprogramme, die ASMP ähneln, evaluiert. Lee und Cho (2012) evaluierten die Wirksamkeit eines adaptierten ASMP-Programms, um den Bedürfnissen von Menschen in ländlichen Gemeinden mit eingeschränktem Zugang zur Gesundheitsversorgung gerecht zu werden. Die Selbstmanagement-Gruppe hatte signifikante Verbesserungen in Selbstmanagement-Fertigkeiten und weniger schmerzhafte Gelenke, im Vergleich zur Warteliste-Kontrollgruppe. Buszewicz et al. (2006) verglichen eine Gruppe mit Selbstmanagement-Programm basierend auf ASMP mit Schulungsbroschüre mit einer Gruppe, die nur mit Schulungsbroschüren versorgt wurden. Nach 12 Monaten zeigten die Teilnehmer der Interventionsgruppe signifikante Verbesserungen ihrer Schmerzen, der Angst, der depressiven Symptome und der Selbstwirksamkeit beim Umgang mit den Symptomen, verglichen mit der Gruppe mit den Broschüren alleine.

In sieben Studien wurde Klienten-Edukation in unterschiedlichen Formaten untersucht. Zwei Studien berichten von Ergebnissen des gleichen RCTs, in dem eine telefonische Selbst-Management-Intervention mit einem Gesundheits-Schulungsprogramm und mit der Standardversorgung verglichen wurde (Allen et al., 2010; Sperber et al., 2013). In der ursprünglichen Studie wurden signifikante Verbesserungen des Schmerzes und der Mobilität in der Interventionsgruppe im Vergleich zum Gesundheits-Schulungsprogramm gefunden (Allen et al., 2010). Dieser Unterschied bestand nicht im Vergleich zur Standardversorgung. Eine zweite Analyse der Daten berichtet davon, dass nicht-weiße Teilnehmer der Gruppe mit dem Selbst-Management am Telefon, die geringere Werte in der Gesundheitskompetenz hatten, im Vergleich mit den beiden anderen Gruppen signifikant größere Verbesserungen beim Körperschmerz und bei der Mobilität hatten (Sperber et al., 2013).

Ein anderer RCT evaluierte eine einzelne Sitzung in der Häuslichkeit, die eine Broschüre über Arthrose, einen kurzen Schulungs-Hausbesuch und einen anschließenden Telefonanruf umfasste (Wetzels, van Weel, Grol & Wensing, 2008). Es wurden hierbei keine signifikanten Unterschiede bezüglich Schmerzen, Funktion oder Mobilität im Vergleich zur Kontrollgruppe gefunden. Die Kontrollgruppe hatte nur eine Schulungsbroschüre erhalten.

In einem RCT wurde die Wirkung von zwei Schulungsbroschüren für Menschen mit Hüft-und Kniearthrose miteinander verglichen (Williams et al, 2011). Eine Broschüre thematisiert die Bewegungsförderung und die Symptomkontrolle, während die andere eine Standard-Schulungsbroschüre zu Arthrose ist (Kontrollgruppe). In der Interventionsgruppe gab es Verbesserungen bei der Bewegung und der körperlichen Aktivität, weniger Angst und Vermeidungsverhalten. Es wurden keine signifikanten Gruppenunterschiede festgestellt.

Schließlich gab es drei Untersuchungen zum *Virtual Coaching* innerhalb von drei randomisiert-kontrollierten Studien, die vom gleichen Forscherteam durchgeführt wurden. Die erste Studie kam zu dem Schluss, dass „Virtuelles Coaching" im Vergleich zu einem Video-Coach und einer Gruppe ohne Coaching zu signifikanten Verbesserungen in der Fähigkeit, Informationen über den Schmerz mitzuteilen, führte (McDonald, Gifford & Walsh, 2011). Eine zweite randomisiert-kontrollierte Studie mit älteren Spanisch sprechenden Erwachsenen berichtet über keine signifikanten Unterschiede bei Messungen zum Schmerz oder zur Depression (McDonald, Walsh, Vergara, Gifford & Weiner, 2012). Der Einsatz einer Schmerzbehandlung nahm in der Gruppe mit dem Virtuellen Coaching einen Monat nach der Intervention im Vergleich mit der Kontrollgruppe signifikant zu. Ein dritter RCT verglich Virtuelles Coaching, das zusammen mit einem Kommunikationsplan zum Schmerz angeboten wurde, mit einem Schmerz-Kommunikationsplan alleine (McDonald. Walsh, Vergara &Gifford, 2013). Die Gruppe mit dem virtuellen Coaching zusammen mit dem Schmerz-Kommunikationsplan erlebt signifikante Verbesserungen dabei, den Schmerz mitzuteilen und beim Erhalt von Schmerzbehandlungen im Vergleich zu der Gruppe mit dem Schmerz-Kommunikationsplan alleine.

Edukation und Unterstützung für Paare

In drei Level-I-Studien wurden die Partner der Menschen mit Arthrose in die Intervention mit einbezogen. In einem RCT wurden vier Bedingungen miteinander verglichen:
- Vom Partner assistierte Schmerzbewältigungsfertigkeiten plus Trainingsübungen
- Vom Partner assistierte Schmerzbewältigung alleine
- Trainingsübungen alleine und
- Standardversorgung (Keefe et al., 2004).

In den beiden von den Partnern assistierten Gruppen gab es im Vergleich zu den beiden anderen Gruppen signifikante Verbesserungen der psychologischen Funktion, der Schmerzbewältigung und der Selbstwirksamkeit.

Die beiden anderen RCTs verglichen die Unterstützung durch partnerorientierte Edukation mit Unterstützung durch klientenorientierte Edukation und mit der Standardversorgung. Eine Studie berichtet, dass die Schwere der Arthritis und die funktionellen Fertigkeiten sich in der ken-orientierten Unterstützungsgruppe stärker verbesserten, mit keinen signifikanten Unterschieden zwischen den Gruppen (Martire, Schulz, Keefe, Rudy & Starz, 2007). In der anderen Studie, einer sekundären Analyse, empfanden die Menschen mit Arthrose in der partnerorientierten Interventionsgruppe sechs Monate nach der Studie mehr Unterstützung durch den Partner als in der Klienten-orientierten Gruppe (Martire et al., 2008).

Kognitive Verhaltenstherapie

In einem RCT wurden CBT-Interventionen evaluiert (Vitiello et al., 2013). CBT nutzt kognitive Prozesse, um Verhalten bezüglich der Krankheitsverarbeitung zu ändern. In der Studie wurde eine CBT-Intervention für Schmerzen mit einer CBT-Intervention für Schmerzen und Schlaflosigkeit und einer Kontrollbedingung zu Aufmerksamkeit verglichen. Beide CBT-Gruppen hatten im Vergleich zur Kontrollgruppe signifikante Verbesserungen bei der Schlafeffizienz. Die CBT-Gruppe für Schmerzen und Schlaflosigkeit hatte im Vergleich zur CBT-Gruppe für Schmerzen einen signifikanten Rückgang der Schwere der Schlaflosigkeit.

Entspannung und Stress-Management

Drei RCTs der gleichen Forschergruppe evaluierten geführte Visualisierung. In der ersten Studie wurde eine geführte Visualisierung mit Hilfe von Tonbandaufnahmen mit progressiver Muskelentspannung und mit der Standardversorgung verglichen (Baird & Sands, 2004). Schmerz und Mobilität verbesserten sich in der Interventionsgruppe im Vergleich mit der Kontrollgruppe signifikant. Eine nachfolgende Studie evaluierte die geführte Visualisierung mit Tonbändern ohne Muskelentspannung (Baird & Sands, 2006). Die Gruppe mit der Intervention erreichte gegenüber der Standardversorgung signifikante Vorteile bezüglich der Lebensqualität. Die dritte Studie verglich die geführte Visualisierung mit Tonband mit einer Scheinbehandlung (Baird, Murawski &Wu, 2010). Der Gebrauch von Medikamenten, auch von Schmerzmitteln und das Schmerzniveau nahmen nach vier Monaten in der Interventionsgruppe im Vergleich zur Kontrollgruppe signifikant ab.

Umfassende Ergotherapie

Eine randomisiert-kontrollierte Studie verglich zwei Ergotherapie-Interventionen in der Häuslichkeit mit der Standardversorgung (Landa-Gonzalez & Molnar, 2012). Die betätigungsbasierte Intervention („occupation-based group", OBG) setzte eine 15-minütige vorbereitende Aktivität ein, an die sich eine 30-minütige Aktivität anschloss. Die andere Intervention (*enabling-based intervention* EBG) bestand aus einer 30-minütigen vorbereitenden Aktivität und einer 15-minütigen Betätigung. Die betätigungsbasierte Intervention hatte im Vergleich zur Kontrollgruppe größere Verbesserungen in der ADL-Performanz. Die enabling-basierte Gruppe hatte im Vergleich zur Standard-Versorgung signifikant größere Verbesserungen sowohl bei der Performanz als auch bei der Zufriedenheit mit den ADLs. Es fanden sich keine signifikanten Unterschiede zwischen den beiden Ergotherapie-Gruppen.

5.3.2 Verhaltensinterventionen zur Förderung der körperlichen Bewegung

In acht Studien wurde die Wirksamkeit von Verhaltensstrategien zur Verbesserung der Teilnahme an körperlicher Aktivität untersucht. In einer randomisiert-kontrollierten Studie wurde die Wirkung von individuell ausgearbeiteten Ratschlägen zur Bewegung, die an den von den Teilnehmern ausgewählten Aktivitäten orientiert waren, untersucht (Halbert, Crotty, Weller, Ahern & Silagy, 2001). Abgesehen von anfänglichen Vorteilen bei der Frequenz und der Dauer der Übungen in der Interventionsgruppe, gab es keine signifikanten Unterschiede zwischen der Interventions- und den Kontrollgruppen bei diesen oder andere Messungen, etwa bei Schmerzen, Steifheit, Funktion und klinischen Symptomen nach 12 Monaten.

In einer Level-II-Studie wurde die Wirksamkeit von zwei Programmen, die die Sozialkognitive Lerntheorie nutzten, miteinander verglichen: (1) Ein Programm der *Active Choices,* das eine telefonische Unterstützung, angepasst an die Bereitschaft zur Veränderung der jeweiligen Teilnehmer, nutzte und (2) ein *Active Living Every Day*-Programm mit Gruppensitzungen zur Förderung der körperlichen Aktivität (Baruth & Wilcox, 2011). Beide Interventionen führten zu signifikanten Verbesserungen der körperlichen Aktivität und zur Zufriedenheit mit der körperlichen Funktion.

In drei Studien wurde der Einfluss von *Activity pacing* (Aktivitätsstimulation) zur Erhöhung der körperlichen Aktivität und zur Verbesserung der Arthrose-Symptome untersucht. In einem RCT wurde die Wirksamkeit von Ergotherapie-geleitetem Aktivitätsstimulations-Training plus Übungen untersucht (Murphy et al.,2008). Die Gruppe mit dem Aktivitätsstimulations-Training plus Übungen hatte signifikante Verbesserungen bei der erhöhten körperlichen Aktivität, aber nicht-signifikante Verbesserungen bei den Schmerzen und der allgemeinen körperlichen Aktivität, im Vergleich mit der Gruppe mit Gesundheitsschulung und Übungen. In einer nachfolgenden Studie zu *Pacing Training*, zugeschnitten auf individuelle Bedürfnisse und Fertigkeiten, hatten die Interventionsteilnehmer signifikant weniger Beeinträchtigungen durch Fatigue, aber keinen Rückgang der Schmerzen im Vergleich mit der Gruppe, die die allgemeine *Pacing*-Schulung erhielt (Murphy, Lyden, Smith, Dong & Koliba, 2010). Eine sekundäre Analyse zeigte im Laufe der Zeit signifikante Verbesserungen der Gelenk-Steifheit bei den Teilnehmern, die die individuell zugeschnittene Intervention erhielten (Schepens, Braun & Murphy, 2012).

Drei Artikel nutzten den Datensatz einer randomisiert-kontrollierten Studie, um über die Wirkung einer verhaltensentsprechenden Intervention mit Edukation, Aktivitäten-Tagebuch und Leistungsdiagrammen zu berichten (Pisters, Veenhof, Schellevis, De Bakker, & Dekker, 2010; Veenhof et al., 2006, 2007). Eine Studie fand signifikante Verbesserungen der Schmerzen und der funktionellen Fähigkeiten, sowohl in der Verhaltens-Aktivitäts-Gruppe als auch in den Gruppen mit der Standardversorgung mit keinen signifikanten Unterschieden zwischen den Gruppen (Veenhof et al., 2006). Die zweite Studie berichtet davon, dass die Teilnehmer mit niedriger interner Kontrollüberzeugung (*locus of control*) zu ihren körperlichen Funktionen signifikante Rückgänge des Schmerzes im Vergleich mit der Kontrollgruppe hatten (Veenhof et al., 2007). Die dritte Studie, die die sekundären Outcomes analysierte, berichtet von signifikant mehr Übungen und Aktivitäten zu Hause bei den Teilnehmern der Interventionsgruppe im Vergleich zur Kontrollgruppe. Nach 65 Wochen blieb die Übungsperformanz signifikant verbessert, doch bei den Aktivitäten zu Hause war das nicht mehr so (Pisters et al., 2010).

5.3.3 Interventionen mit körperlicher Bewegung

Die Interventionen zu körperlicher Bewegung wurden in vier Unterthemen eingeteilt:
- Wassergymnastik (n=4)
- Bodengestützte Übungen (n=10)

- Übungen zur Kräftigung der oberen Extremität (n=2)
- (4) Yoga und Tai-Chi (n=4)

Wassergymnastik

In vier Studien (drei Level-I-RCTs, eine Level-II-Studie) wurden Wassergymnastik-Programme untersucht. In einer randomisiert-kontrollierten Studie wurde Wassergymnastik mit einer Kontrollbedingung verglichen und dabei eine Verbesserung der Lebensqualität festgestellt (Cadmus et al., 2010). In einem anderen RCT, der Wassergymnastik alleine mit Wassergymnastik zusammen mit einer Schulung und mit einer Kontrollbedingung verglich, stellte sich heraus, dass die Wassergymnastik-Gruppe mit Schulung im Vergleich zu den beiden anderen Bedingungen zu einem signifikant verbesserten Vertrauen ins eigene Gleichgewicht sowie zu einer signifikant verbesserten funktionellen Mobilität führte (Arnold & Faulkner, 2010). Es wurden zwischen der Wassergymnastikgruppe alleine und der Kontrollgruppe keine Unterschiede festgestellt.

Ein RCT (Kim et al., 2012) und eine Level-II-Studie (Lin, Davey & Cochrane, 2004) berichten über den Rückgang der Schmerzen nach der Teilnahme an Wassergymnasik-Programmen. Kim et al. (2012) Studie berichtet über Verbesserungen der Selbstwirksamkeit und der depressiven Symptome und Lin et al. (2004) fanden auch Verbesserungen der funktionellen Fähigkeiten.

Bodengestützte Übungsprogramme

Ein systematischer Review, sieben RCTs und zwei Level-III-Studien untersuchten gemeindenahe Übungsprogramme und Übungsprogramme für zu Hause.

Der systematische Review umfasste 16 randomisiert-kontrollierte Studien mit gemeindenahen Übungsprogrammen. Überwiegend umfassten diese Programme Ausdauertraining, Gleichgewichtstraining, Training gegen Widerstand und Bewegungsübungen (Desveaux, Beauchamp, Goldstein & Brooks, 2014). Aus den zehn Artikeln, bei denen auch Menschen mit Arthrose teilnahmen, schließt der Review, dass gemeindenahe Übungsprogramme im Vergleich zur Standardversorgung zu signifikant stärkeren Verbesserungen der funktionellen Fähigkeiten und der Lebensqualität führen.

In sechs Studien (fünf mit Level-I, eine mit Level-III) wurden Gruppenprogramme kombiniert mit Übungsprogrammen zu Hause untersucht. Ein RCT, der Gruppen und Übungen zu Hause mit Diathermie verglich, fand reduzierte Schmerzen sowie verbesserte funktionelle Fähigkeiten und Mobilität in beiden Gruppen und keine signifikanten Unterschiede zwischen den Gruppen (Bezalel, Carmeli & Katz-Leurer, 2010). Allerdings fanden sich beim Follow-up nach acht Wochen signifikante Gruppenunterschiede zugunsten der Übungsgruppe bezüglich Mobilität, Schmerzen und funktionelle Fähigkeiten.

Zwei Level-I-Studien untersuchten Daten aus dem gleichen RCT, der *Aerobic Walking*, Training gegen Widerstand und eine Aufmerksamkeits-Kontrollbedingung miteinander verglich. In beiden aktiven Gruppen waren nach der Intervention signifikante Verbesserungen im Gleichgewicht und bei den funktionellen Fertigkeiten feststellbar (Messier et al., 2000). Zudem hatten sie beim Follow-up nach 18 Monaten im Vergleich mit der Aufmerksamkeitskontrollgruppe weniger wahrscheinlich Schwierigkeiten bei den ADLs (Penninx et al., 2001).

In zwei randomisiert-kontrollierten Studien wurde die Wirksamkeit von Aerobic Walking kombiniert mit Training gegen Widerstand untersucht. Eine Studie kam zu dem Schluss, dass ein sechsmonatiges Programm mit Gehen und Übungen gegen Widerstand im Vergleich zu einem reinen Schulungsprogramm zu verbesserter Lebensqualität, besseren funktionellen Fertigkeiten und zu weniger starken Arthrose-Symptomen führte (Dias, Dias & Ramos, 2003). Die andere Studie verglich Aerobic Walking plus Training gegen Widerstand mit einer Kontrollbedingung, bei der ein Ratgeber-Buch zur Verfügung gestellt wurde (Hughes et al., 2006). In der Interventionsgruppe wurden im Vergleich mit der Kontrollgruppe signifikante Verbesserungen der Selbstwirksamkeit, der Gelenk-Steifheit und der Trainingszeit festgestellt. Der Nutzen der Intervention in Bezug auf die Selbstwirksamkeit und auf die Zeit, die trainierend verbracht wurde, blieb auch bei den Follow-ups nach 6 und 12 Monaten bestehen.

Eine Level-III-Studie untersuchte die Wirksamkeit von zwei separaten Gruppen plus Übungsprogramm für zu Hause, eine für Menschen mit Knie-Arthrose und eine für Menschen mit Hüft-Arthrose (de Jong, Hopman-Rock, Tak & Klazinga, 2004). Nach der Intervention wurden bei den Teilnehmern beider Programme Verbesserungen bei Schmerzen und Selbstwirksamkeit, jedoch nicht bei der Mobilität festgestellt. In einer anderen Level-III-Studie wurde die Wirkung eines häuslichen Übungsprogramms und eines Gleichgewichtsprogramms miteinander verglichen. Nach der Intervention wurden Verbesserungen beim Gleichgewicht, beim funktionellen Greifen, bei der Schrittlänge, bei den Werten zu *sit-to-stand* und beim Aktivitätsgrad festgestellt, zudem auch ein vermindertes Sturzrisiko und weniger Angst, zu stürzen (Williams, Brand, Hill, Hunt & Moran, 2010).

In zwei RCTs wurden Übungen alleine mit Kombinationen von Interventionen ohne Übungen verglichen. In einem RCT wurden drei Bedingungen miteinander verglichen: (1) Übungen, (2) Diät, (3) Übungen kombiniert mit einer Diät. Bei der dritten Gruppe wurden im Vergleich zu den anderen Konditionen signifikante Verbesserungen der funktionellen Fertigkeiten und der Lebensqualität festgestellt (Rejeski et al., 2002). Die andere randomisiert-kontrollierte Studie verglich vier Bedingungen miteinander: (1) ein Übungsprogramm, (2) ein Gespräch mit einem Rheumatologen bezüglich Schmerzen und funktioneller Beeinträchtigung, (3) das Übungsprogramm kombiniert mit einem Gespräch mit einem Rheumatologen und (4) eine Kontrollbedingung mit Standardversorgung (Ravaud et al., 2004). Nach 24 Wochen gab es in allen Gruppen Verbesserungen bezüglich Schmerzen und Funktion mit keinen signifikanten Unterschieden zwischen den Gruppen.

Übungen zur Kräftigung der oberen Extremität
Die Wirksamkeit eines Intervall-Krafttrainingsprogramms für Menschen mit Hüftgelenksersatz wurde innerhalb eines kleinen RCT untersucht, von dem in zwei Veröffentlichungen berichtet wird (Maire et al., 2003, 2004). Kardiorespiratorische Funktion, funktionelle Fertigkeiten, die Gehstrecke und die Qualität der Gangbewegung verbesserten sich in der Gruppe mit dem Krafttrainingsprogramm signifikant im Vergleich zur Kontrollgruppe (Maire et al., 2003), genauso auch die Gehstrecke (Maire et al., 2004).

Yoga und Tai-Chi
In zwei Level-III-Studien wurde die Wirksamkeit von Interventionen mit Yoga untersucht. In einer Studie wurde Yoga im Sitzen auf einem Stuhl mit Reiki und einer Schulung verglichen (Park, McCaffrey, Dunn & Goodman, 2011). In der Yoga-Gruppe verbesserten sich die funktionellen Fertigkeiten im Vergleich zur Reiki- und der Schulungsgruppe signifikant. Keine signifikanten Gruppenunterschiede wurden für Depression, Schmerzen oder Steifheit gefunden. Interviews nach der Intervention zeigten, dass durch Yoga die Schmerzen reduziert, die Bewegung und das Wohlbefinden verbessert wurden und dass ein Gefühl der Sicherheit entstand. Reiki wurde in den Interviews als entspannend und beruhigend empfunden. Die Schulung alleine bewirkte wenig zur Linderung der Schmerzen.

Die andere Level-III-Studie evaluierte die Wirksamkeit von wöchentlichem Hatha-Yoga kombiniert mit nächtlichen Yoga-Sitzungen zur Schlafenszeit (Taibi & Vitiello, 2011). Die Ergebnisse zeigen signifikante Verbesserungen der Schlaflosigkeit, jedoch nicht der funktionellen Fertigkeiten, der depressiven Symptome oder des Schmerzes.

Die Wirksamkeit von Tai-Chi wurde in zwei Level-I-Studien evaluiert. Ein systematischer Review und eine Meta-Analyse zu Tai-Chi für Menschen mit Kniearthrose zeigte moderate Evidenz für eine kurzzeitige Wirksamkeit von Tai-Chi zur Verbesserung von Schmerzen, funktioneller Fertigkeit und Steifheit (Lauche, Cramer, Dobos, Langhorst & Schmidt, 2013). In einer randomisiert-kontrollierten Studie wurde ein Rückgang der Angst vor Stürzen und eine verbesserte Knie-Extensor-Stärke durch Tai-Chi im Vergleich mit einer Kontrollgruppe, die ein Selbsthilfe-Schulungsprogramm erhielt, festgestellt (Song, Roberts, Lee, Lam & Bae, 2010).

5.4 Interventionen bei Fibromyalgie (FM)

Den Menschen mit Fibromyalgie wird häufig Ergotherapie verordnet, um den Umgang mit den Schmerzen und mit der Fatigue anzugehen, für Übungen oder bei Beeinträchtigungen der Betätigungsperformanz. Ein Verständnis für die Wirksamkeit von Interventionen für diese Outcomes, kann der Ergotherapeutin dabei helfen, evidenzbasierte Interventionen für Menschen mit Fibromyalgie auszuwählen.

5.4.1 Multidisziplinäre Interventionen

Fibromyalgie betrifft sowohl physische als auch psychologische Aspekte im Leben eines betroffenen Menschen. Diese Komplexität hat zur Entwicklung multidisziplinärer Interventionen geführt. Drei systematische Reviews und Meta-Analysen und fünf RCTs liefern Level-I-Evidenz für die Wirksamkeit multidisziplinärer Interventionen.

In einem systematischen Review zu 17 Studien (Burckhardt, 2006) wurde der Rückgang von Schmerzen (visuelle analoge Skala oder eine numerische Skala mit 10 Werten), eine verbesserte körperliche Fitness (*6-min Walk test*) und eine bessere Funktion nach dem *Fibromyalgia Impact Questionnaire* (FIQ) festgestellt. Ein nachfolgender systematischer Review mit einer Meta-Analyse von Häuser, Bernardy, Arnold, Offenbächer und Schiltenwolf (2009) umfasste neun RCTs und fand Evidenz für eine Reduzierung der Schmerzen, der Fatigue und der depressiven Symptome sowie für eine verbesserte Lebensqualität nach der Intervention, mit jedoch keiner Veränderung des Schlafs. Es gab keine Langzeitveränderungen, außer für die körperliche Fitness.

Nüesch, Häuser, Bernardy, Barth und Jüni (2013) führten eine Meta-Analyse pharmakologischer und nicht-pharmakologischer Interventionen durch. Im Bereich der nicht-pharmakologischen Interventionen berichten sie, dass mehrkomponentige Interventionen (Kombination aus Übungen und psychologischen Interventionen), gefolgt von CBT und aeroben Übungen in Bezug auf die Verbesserung von Schmerzen und Lebensqulität wirksam waren. Die Evidenz für die Wirkung auf die Fatigue oder den Schlaf war nicht eindeutig.

Von den fünf RCTs berichten vier von Verbesserungen der Funktion (Castel et al., 2013; Lera et al., 2009; Martín et al., 2012; van Eijk-Hustings et al., 2013), eine RCT berichtet von Verbesserungen beim Schmerz (Martín et al., 2012) und zwei RCTs berichten von einem verbesserten Schlaf (Castel et al., 2013; Martín et al., 2012). Zwei der RCTs berichten von Verbesserungen der depressiven Symptome (Castel et al., 2013; Martín et al., 2012) und einer berichtet von keinen Unterschieden (Hamnes, Mowinckel, Kjeken, & Hagen, 2012) für die multidisziplinäre Gruppe im Vergleich mit der Kontrollgruppe.

5.4.2 Interventionen mit körperlicher Aktivität

Die in diesen Artikeln untersuchten Interventionen mit körperlicher Aktivität wurden in sieben Untergruppen aufgeteilt:
- Kombinierte oder gemischte Übungen (n=6)
- Krafttraining (n=5)
- Aerobes Training (n=2)
- Trainingsformen im Wasser (n=1)
- Sonstige Übungen (n=4)
- Tai-Chi, Yoga und Pilates (n=5)
- Aktivitätsbasierte Interventionen (n=2).

Kombinierte Übungen
Diese Untergruppe umfasst sechs Studien, in denen die Intervention mehr als eine Art von Übung umfasste, wie z. B. aerobe Übungen in Verbindung mit Kräftigung oder Übungen im Wasser kombiniert mit Beweglichkeitsübungen und Kräftigungsübungen. Der Cochrane Review von Busch, Barber, Overend, Peloso und Schacter's (2007) umfasst 34 RCTs, die Übungen mit Bedingungen ohne Übungen und mit Kontrollbedingungen verglichen. Von den 34 RCTs, evaluierten 11 kombinierte Übungen, aber Busch et al. folgerten, dass nicht genug Studien eine unbehandelte Kontrollgruppe hatten, um eine Aussage zum Nutzen von kombinierten Übungen treffen zu können.

Eine Meta-Analyse mit neun Studien verglich aerobes Training, *pool-based exercise* (Therapie im Bewegungsbad), beaufsichtigtes Krafttraining und leichtes aerobes Training zu Hause mit einer Kontrollbedingung ohne Übungen (Kelley, Kelley & Jones, 2011). Die Ergebnisse deuten darauf hin, dass die Übungen zu einer Verbesserung der druckschmerzhaften Punkte bei Menschen mit Fibromyalgie führen.

Zwei RCTs mit ausschließlich weiblichen Teilnehmerinnen evaluierten verschiedene Kombinationen von Übungen. In einer Studie wurde aerobe, Kraft- und Beweglichkeitsübungen kombiniert (Sañudo, Galiano, Carrasco, de Hoyo, & McVeigh, 2011), eine andere Studie kombinierte Übungen im Wasser, an Land und ein aerobes Übungsprogramm (Latorre et al., 2013). In beiden Studien führten die Interventionen im Vergleich zu den Gruppen ohne Übungen und verglichen mit der Standardversorgung zu signifikanten Verbesserungen der Symptome und der FIQ-Werte.

In einem RCT wurde die Wirkung von aeroben Übungen und von Krafttraining untersucht und es wurde festgestellt, dass beide Arten von Übungen zur Reduzierung von Schmerzen führten (Hooten, Qu, Townsend, & Judd, 2012). Im Gegensatz dazu führte ein vierarmiger RCT (Übungen-Medikamente, *diet recall*[8]-Medikamente, Placebo-Übungen, Placebo-*diet recall*) in keiner der Kombinationen zu einer Verbesserung der Fibromyalgie-Symptome, der FIQ-Werte oder des Schmerzes. In den beiden Übungsgruppen konnte die Fatigue vermindert werden (Jones et al., 2008).

Krafttraining
Zwei Cochrane Reviews umfassten insgesamt fünf Studien zu Training gegen Widerstand (Busch et al., 2007, 2013). Busch et al. (2007) untersuchten drei RCTs zu Training gegen Widerstand und kamen zu dem Ergebnis, dass Krafttraining zur Verbesserung der Schmerzen, der Druckschmerzpunkte, der Depression und der Fibromyalgie-Symptome (gemessen mit dem FIQ) führte. Busch et al. (2013) schlossen noch zwei zusätzliche RCTs zu Training gegen Widerstand mit ein und kamen zu dem Schluss, dass moderates bis intensives Training gegen Widerstand als

---

[8] Erhebung zur Ernährung (Befragung) (Anm. des Lektorats)

sicher für Menschen mit Fibromyalgie eingestuft wurde und dass sich die FIQ-Werte, der Schmerz, die selbst eingeschätzte körperliche Funktion und die Kraft verbesserten. Allerdings stuften die Autoren die Evidenz als niedrige Qualität ein. Zudem berichten Busch et al. (2013), dass moderates Widerstandstraining im Vergleich zum aerobenTraining weniger wirksam beim Reduzieren der Schmerzsymptome und der Schlafstörungen war, jedoch war es dem Beweglichkeitstraining überlegen.

Aerobes Training
Der Cochrane Review von Bush et al. (2007) evaluierte auch die Wirksamkeit von aerobem Training. Der Review, der 15 RCTs umfasste, kam zu dem Ergebnis, dass aerobe Übungen von mittlerer Intensität positive Auswirkungen auf das Wohlbefinden und die FIQ-Werte zu haben scheint, jedoch wenig Wirkung auf die Druckschmerzpunkte. Eine randomisiert-kontrollierte Studie, die nicht im Review von Bush beurteilt wurde, verglich Nordic Walking von mittlerer bis hoher Intensität mit Gehen (Walking) mit niedriger Intensität (Mannerkorpi, Nordeman, Cider, & Jonsson, 2010). In der Gruppe mit der hohen Trainingsintensität verbesserten sich zu Beginn die FIQ-Funktionswerte, aber in dieser Gruppe gab es keine Verbesserungen der Gesamtwerte im FIQ oder bei den Schmerzen im Vergleich zur Gruppe mit der niedrigen Trainingsintensität. Die Veränderungen bestanden beim Follow-up nach sechs Monaten nicht mehr.

Trainingsformen im Wasser
Ein Cochrane Review umfasste 16 RCTs, die Wasserübungen mit Übungen an Land oder mit einer anderen Form des Trainings im Wasser als Kontrollbedingung verglichen (Bidonde et al., 2014). Die Ergebnisse zeigen an, dass Trainingsübungen im Wasser die multidimensionale Funktion (Fragebogen zur Selbstauskunft und FIQ), die selbst eingeschätzte körperliche Funktion (FIQ und „medical Outcomes Study 36-Item Short Form Health Survey") den Schmerz und die Steifheit im Vergleich mit einer Kontrollbedingung verbesserten.

Sonstige Übungen
Zwei RCTs untersuchten ein multimodales Übungsprogramm kombiniert mit einer Modalität. In einer RCT wurden aerobe Übungen, Massage, ischämischer Druck und Thermotherapie kombiniert (Casanueva-Fernández, Llorca, Rubió, Rodero-Fernández, & González-Gay, 2012), in der anderen RCT wurden Dehnungen mit Selbstmassage (mit Holzstäben und Tennisbällen) kombiniert (Field, Delage, & Hernandez-Reif, 2003). Die Teilnehmer der Studie von Field et al. (2003) hatten eine verbesserte Stimmung, weniger Ängste und weniger Schmerzen im Vergleich mit der Entspannungs-Kontrollgruppe. Die Teilnehmer der Studie von Casanueva-Fernández et al. (2012) hatten eine bessere allgemeine Gesundheitswahrnehmung und ein besseres soziales Funktionsniveau.

Zwei zusätzliche randomisiert-kontrollierte Studien evaluierten die Wirksamkeit von Übungen kombiniert mit transkutaner elektrischer Nervenstimulation (TENS) oder chiropraktischer Behandlung. Mutlu, Paker, Bugdayci, Tekdos und Kesiktas (2013) ergänzten TENS innerhalb der ersten drei Wochen eines Programms mit Aerobic, Dehnung und Kräftigung. In diesem RCT gab es auch eine Gruppe ohne TENS-Behandlung. Beide Gruppen hatten Verbesserungen bei der Anzahl der Druckschmerzpunkte, dem Schmerz und den FIQ-Werten, ohne Unterschiede zwischen den Gruppen. Panton et al. (2009) verglichen Training gegen Widerstand plus chiropraktische Behandlung mit Training gegen Widerstand alleine. Beide Gruppen hatten Verbesserungen der Kraft, Verbesserungen der Druckschmerzpunkte und der FIQ-Werte. Somit schien der zusätzliche Einsatz von chiropraktischer Behandlung nicht zu einer größeren Veränderung beim Schmerz, bei den Druckschmerzpunkten oder den FIQ-Werten zu führen, aber es schien die Teilnahmequote am Programm mit dem Training gegen Widerstand zu erhöhen.

Tai-Chi, Yoga und Pilates
Zwei RCTs untersuchten die Wirksamkeit eines 12-wöchigen Yang-Style Tai-Chi-Programms im Vergleich mit einer Schulungsgruppe und mit einer Kontrollbedingung ohne Übungen (Jones et al., 2012; Wang et al., 2010). Die Teilnehmer in beiden Studien hatten verbesserte FIQ-Werte und weniger Schmerzen im Vergleich mit den Kontrollgruppen.

Zwei randomisiert-kontrollierte Studien evaluierten die Wirksamkeit von Interventionen mit Yoga. Carson et al. (2010) teilte ausschließlich Frauen in zwei Gruppen ein: ein achtwöchiges Yoga-Programm, entwickelt für Menschen mit Fibromyalgie und eine Wartelisten-Kontrollbedingung. Zusätzlich zu verbesserten FIQ-Werten hatten die Teilnehmerinnen der Yoga-Gruppe Verbesserungen der Schmerzen, der Strategien, mit den Schmerzen umzugehen, der Fatigue, der Steifheit, der Depression, beim Gedächtnis, bei den Ängsten, bei der Schmerzempfindlichkeit, beim Gleichgewicht und der Empfindlichkeit gegenüber der Umwelt. Da Silva, Lorenzi-Filho und Lage (2007) verglichen ein entspannendes Yoga mit einem entspannenden Yoga plus Berührung. In beiden Gruppen zeigten sich Verbesserungen der Schmerzen und der FIQ-Werte, mit keinem Unterschied zwischen den Gruppen.

Eine randomisiert-kontrollierte Studie evaluierte die Wirksamkeit von Pilates bei Frauen mit Fibromyalgie. Altan, Korkmaz, Bingol und Gunay (2009) verglichen 12 Wochen Pilates (jeweils eine Stunde, dreimal pro Woche) mit einem Entspannungs-und Dehnungsprogramm für zu Hause. Am Ende der Intervention wurden Verbesserungen bei den FIQ-Werten und bei den Schmerzwerten festgestellt.

Aktivitätsbasierte Interventionen
Um herauszufinden, ob die aerobe Aktivität, die FIQ-Werte und die Bewertung der Schmerzen verbessert werden können, wurde in einem RCT *Motivational Interviewing* (MI) eingesetzt (Ang, Kaleth et al., 2013). Die Teilnehmer am *Motivational Interviewing* erhielten ein Trainingsprogramm und zwei Wochen lang betreute Trainingseinheiten. Sie wurden anschließend dazu angehalten, die Übungen an drei bis vier Tagen pro Woche (jeweils 30 Minuten lang) weiterzuführen. Nach der ersten Einweisung erhielten die Teilnehmer sechs Telefonanrufe, die zu den Übungen motivieren sollten. Der Einsatz des MI führte zu einem kurzzeitigen Nutzen, jedoch im Vergleich mit der Schulungs-Kontroll-Gruppe zu keiner langfristigen Veränderung (nach sechs Monaten). Die gleichen Teilnehmer der Motivational-Interviewing-Gruppe wurden in einem zweiten Artikel, in dem das Verhältnis zwischen moderater und starker körperlicher Aktivität evaluiert wurde (≥ 10 metabolische-äquivalente Stunden pro Woche mehr als die üblichen Aktivitäten) und die Outcomes betreffend der Fibromyalgie nochmals befragt (Kaleth, Saha, Jensen, Slaven, & Ang, 2013). Die Teilnehmer, die die moderate bis starke körperliche Aktivität über einen Zeitraum von 12 Wochen aufrechterhielten oder verbesserten, hatten Verbesserungen der FIQ-Werte.

Eine randomisiert-kontrollierte Studie untersuchte 60-minütige Gruppensitzungen, die zur Verbesserung der körperlichen Aktivität für Menschen mit Fibromyalgie entwickelt wurden (Fontaine, Conn, & Clauw, 2011). Im Vergleich zur Fibromyalgie-Schulungsgruppe wurden bezüglich Funktion oder Schmerzen keine Unterschiede festgestellt.

5.4.3 Psychoedukative Interventionen

Die in den Artikeln untersuchten psycho-edukativen Interventionen wurden in vier Unterthemen eingeteilt:
- CBT (n=3)
- Selbstmanagement (n=2)
- Entspannung und Stressmanagement (n=5)
- Emotionale Selbstoffenbarung (n=3)

Kognitive Verhaltenstherapie (CBT)
Interventionen der kognitiven Verhaltenstherapie nutzen kognitive Techniken, um Verhalten und dysfunktionale Gedankenmuster zu verändern. Ein systematischer Review mit Meta-Analyse fand Evidenz, dass CBT depressive Stimmungen reduziert, aber keine Evidenz für die Verbesserung von Schmerzen, Fatigue, Schlaf oder Lebensqualität (meist gemessen mit dem FIQ) nach der Intervention oder beim Follow-up (Bernardy, Füber, Köllner, & Häuser, 2010). Ein späterer Cochrane Review der gleichen Gruppe folgerte, dass CBT nach der Intervention und beim Langzeit-Follow-up einen geringen Nutzen in Bezug auf Schmerzen, negative Stimmung und Funktion hatte (Bernardy, Klose, Busch, Choy, & Häuser, 2013).

In einer randomisiert-kontrollierten Studie wurde CBT zusammen mit medikamentöser Therapie mit zwei anderen Interventionen – Edukation mit der gleichen medikamentösen Therapie und CBT mit einem Placebo – verglichen. Verbesserungen bei Schmerzen und Funktion in der CBT-Gruppe waren Verbesserungen in der kombinierten Gruppe ähnlich (Ang, Jensen, et al., 2013). CBT führte außerdem zu signifikanten Verbesserungen der Funktion im Vergleich mit der Edukationsgruppe mit medikamentöser Therapie, jedoch ohne Unterschied bei den Schmerzen. Zwischen den Gruppen wurden bezüglich FIQ-Werten oder Depression keine Unterschiede gefunden.

Selbstmanagement
Ein Cochrane-Review von Bernardy et al. (2013) umfasste drei Studien zu Selbstmanagement-Interventionen. Für die Wirksamkeit von Selbstmanagement-Programmen wurde keine Evidenz bzgl. Schmerzen, Stimmung oder Funktion gefunden.

Zwei RCTs waren nicht bei Bernardy et al. (2013) miteingeschlossen. Im ersten RCT untersuchten Camerini und Schulz (2012) eine internetbasierte Intervention, bei denen die Teilnehmer nach dem Zufallsprinzip einer von drei Gruppen zugeteilt wurden, die sich im Level der Interaktivität mit der Website unterschieden. Zwischen den einzelnen Gruppen wurden bezüglich der gewonnenen Erkenntnisse, Empowerment oder Verbesserungen von Symptomen oder Funktion keine Unterschiede festgestellt. Hunt und Bogg's (2000) nutzte ein Face-to face-Gruppenformat, das Edukation und verhaltensbezogene Ansätze einsetzte. Bezüglich Schmerzen, Fatigue oder Schlaf waren nach der Intervention keine signifikanten Verbesserungen festzustellen. In Übereinstimmung mit den Ergebnissen von Bernardy et al., führten, unabhängig vom Format, die Selbstmanagement-Interventionen im Vergleich zu den Kontrollbedingungen nicht zu signifikanten Veränderungen.

Entspannung und Stressmanagement

In Entspannungs- und Stressmanagement-Interventionen wird Entspannung gelehrt, so z. B. auch Achtsamkeit und geführte Visualisierung (GI= Guided Imagery). Drei Studien befassen sich mit achtsamkeitsbasierten Interventionen. Die Meta-Analyse von Lauche et al. (2013) mit sechs Artikeln kam zu der Erkenntnis, dass achtsamkeitsbasierte stressreduzierende Interventionen geringe kurzzeitige Auswirkungen auf die Lebensqualität und die Schmerzen haben, jedoch auf Grundlage von Evidenz von geringer Qualität. Der Analyse nach bestehen im Vergleich mit der Standardversorgung oder mit der aktiven Kontrollbedingung keine Langzeit-Effekte und keine Evidenz für Verbesserungen der Fatigue, des Schlafs oder der Depression.

In einem RCT wurde eine achtwöchige, einmal pro Woche stattfindende achtsamkeitsbasierte Intervention untersucht (Parra-Delgado & Latorre-Postigo, 2013). Verglichen mit der Kontrollgruppe hatte die Interventionsgruppe signifikante Verbesserungen der FIQ-Werte direkt nach der Intervention und Verbesserungen der Depression beim Follow-up nach drei Monaten. In einem anderen RCT wurde eine achtsamkeitsbasierte Online-Intervention mit Fokus auf Schmerzen, Coping und soziale Beziehungen untersucht (Davis & Zautra, 2013). In dieser Studie wurden in der Interventionsgruppe im Vergleich mit der Kontrollgruppe Verbesserungen der Schmerzen, der sozialen Funktion und beim Umgang mit Stress festgestellt.

Zwei RCTs der gleichen Forschergruppe untersuchten die Wirksamkeit einer Intervention mit geführter Visualisierung (*Guided Imagery*). Dabei wurden drei 20-minütige Entspannungseinheiten zum Hören sowie eine geführte Visualisierung mit Tonband eingesetzt. In der früheren Studie zeigten sich in der Interventionsgruppe im Vergleich mit der Kontrollgruppe signifikante Verbesserungen der FIQ-Werte, der Selbstwirksamkeit für Schmerzen und andere Symptome (Menzies, Taylor, & Bourguignon, 2006). In der neueren Studie hatte die Gruppe mit der geführten Visualisierung signifikant verbesserten Schmerz und weniger Fatigue, sowie weniger Depression und Stress als die Gruppe mit der Standardversorgung (Menzies, Lyon, Elswick, McCain, & Gray, 2014).

Emotionale Selbstoffenbarung

Emotionale Selbstoffenbarung ist eine Intervention, bei der Menschen über Ereignisse, die starke emotionale Gedanken auslösen, schreiben oder sprechen (Gillis, Lumley, Mosley-Williams, Leisen, & Roehrs, 2006). In zwei randomisiert-kontrollierten Studien schrieben die Teilnehmer über Ereignisse, die starke emotionale oder belastende Gefühle hervorrufen. Die Kontrollgruppen waren neutrale Schreibgruppen (Broderick, Junghaenel, & Schwartz, 2005) sowie Standardversorgung (Gillis et al., 2006). Broderick et al. (2005) stellten vier Monate nach der emotionalen Selbstoffenbarung unter kontrollierten Laborbedingungen weniger Schmerzen und Fatigue fest. Diese Verbesserungen blieben beim Follow-up nach zehn Monaten nicht bestehen. Gillis at al. (2006), die eine Schreibintervention bei den Menschen zu Hause durchführten, berichten von Verbesserungen beim Schlaf und marginalen Verbesserungen der FIQ-Werte beim Follow-up nach drei Monaten. Die Verbesserungen direkt nach der Intervention und beim Follow-up nach einem Monat waren statistisch nicht signifikant. In der Selbstoffenbarungsgruppe gab es eine unmittelbare Steigerung der schlechten Stimmung, aber diese Verbesserung bestand beim Follow-up nach drei Monaten nicht mehr.

In einer dritten randomisiert-kontrollierten Studie wurde die Intervention mit der schriftlichen Selbstoffenbarung von Übungen zur Wahrnehmung der Gefühle und von Gruppensitzungen zum Umgang mit dem Schmerz begleitet (Hsu et al., 2010). In der Interventionsgruppe zeigten sich Verbesserungen der Schmerzen, der Fatigue, der FIQ-Werte und eine höhere Schmerzschwelle im Vergleich zur Kontrollgruppe. Alle Verbesserungen, außer zur Fatigue, bestanden auch noch beim Follow-up nach sechs Monaten.

5.5 Interventionen bei Systemischem Lupus Erythematodes (SLE)

Zu Ergotherapie bei Systemischem Lupus Erythematodes (SLE) ist in der Literatur wenig zu finden. Jedoch legt es die Komplexität der Erkrankung und deren Einfluss auf die Partizipation im täglichen Leben nahe, dass Ergotherapie eine wichtige Rolle beim Umgang mit dieser Erkrankung hat. Ein Verständnis für die Wirksamkeit von Interventionen, die auf die Verbesserung der Outcomes abzielen, kann Ergotherapeuten dabei helfen, sich für Ergotherapie für Menschen mit SLE auszusprechen und evidenzbasierte Interventionen auszuwählen.

5.5.1 Interventionen mit körperlicher Aktivität

Die Interventionen mit körperlicher Aktivität wurden in drei Untergruppen eingeteilt:
- Aerobes Training mit Anleitung (n=2)
- Aerobes Training mit Anleitung mit häuslichem Übungsprogramm (n=2)
- Häusliche Übungsprogramme (n=2)

Aerobes Training mit Anleitung
In zwei Studien (eine Level-II, eine Level-III) zu aerobem Training mit Anleitung wurden Übungen auf dem Laufband untersucht. Eine Level-II-Studie berichtet in der Interventionsgruppe im Vergleich zur Kontrollgruppe von signifikanten Verbesserungen der Depression, der Funktion, der Belastungstoleranz und der aeroben Kapazität (Carvalho et al., 2005). In einer Level-III-Studie hatten alle sechs Teilnehmer nach der Intervention weniger starke Fatigue, verbesserte Funktion sowie keine Verschlechterung der Krankheitssymptome. Die Veränderungen waren nicht statistisch signifikant (Clarke-Jenssen, Fredriksen, Lilleby, & Mengshoel, 2005).

Aerobes Training mit Anleitung und häuslichem Übungsprogramm
In zwei randomisiert-kontrollierten Studien wurden aerobe Trainingsprogramme mit häuslichen Übungsprogrammen untersucht. In einer Studie wurde ein aerobes Übungsprogramm mit einer Intervention mit Übungen zum Bewegungsausmaß und zur Kräftigung verglichen (Ramsey-Goldman et al., 2000). Die Teilnehmer beider Gruppen nahmen dreimal pro Wochen über einen Zeitraum von drei Monaten an einem betreuten Übungsprogramm teil, an das sich ein sechsmonatiges Heimtrainingsprogramm anschloss. In beiden Gruppen gab es Verbesserungen bei der Fatigue, beim funktionellen Status, bei der körperlichen Belastbarkeit und bei der Muskelkraft, ohne signifikante Unterschiede zwischen den Gruppen. Die Krankheitsaktivität verstärkte sich in keiner Gruppe.

Im zweiten RCT wurden aerobe Übungen mit Entspannung und der Standardversorgung verglichen (Tench, McCarthy, McCurdie, White, & D'Cruz, 2003). Sowohl die Übungs- als auch die Entspannungsgruppen hatten über einen Zeitraum von 12 Wochen alle 14 Tage betreute Sitzungen und wurden für ein Heimprogramm angeleitet, das dreimal pro Woche ausgeführt werden sollte. Fatigue und Übungsdauer verbesserten sich in der Übungsgruppe im Vergleich mit der Entspannungs- und mit der Kontrollgruppe signifikant. Für Schlaf, Depression oder Funktion wurden keine signifikanten Unterschiede zwischen den Gruppen festgestellt. Die Teilnehmer der Interventionsgruppe, die mit den Übungen nach der Intervention weitermachten, hatten im Vergleich zu den Teilnehmern, die die Übungen mit dem Ende der Intervention beendeten, signifikant niedrigere Fatigue-Werte.

Häusliche Übungsprogramme
In einer Level-III-Studie wurde die Wirksamkeit eines zehnwöchigen Wii Fit-Übungsprogramms (Nintendo, Kyoto, Japan) zu Hause untersucht (Yuen, Holthaus, Kamen, Sword, & Breland, 2011). Einer individuellen Einweisung folgten alle drei Wochen Besuche von einem der Wissenschaftler bei den Teilnehmern zu Hause und einmal wöchentlich die Betreuung per Telefon. Die Teilnehmer erlebten einen signifikanten Rückgang der Fatigue, der Ängste, der allgemeinen Schmerzen und der Belastung, jedoch keine Veränderung der Depressionen oder des Schlafs. Eine nachfolgende Analyse der qualitativen Interviews mit den Teilnehmern nach der Intervention zeigte, dass folgende Themen die Teilnehmer innerhalb des Programms motivierten: Freude, Nutzen für die Gesundheit, Erfolgsgefühle, das ethische Prinzip, eine Vereinbarung einzuhalten, mit der Absicht, anderen zu helfen und der Wunsch, jemanden „nicht fallen zu lassen" (Yuen et al., 2011).

5.5.2 Psycho-edukative Interventionen

Die hier untersuchten psycho-edukativen Interventionen wurden in zwei Untergruppen eingeteilt:
- Edukation und Selbstmanagement (n=4)
- CBT (n=3)

Edukation und Selbstmanagement

In einer Level-I-, in zwei Level-II- und in einer Level-III-Studie) wurde die Wirksamkeit von Edukations- und Selbstmanagement-Programmen für Menschen mit SLE untersucht. Die randomisiert-kontrollierte Studie von Karlson et al. (2004) schloss Menschen mit SLE und ihre Partner in den Interventions- und in den Kontrollgruppen mit ein. Die Intervention bestand aus einer einstündigen Sitzung, in der ein Problem identifiziert und eine Lösung entwickelt wurde, aus Kommunikation und sozialer Unterstützung, gefolgt von einer telefonischen Beratung (einmal pro Monat) über einen Zeitraum von sechs Monaten. Die Teilnehmer der Kontrollgruppe hatten ein 45-minütiges Treffen mit einem Berater, schauten ein Video an, in dem eine von SLE betroffene Person von ihren Erfahrungen erzählte und erhielten einmal monatlich Telefonanrufe, bei denen Daten zur aktuellen Krankheitsaktivität erfragt wurden. In der Interventionsgruppe wurden im Vergleich zur Kontrollgruppe signifikante Verbesserungen in der Kommunikation, bei der problemfokussierten Krankheitsverarbeitung, bei der sozialen Unterstützung, der Selbstwirksamkeit, der Fatigue, der mentalen Gesundheit und der körperlichen Funktion festgestellt.

In einer Level-II-Studie von Sohng (2003) wurde die Wirksamkeit eines sechswöchigen Selbstmanagement-Kurses für SLE evaluiert. In der Interventionsgruppe gab es im Vergleich zu einer alters- und geschlechtsspezifisch abgestimmten Kontrollgruppe signifikante Verbesserungen der Fatigue, der Depression, der Coping Skills (Fähigkeiten zur Krankheitsbewältigung) und der Selbstwirksamkeit. In der zweiten Level-II-Studie von Haupt et al. (2005) wurde eine Edukation-/Selbstmanagement-Intervention mit einer nicht-randomisierten Warteliste-Kontrollgruppe verglichen. Sechs Monate nach der Intervention zeigten sich bei den Teilnehmern der Interventionsgruppe signifikante Verbesserungen bei Depression, Ängsten, allgemeiner mentaler Belastung und bei der Lebensqualität. Es gab im Vergleich zur Kontrollgruppe keine Verbesserungen bei der Krankheitsaktivität.

In einer Level-III-Studie von Harrison et al. (2005) wurde eine achtwöchige Intervention zu kognitiven Strategien evaluiert, die von einem Ergotherapeuten geleitet wurde. Die Intervention, die aus einem Strategietraining mit Situationen aus dem echten Leben und mit psychosozialer Unterstützung besteht, führte zu Verbesserungen des Meta-Speichers (Metakognition), der funktionellen Krankheitsverarbeitung und der Selbstwirksamkeit. Die Autoren weisen darauf hin, dass Verbesserungen der Kognition auch bei der funktionellen und emotionalen Krankheitsbewältigung hilfreich sein könnten. Während der gesamten Studie wurde eine hundertprozentige Gedächtnisleistung beim Lernen beobachtet.

Kognitive Verhaltenstherapie (CBT)

In drei randomisiert-kontrollierten Studien (RCT) wurde kognitive Verhaltenstherapie eingesetzt. Zwei RCTs untersuchten die gleiche CBT-Intervention, die aus wöchentlichen Sitzungen mit Themen wie Stressreduktion, körperliche und psychologische Funktionen, Lebensqualität und Krankheitsaktivität bestand (Navarrete-Navarrete, Peralta-Ramírez, Sabio, et al., 2010; Navarrete-Navarrete, Peralta-Ramírez, Sabio-Sánchez, et al., 2010). Beide Artikel berichten von signifikanten Verbesserungen nach in der Interventionsgruppe, im einzelnen in der körperlichen Rollenfunktion, in der Vitalität, bei der generellen Gesundheit, bei der mentalen Gesundheit, der sozialen Funktion und den Schmerzen. Diese Unterschiede bestanden im Vergleich zur Kontrollgruppe nicht nur unmittelbar nach der Intervention, sondern auch noch beim Follow-up nach 15 Monaten. Zudem stellten Navarrete-Navarrete, Peralta-Ramírez, Sabio, et al. (2010) im Vergleich zur Kontrollgruppe in der Interventionsgruppe signifikante Verminderungen von Stress, Depression und Ängsten fest.

Im dritten RCT zu CBT wurde eine Biofeedback-unterstützte CBT (BF/CBT) Intervention mit einem *symptom monitoring suport* (SMS) und einer Kontrollbedingung mit Standard-Versorgung verglichen (Greco, Rudy, & Manzi, 2004). In der BF/CBT-Gruppe zeigten sich signifikante Verminderungen von Schmerzen, depressiven Symptomen, der Selbstwirksamkeit und beim selbst empfundenen Stresslevel im Vergleich mit der SMS- und mit der Kontrollgruppe. Die BF/CBT-Gruppe erlebte im Vergleich mit der SMS- und mit der Kontrollgruppe signifikant größere kurzzeitige Verbesserungen bei der selbst eingeschätzten körperlichen und psychologischen Funktion. Beim Follow-up nach neun Monaten gab es in der BF/CBT-Gruppe weiterhin signifikante Verbesserungen der Selbstwirksamkeit für den Umgang mit den Lupus-Symptomen, beim selbst empfundenen Stress, bei der Krankheitsaktivität, aber nicht bei den depressiven Symptomen (Greco et al., 2004).

6 Schlussfolgerungen für Praxis, Ausbildung und Forschung

Die sytematische Übersicht in dieser Praxisleitlinie unterstützt Interventionen innerhalb der Bandbreite der Ergotherapie für Menschen mit Arthritis und anderen rheumatischen Erkrankungen. In der praktischen Anwendung sollten Ergotherapeuten evidenzbasierte Interventionen unter Berücksichtigung der Vorlieben und Ziele des Klienten kennen und nutzen, um den Umgang mit der chronischen Erkrankung zu verbessern und volle Partizipation und eine verbesserte Lebensqualität für die Klienten zu erreichen. Bei allen rheumatischen Erkrankungen sollten die Ergotherapeuten die Schwankungen innerhalb der Krankheitsaktivität und der Symptome berücksichtigen. Die Schlussfolgerungen dieses Reviews sind eingeschränkt durch die Qualität der Studien, durch den Einsatz einer ganzen Bandbreite von Outcome-Messinstrumenten, durch ein starkes Bias-Risiko bedingt durch Nicht-Verblindung der Teilnehmer und Gutachter und durch den Einsatz ganz unterschiedlicher Kontexte und Arten der Intervention.

6.1 Schlussfolgerung für die Praxis

Die Schlussfolgerungen für die Praxis werden für jede rheumatische Erkrankung separat aufgeführt. Sie basieren auf den Ergebnissen der systematischen Übersichtsarbeit. Für jede Erkrankung werden die wesentlichen Ergebnisse hier dargestellt (**Tabelle 6.1**).

Tabelle 6-1: Empfehlungen für die Ergotherapie mit Menschen mit Arthritis und anderen rheumatischen Erkrankungen

Kategorie	Empfehlungen
Rheumatoide Arthritis (RA)	• Körperliche Aktivität (z. B. Ausdauertraining, Wassergymnastik und Krafttraining) zur Verbesserung von Funktion, Schmerz, Fatigue, Selbstwirksamkeit und der Krankheitssymptome (A) • Allgemeine Klientenschulungsprogramme zur Verbesserung des Wissens über rheumatoide Arthritis, zur Erweiterung des Wissens und zur Erhöhung der Therapietreue (A) • Bildungsinformation (z. B. Krankheitsprozess, Symptom-Management, Fähigkeit zur Kommunikation mit Gesundheitsdienstleistern) in Kombination mit multidisziplinärer Rehabilitation zur Verbesserung der Selbstwirksamkeit (A) • CBT, um Ängste, Depression und Selbstwirksamkeit anzugehen, mit Ergebnissen, die bis zum Langzeit-Follow-up bestehen bleiben (bis zu 18 Monaten) (A) • Ein individuell angepasstes, umfassendes Ergotherapie-Programm zur Verbesserung von Funktion, Arbeitsproduktivität, Schmerz, Krankheitsbewältigung und Anzahl der Druckschmerzpunkte mit Verbesserung über einen langen Zeitraum (> 6 Monate) (B) • Gelenkschutz und Klientenedukation zur Verbesserung von Funktion, Steifheit und Selbstwirksamkeit (B) • Yoga zur Verbesserung von Schmerz und Funktion, auch noch beim Langzeit-Follow-up (B) • Gruppen-Edukation, Selbstmanagement und Übungen zur Verbesserung von Funktion, Selbstwirksamkeit und Schmerzen (B) • CBT-Interventionen für Klienten und Partner zur Verbesserung der Kommunikation zwischen Klient und Partner mit Langzeit-Follow-up (6 Monate) (B) • Edukation und Selbstmanagement-Interventionen zum Umgang mit Fatigue (C) • Eine adaptive Vorrichtung für Augentropfen zur Verbesserung der Fähigkeit, Tropfen aus der Flasche zu quetschen, gezielt zu tropfen, und die Anzahl der Tropfen zu kontrollieren. Hiermit soll negativen Nebenwirkungen vorgebeugt werden, die daraus resultieren, wenn das Auge mit der Augentropfenflasche in Berührung kommt (C) • Tai-Chi, um Freude und eine hohe Beteiligung an körperlicher Aktivität zu schaffen (C)

6 Schlussfolgerungen für Praxis, Ausbildung und Forschung

Kategorie	Empfehlungen
Arthrose	• Edukation und Selbstmanagement-Programme (ASMP) zur Verbesserung der Betätigungsperformanz und der Lebensqualität und zur Reduzierung der depressiven Symptome und des Schmerzes (A) • Geführte Visualisierung mit Hilfe von Tonbandaufnahmen zur Reduzierung von Schmerzen und zur Steigerung der Mobilität und der Lebensqualität (A) • Verhaltensbezogene Interventionen (Edukation, Aktivitäten-Tagebuch, individuell zugeschnittene Aktivitätsprogramme, Gruppensitzungen) zur Verbesserung der Teilnahme an körperlicher Aktivität, zur Reduzierung von Schmerzen und für die Zufriedenheit mit körperlicher Funktion (A) • Körperliche Aktivität (z. B. im Wasser, Ausdauertraining und Training gegen Widerstand) zur Verbesserung der Lebensqualität und der Betätigungsperformanz (B) • CBT zur Reduzierung von Schmerzen und Schlaflosigkeit. (B) • Ergotherapie im häuslichen Umfeld mit Schwerpunkt Betätigungsperformanz vs. vorbereitende Aktivität zur Verbesserung der ADL-Performanz (B) • Tai-Chi zur Verbesserung der funktionellen Fertigkeiten, der Steifheit und der Angst, zu stürzen (B) • Partnerorientierte Interventionen, um bessere Outcomes (psychologische Funktionen, Bewältigung von Schmerzen, Selbstwirksamkeit und Unterstützung durch Partner) zu erhalten als durch Interventionen nur für Betroffene alleine (B) • Trainingsübungen gegen Widerstand für die oberen Extremitäten zur Verbesserung der Betätigungsperformanz nach dem Einsatz einer künstlichen Hüfte (C) • Yoga zur Verbesserung der funktionellen Fähigkeit und um Schlaflosigkeit zu vermindern (C) • Körperliche Aktivität (im Wasser, an Land, Tai-Chi) zur Reduzierung von Schmerzen (I)
Fibromyalgie (FM)	• Multidisziplinäre, aus verschiedenen Komponenten bestehende Interventionen (z. B. eine Kombination aus körperlichen Übungen und psychologischen Komponenten) zur Verbesserung von Funktion, Schmerzen und depressiven Symptomen (A) • Aquagymnastik zur Reduktion von Schmerzen und Steifheit und zur Verbesserung der selbst eingeschätzten körperlichen Funktion (A) • Achtsamkeitsbasierte Stressreduktion und Interventionen mit geführter Visualisierung zur Schmerzreduzierung und zur Verbesserung der Funktion (A) • Eine Kombination aus Ausdauer-und Kraftübungen zur Reduzierung von Schmerzen (B) • CBT zur Reduzierung von Schmerzen und Depression und zur Verbesserung von Funktion und Stimmung (B) • Tai-Chi, Yoga und Pilates (8-12 Wochen lang) zur Reduzierung von Schmerzen und zur Verbesserung der Funktion (B) • Interventionen mit schriftlicher emotionaler Selbstoffenbarung kombiniert mit Achtsamkeitsübungen und Edukations-Gruppensitzungen zur Reduzierung von Schmerzen und zur Verbesserung der Stimmung (C) • Selbstmanagement Interventionen alleine verbessern nicht die Symptome oder die Funktion bei Menschen mit FM (D)
Systemischer Lupus Erythematodes (SLE)	• CBT (zehnwöchige Sitzungen) zur Reduzierung von Depression, Angst, wahrgenommenem Stress und zur Verbesserung der Lebensqualität, der sozialen Funktion und der Rollenfunktion (A) • CBT in Kombination mit Bio-Feedback zur Reduzierung von Schmerzen und Stress und zur Verbesserung der Selbstwirksamkeit, auch im Langzeit-Follow-up (> 9 Monate) (B) • Körperliche Aktivität (betreute Ausdauerprogramme, Programme zum Bewegungsausmaß, zur Kräftigung sowie individuelle häusliche Programme) zur Reduzierung von Depression und Fatigue und zur Verbesserung der belastungstoleranz und der Funktion (B) • Psychoedukative Interventionen (Gruppensitzungen, Paar-Sitzungen, Strategie-Training) zur Reduzierung der Fatigue und zur Verbesserung der Fähigkeit zur Krankheitsbewältigung, der sozialen Unterstützung und der Kommunikation zwischen den Paaren (B)

ADL=Aktivitäten des täglichen Lebens; ASMP=Arthritis-Selbst-Management-Programm; CBT= cognitive-behavioral therapy (kognitive Verhaltenstherapie); FM= Fibromyalgie; QOL= quality of life (Lebensqualität); RA=rheumatoide Arthritis

Erläuterungen zur Tabelle 6-1

A – Starke Empfehlung, die Intervention routinemäßig in der Ergotherapie für geeignete Klienten anzuwenden. Der Literaturreview stellte eine gute Evidenzlage fest, dass die Intervention wichtige Ergebnisse verbessert und kam zu dem Schluss, dass die Vorteile im Vergleich zu den Nachteilen überwiegen.

B – Empfehlung, die Intervention routinemäßig in der Ergotherapie für geeignete Klienten anzuwenden. Der Literaturreview stellte mindestens eine gute Evidenz fest, dass die Intervention wichtige Ergebnisse verbessert und kam zu dem Schluss, dass die Vorteile im Vergleich zu den Nachteilen überwiegen.

C – Keine Empfehlung für oder gegen Anwendung dieser Intervention in der Ergotherapie. Der Literaturreview stellte mindestens einen ordentlichen Beweis fest, dass durch die Intervention gewünschte Ergebnisse verbessert wurden und kam zu dem Schluss, dass ähnlich viele Vorteile und Nachteile existieren, sodass keine Empfehlung ausgesprochen werden kann.

D – Die Anwendung dieser Intervention von Ergotherapeuten an ihre Klienten ist nicht empfohlen. Der Literaturreview stellte mindestens einen anständigen Beweis fest, dass die Intervention uneffektiv ist oder die Nachteile den Vorteilen überwiegen.

I – Ungenügende Beweislage, um eine Empfehlung für oder gegen den Einsatz dieser Intervention in der Ergotherapie auszusprechen. Beweise für die Wirksamkeit dieser Intervention fehlen, haben eine schlechte Qualität oder sind widersprüchlich. Es kann das Verhältnis zwischen den Vor- und Nachteilen nicht ermittelt werden.

Anmerkung: Die Empfehlungskriterien basieren auf den *Standard Recommendation Language by the Agency of Healthcare Research and Quality* (o.d.). Empfehlungen in dieser Tabelle basieren auf den Ergebnissen des evidenzbasierten Reviews, kombiniert mit Expertenmeinungen.

6.1.1 Rheumatoide Arthritis

- Es wurde starke Evidenz gefunden, die folgende Anwendungen stützt: Aerobe Übungen, Training gegen Widerstand und Übungsprogramme im Wasser als individuelle Interventionen zur Reduzierung von Schmerzen und zur Verbesserung der Lebensqualität, zur Steigerung der sozialen und der emotionalen Unterstützung und der allgemeinen Unabhängigkeit. Ergotherapeuten können Ansätze wie Coaching, Übungen für zu Hause, Bewegungsübungen im Wasser, generelles Krafttraining sowie aerobe Übungen in ihre Interventionen mit einbeziehen.
- Ergotherapeuten können Komponenten von Tai-Chi, Yoga und dynamischen Übungsprogrammen nutzen und diese Aktivitäten als Teil der täglichen Routine der Klienten zur Verbesserung der Fatigue, der Depression und der Vitalität mit einbeziehen. Ergotherapeuten können Empfehlungen für Klienten aussprechen, an solchen Programmen innerhalb gemeindenaher Einrichtungen teilzunehmen.
- Ergotherapeuten können verschiedene psychoedukative Interventionen nutzen, wie generelle/allgemeine Klientenedukuation, Selbst-Mangement, CBT (kognitive Verhaltenstherapie) und individuelle Gelenkschutz-Schulungen zur Verbesserung von Schmerzen, Fatigue, Depression und Selbstwirksamkeit.
- Ergotherapeuten sollten der Selbstwirksamkeit zur Befähigung der Klienten mit Arthritis Beachtung schenken. Obwohl sich dadurch Laborwerte zur Krankheitsaktivität nicht zu verändern scheinen, haben Verbesserungen der Selbstwirksamkeit positive Auswirkungen auf den psychologischen Status, die Funktion und auf das allgemeine Wohlbefinden.

6.1.2 Arthrose

- Ergotherapeuten können geführte Visualisierung und Entspannung als Teil eines Ergotherapie-Programms zur Verbesserung der Partizipation und der Betätigungsperformanz einsetzen, um den Umgang mit den Schmerzen für Menschen mit Arthrose zu verbessern.
- Menschen mit Arthrose sollten dazu ermutigt werden, an Edukations- und Selbstmanagement-Programmen wie z. B. ASMP teilzunehmen, um mit den Symptomen besser zurecht zu kommen und die Lebensqualität und die Betätigungsperformanz zu verbessern[9].

---

9 Deutsche Edukations- und Schulungsprogramme können über die Verbände wie Rheuma-Liga angefragt werden. (Anm. des Lektorats)

- Ergotherapeuten können ihre Klienten mit Arthrose auch dazu ermutigen, an Programmen zur körperlichen Aktivität und an Sportprogrammen teilzunehmen und diese zum Teil ihres Alltags werden zu lassen.
- Ergotherapeuten sollten darauf achten, klientenzentrierte Assessments zu nutzen, wie z. B. die *Canadian Occupational Performance Measure* (Law et al., 2014) und das *Occupational Profile*, (AOTA, 2017) um die Ziele und die klientenzentrierten Interventionen zu entwickeln. Interventionen, die an die individuellen Ziele angepasst sind, können effektiver sein als allgemeine Edukations- und Übungsinterventionen.

6.1.3 Fibromyalgie

- Menschen mit Fibromyalgie sollten dazu ermutigt werden, zur Verbesserung des allgemeinen Wohlbefindens, zur Verminderung der Schmerzen und der Druckschmerzpunkte und zur Verbesserung von Symptomen wie Depressionen, täglich Kraft- und aerobe Übungen durchzuführen.
- Traditionelle Kräftigungsprogramme, Tai-Chi, Yoga und Pilates sind sicher durchzuführen und wirksam bei der Schmerzreduktion und zur Verbesserung der Funktion.
- Wassergymnastik scheint bei Schmerzen wirksam zu sein. Klienten, die Übungen im Wasser bevorzugen, sollten dazu ermutigt werden.
- Psychoedukative Interventionen scheinen weniger wirksam zu sein, jedoch scheinen multidisziplinäre Interventionen die Funktion, die Schmerzen und die depressiven Syptome zu verbessern. Ergotherapeuten können umfassende multidisziplinäre Programme in Zentren für Menschen mit Fibromyalgie entwickeln und leiten.
- CBT kann einen geringen Nutzen bezüglich Schmerzen und Funktion haben.
- Selbstmanagement-Programme scheinen nicht wirksam zu sein. Ein geringer Nutzen wurde für geführte Visualisierung, für achtsamkeitsbasierte Interventionen und emotionale Selbstoffenbarung festgestellt. Die Verbesserungen blieben jeweils nur für kurze Zeiträume bestehen.

6.1.4 Systemischer Lupus Erythematodes

- Menschen mit SLE sollten zur Verbesserung der Funktion, der Fatigue, der Schmerzen und der Depression dazu ermutigt werden, körperlich aktiv zu sein, z. B. mit aeroben Übungen.
- Weil Menschen mit SLE am häufigsten von kognitiven Defiziten berichten, sollten Ergotherapeuten Befunde zur kognitiven Funktion durchführen und nach der Auswirkung möglicher Defizite auf die Betätigungsperformanz fragen, um passende Interventionen anbieten zu können.
- Ergotherapeuten können zur Verbesserung des psychozialen Befindens, der Schmerzen, der Fatigue, der Kognition und der Betätigungsperformanz verschiedene psychoedukative Interventionen, wie z. B. CBT, Selbstmanagement und Edukation einsetzen.
- Ergotherapeuten können bei der Entwicklung von gemeindenahen Unterstützungsprogrammen und Dienstleistungen helfen oder Menschen mit SLE an schon bestehende Programme verweisen. Diese Angebote helfen Menschen mit SLE und ihren Angehörigen dabei, aktiv zu bleiben und Zugang zu sozialer Unterstützung und zu Schulungen zu erhalten.

6.2 Schlussfolgerung für die Ausbildung

Ausbildungsprogramme in der Ergotherapie haben traditionell Ergotherapeuten[10] zu Generalisten ausgebildet, die mit ausreichendem Wissen und Fähigkeiten Klienten mit Arthritis und mit anderen rheumatischen Erkrankungen behandeln und diese Behandlung auch evaluieren können. Mit dem Aufkommen von DMARDs und anderen pharmakologischen Fortschritten leben Menschen mit rheumatischen Erkrankungen länger und haben weniger schwere Krankheitsverläufe und Deformitäten, insbesondere bei Arthritis. Dennoch scheint es keine mit diesen positiven Veränderungen einhergehende Verbesserung der Betätigungsperformanz zu geben (Diffin et al., 2014). Menschen mit diesen chronischen Erkrankungen haben weiterhin Fatigue, kognitive Beeinträchtigungen und Beeinträchtigungen ihrer Aktivitäten. Zudem ist die Prävalenz von Erkrankungen aufgrund des demographischen Wandels mit immer mehr älteren Menschen deutlich ansteigend.

Ergotherapie hat eine wichtige Rolle bei der Unterstützung von Menschen mit Arthritis und anderen rheumatischen Erkrankungen beim Umgang mit den Symptomen und für den Erhalt der Partizipation in für

---

10 Im Originaltext sind die Ergotherapie-Assistenten gemeint (siehe Anhang A) (Anmerkung der Übersetzerin)

sie bedeutungsvollen Betätigungen. Darüber hinaus würden auch Menschen mit selteneren rheumatischen Erkrankungen, wie z. B. Systemische Sklerose, Psoriasis und Myositis von Ergotherapie profitieren. Jedoch sind Ergotherapeuten und auch Studierende in der Ergotherapie oftmals nicht ausreichend vertraut mit diesen Erkrankungen, den dazugehörigen Symptomen und den damit zusammenhängenden Performanzdefiziten. Deshalb setzen sie sich möglicherweise auch nicht für Ergotherapie für Menschen mit diesen seltenen Erkrankungen ein. Die Empfehlungen für die Verbesserung der ergotherapeutischen Ausbildung für alle rheumatischen Erkrankungen sind im folgenden zusammengefasst:

- Studierende sollten Kompetenzen zu Prävention und zu Prinzipien des Selbstmanagements und der Selbstwirksamkeit erwerben. Ergotherapeuten können in der Prävention, bei Maßnahmen zum Wohlbefinden (Wellness), beim *Lifestyle Redesign* und bei Programmen mit körperlicher Aktivität mitwirken.
- Studierende sollten über gemeindenahe Angebote, zu möglichen Online-Programmen und zu Edukationsprogrammen für Menschen mit Arthritis und anderen rheumatischen Erkrankungen informiert sein. Mögliche Angebote und Programme sind bei der Arthritis Foundation, der CDC's Arthritis und bei Senior Programs zu finden. Krankheitsspezifische Quellen für seltenere Erkrankungen sind die Scleroderma Foundation, die National Psoriasis Foundation und die Myositis Foundation.
- Studierende sollten ermutigt werden, evidenzbasierte Quellen wie z. B. Praxisleitlinien zu nutzen, diese erweitern und die Praxis informieren. Die Nutzung der zur Verfügung stehenden Evidenz zur Verbesserung einer informierten Auswahl von Interventionen sollte Teil eines umfassenden Professional Reasoning-Prozesses sein.
- Studierende sollten mit verschiedenen psychometrisch soliden Ergebnismessungen vertraut sein, die in der rheumatologischen Praxis und Forschung verwendet werden, und die für die Ergotherapie relevante Outcomes messen.
- Studierende sollten zu mehreren Interventionsansätzen zur Verbesserung der Partizipation (z. B. verschiedene Settings und Interventionsarten) sachkundig sein.
- Studierende sollten im Rahmen ihrer Praktika die Möglichkeit haben, mit Klienten mit Arthritis und anderen rheumatischen Erkrankungen zu arbeiten. Dabei können sie Erfahrungen in der Interaktion mit den Klienten sammeln, klientenzentrierte Ziele und Pläne entwickeln sowie klinische Fertigkeiten erwerben.

Viele der hier dargestellten Interventionen sind Teil eines sich ständig erweiternden Wissensfundus. Um betätigungsbasierte Interventionen für Menschen mit rheumatischen Erkrankungen zu unterstützen ist weitere Forschung notwendig.

6.3 Schlussfolgerung für die Forschung

Viele der Interventionsstudien für Menschen mit rheumatischen Erkrankungen konzentrieren sich auf die oberen Extremitäten und auf die postoperative Versorgung der oberen und unteren Extremitäten. Diese Studien wurden innerhalb systematischer Reviews (Dorsey & Bradshaw, 2017; Marik & Roll, 2017; Roll & Hardison, 2017) und in Praxisleitlinien (Snodgrass & Amini, 2017) zu muskoloskeletalen Erkrankungen untersucht. Ein großer Teil der Evidenzbasis unterstützt Interventionen innerhalb der Bandbreite der Ergotherapie für Menschen mit Arthritis und anderen rheumatischen Erkrankungen. Dennoch würden viele Bereiche von zusätzlicher Forschung profitieren. Um die aktuelle Literatur zu erweitern und die beste Praxis bei rheumatischen Erkrankungen zu fördern, werden auf Grundlage dieses Reviews folgende Empfehlungen ausgesprochen:

- Erhöhung der Anzahl der von Ergotherapeuten durchgeführten Studien. Die in diesem Review evaluierten Studien sind aus dem Bereich der Ergotherapie, jedoch ist der Anteil der von Ergotherapeuten durchgeführten Studien sehr gering.
- In nur wenigen der untersuchten Studien wurden, abgesehen von gesundheitsbezogenen QoL-Assessments (QoL = Quality of life) spezifische Assessment-Instrument eingesetzt. Die meisten Studien arbeiteten nicht mit klientenzentrierten Outcomes oder Messinstrumenten zur Partizipation. Zukünftige Forschung bedarf der Evaluation der Wirksamkeit klientenzentrierter Interventionen, die die Partizipation in bedeutungsvollen Betätigungen verbessern.
- Nur wenige Studien evaluierten spezifisch Ergotherapie als Intervention oder schlossen Ergotherapie in die Intervention mit ein. Es sind mehr Studien von guter Qualität mit Ergotherapie als alleiniger Intervention oder als spezifischer Bestandteil innerhalb einer Intervention notwendig.
- Forschende Ergotherapeuten sollten eine Zusammenarbeit mit nationalen und internationalen

Rheuma-Verbänden erwägen[11]. Diese Organisationen bieten Gelegenheiten zum Netzwerken, zur kontinuierlichen Weiterbildung, zur Verbreitung der Forschungsergebnisse und zur Förderung von Forschungsprogrammen an. Sie veröffentlichen zudem, basierend auf aktueller Evidenz, Leitlinien für die Behandlung von Menschen mit rheumatischen Erkrankungen und zur Rolle von Gesundheitsdienstleistern.

- Rheumatische Erkrankungen beginnen häufig schon in den Jahren, in denen die betroffenen Menschen noch berufstätig sind. Forschende Ergotherapeuten könnten Interventionen entwickeln und evaluieren, die Menschen mit rheumatischen Erkrankungen dabei unterstützen, berufstätig bleiben zu können.

6.3.1 Rheumatoide Arthritis (RA)

- Forschende Ergotherapeuten sollten umfassende ergotherapeutische Interventionen für Menschen mit Arthritis entwickeln und deren Wirksamkeit evaluieren. Trotz des Aufkommens neuer krankheitsverändernder antirheumatischer Medikamente, haben Menschen mit Arthritis weiterhin Schwierigkeiten in der Betätigungsperformanz.

6.3.2 Arthrose

- Obwohl die Evidenz für umfassende Ergotherapie für Menschen mit Arthrose auf die Ergebnisse einer Studie begrenzt war, legen die Ergebnisse dieser Studie zusammen mit anderen Studien, die individuell ausgerichtete Interventionen untersuchen, (z. B. Murphy et al., 2010) nahe, dass forschende Ergotherapeuten die Wirksamkeit von ergotherapeutischen und von klientenzentrierten betätigungsbasierten Interventionen evaluieren sollten.
- Forschende Ergotherapeuten können den Einsatz von CBT für Menschen mit Arthrose in Verbindung mit ergotherapeutischen Interventionen prüfen, denn die Forschung stützt CBT für Menschen mit Arthrose und SLE.

---

11 Materialien hierzu bieten die Arthritis Foundation, die „Centers for Disease Control and Prevention's", „Senior Programs" sowie krankheitsspezifische Gruppen, die sich auf seltenere Krankheiten fokussieren, an. Dies sind zum Beispiel die „Sklerodoma Foundation", die „National Psoriasis Foundation" sowie die „Myositis Foundation". (Vergleichbare Organisationen gibt es auch für den deutschsprachigen Raum, Adressen sind bspw. über die Selbsthilfegruppen zu erfahren, Anm. des Lektorats).

6.3.3 Fibromyalgie (FM)

- Mit Blick auf die Evidenz für körperliche Aktivitäten für Menschen mit Fibromyalgie sollten forschende Ergotherapeuten die Wirksamkeit von Interventionen prüfen, die nach dem Lifestyle Redesign entwickelt wurden (Clark et al., 2015) und die die Partizipation an körperlichen Aktivitäten fördern.
- Forschende Ergotherapeuten können auch die Wirksamkeit ergotherapeutischer Interventionen prüfen, die an Zielen der Klienten orientieren.

6.3.4 Systemischer Lupus Erythematodes (SLE)

Zukünftige ergotherapeutische Forschung könnte die Wirksamkeit von Fatigue Management, kognitiven Interventionen und Kompensationsstrategien evaluieren, um mit Fatigue und kognitiven Defiziten besser zurechtzukommen und um Menschen mit SLE die Partizipation an für sie wertvollen Betätigungen zu erhalten.

6.4 Fazit

Menschen mit Arthritis und anderen rheumatischen Erkrankungen sind mit zahlreichen Herausforderungen konfrontiert, die die körperlichen und die sozialen Aktivitäten beeinträchtigen und die allgemeine Lebensqualität vermindern. Ergotherapeuten können bei der Linderung dieser Probleme eine Rolle spielen. Die aktuellen Analysen zeigen, dass sich trotz einer Zunahme der verfügbaren medizinischen Behandlungen die Betätigungsperformanz bei vielen dieser Menschen nicht verbessert hat. Zudem wird es aufgrund demographischer Entwicklungen in naher Zukunft mehr Menschen mit rheumatischen Erkrankungen geben. Zukünftige Forschung sollte sich darauf konzentrieren, mehr evidenzbasierte Interventionen für die betroffenen Menschen zu finden und effektivere und umfassende Behandlungspläne zu entwickeln, um die Partizipation zu erhalten. Diese Praxisleitlinie ist für Ergotherapeuten eine Quelle um evidenzbasierte Interventionen für Menschen mit Arthritis und anderen rheumatischen Erkrankungen zu finden. Die Leitlinie stellt ein Instrument der Interessenvertretung gegenüber Dritten dar und stellt Gebiete für zukünftige Forschung und Untersuchungen dar.

7 Anhang

A Vorbereitung und Qualifikationen von Ergotherapeuten und Ergotherapie-Assistenten

Wer sind Ergotherapeuten?
Um als Ergotherapeutin zu praktizieren, hat die Person in den Vereinigten Staaten:
- das vom Accreditation Council for Occupational Therapy Education (ACOTE®) bzw. seinen Vorgängerorganisationen zertifizierte ergotherapeutische Programm absolviert;
- erfolgreich eine Zeit lang Praxiserfahrung unter Begleitung eines erfahrenden Ergotherapeuten gesammelt in einer dafür anerkannten Bildungseinrichtung, die den akademischen Anforderungen an ein Bildungsprogramm für Ergotherapeuten, das durch die ACOTE bzw. Vorgängerorganisationen zertifiziert worden ist, anerkannt wurde;
- hat einen national anerkannten Aufnahmetest für Ergotherapeuten bestanden; und
- erfüllt die staatlichen Anforderungen für die Zulassung, Zertifizierung bzw. Registrierung.

Bildungsprogramme für Ergotherapeuten
Diese beinhalten Folgendes:
- Biologie, Physische-, Sozial- und Verhaltenswissenschaften
- Grundprinzipien der Ergotherapie
- Theoretische Perspektiven der Ergotherapie
- Screening-Erfassung
- Formulierung und Implementierung eines Interventionsplanes
- Kontext von Berufsausübung
- Management der ergotherapeutischen Dienste (Master-Abschluss)
- Mitarbeiterführung und Management (Doktorabschluss)
- Berufsethik, Werte und Verantwortlichkeiten

Die praktische Arbeit als Bestandteil des Programmes wurde dafür entworfen, kompetente und generalistische Berufseinsteiger in der ergotherapeutischen Ausbildung zu entwickeln, indem eine Vielzahl an Erfahrung über Klienten aller Altersgruppen in einer Vielzahl von Behandlungssettings vermittelt wird. Die praktische Arbeit ist ein integraler Bestandteil des Curriculums des Kurses, beinhaltet vertiefte Erfahrung in der Anwendung von ergotherapeutischer Behandlung gegenüber Klienten und fokussiert die Anwendung von zielgerichteter und aussagekräftiger Betätigung beziehungsweise Forschung, Administration und Management von ergotherapeutischen Dienstleistungen. Die Erfahrungen aus der praktischen Arbeit dienen der Förderung des Clinical Reasoning und der reflektierenden Praxis, um die Werte und Vorstellungen, die die ethische Praxis ermöglichen, zu leiten und Professionalismus sowie Kompetenzen in Karrierezuständigkeiten zu entwickeln. Von Doktoranden wird verlangt, eine empirische Untersuchung durchzuführen, die sie in die Lage versetzt, erweiterte Kompetenzen, über das generalistische Niveau hinaus, zu entwickeln.

Wer sind Ergotherapie-Assistenten?
Um als Ergotherapie-Assistent zu arbeiten, hat die Person in den Vereinigten Staaten:
- das vom ACOTE bzw. seinen Vorgängerorganisationen zertifizierte Programm für Ergotherapie-Assistenten absolviert
- erfolgreich eine Zeitlang Praxiserfahrung unter Begleitung eines erfahrenden Ergotherapeuten gesammelt in einer dafür anerkannten Bildungseinrichtung, die den akademischen Anforderungen an ein Bildungsprogramm für Ergotherapeuten, das durch die ACOTE bzw. Vorgängerorganisationen zertifiziert worden ist, anerkannt wurde;
- einen national anerkannten Aufnahmetest für Ergotherapeuten bestanden und

- erfüllt die staatlichen Anforderungen für die Zulassung, Zertifizierung bzw. Registrierung.

Bildungsprogramme für den Ergotherapie-Assistenten

Diese beinhalten Folgendes:
- Biologie, Physische-, Sozial- und Verhaltenswissenschaften
- Grundprinzipien der Ergotherapie
- Theoretische Perspektiven der Ergotherapie
- Screening-Erfassung
- Formulierung und Implementierung eines Interventionsplanes
- Kontext von Berufsausübung
- Assistenz im Organisieren von Ergotherapie

Die praktische Arbeit als Bestandteil des Programmes wurde dafür entworfen, kompetente und generalistische Berufseinsteiger in der ergotherapeutischen Ausbildung zu entwickeln, indem eine Vielzahl an Erfahrung über Klienten aller Altersgruppen in einer Vielzahl von Behandlungssettings vermittelt wird. Die praktische Arbeit ist ein integraler Bestandteil des Curriculums des Kurses und beinhaltet vertiefte Erfahrung in der Anwendung von ergotherapeutischer Behandlung gegenüber Klienten und fokussiert die Anwendung von zielgerichteter und aussagekräftiger Betätigung. Die Erfahrungen aus der praktischen Arbeit dienen der Förderung des Clinical Reasoning und der reflektierenden Praxis, um die Werte und Vorstellungen, die die ethische Praxis ermöglichen, zu leiten und Professionalismus sowie Kompetenzen in Karrierezuständigkeiten zu entwickeln.

Regulierung der ergotherapeutischen Praxis

Alle Ergotherapeuten und Ergotherapie-Assistenten müssen nach föderalem und staatlichem Gesetz agieren. Derzeit haben 50 Staaten, der District of Columbia, Puerto Rico und Guam Gesetze zur Regulierung der ergotherapeutischen Praxis beschlossen.

B Selected *CPT*™ Coding for Occupational Therapy Evaluations and Interventions

The following chart can guide occupational therapy practitioners in making clinically appropriate decisions when selecting the most relevant *Current Procedural Terminology (CPT®)* codes to describe occupational therapy evaluation and intervention for adults with arthritis and other rheumatic conditions. Occupational therapy practitioners should use the most appropriate code from the current *CPT* manual based on specific services provided, individual patient goals, payer coding and billing policy, and common usage.

Examples of Occupational Therapy Evaluation and Intervention	Suggested *CPT*® Code
Low-Complexity Evaluation	
Occupational profile and history: The client, a retired plumber age 70 recently diagnosed with OA, lives with his wife on a large piece of land where they grow vegetables. The client is independent in all ADLs and IADLs but has pain in his hands during some IADL and leisure activities. He is referred to OT by a physician for joint protection and recommendation of adaptive equipment. **Patient assessment:** Two performance areas to be addressed: (1) IADL of gardening and yard maintenance and (2) leisure activity of fishing. **Clinical decision making:** Low-level problem-focused assessment using the QuickDASH, a shortened version of the Disabilities of the Arm, Shoulder and Hand (Kennedy, Beaton, Solway, McConnell, & Bombardier, 2011); ROM; and grip and pinch strength using a Jamar dynamometer and pinch gauge. Interventions focused on joint protection education and recommendation of adaptive equipment. Client had no comorbidities, and no modification of evaluation tasks was needed.	97165—Occupational therapy evaluation, low complexity, requiring these components: • An occupational profile and medical and therapy history, which includes a brief history including review of medical and/or therapy records relating to the presenting problem; • An assessment(s) that identifies 1–3 performance deficits (i.e., relating to physical, cognitive, or psychosocial skills) that result in activity limitations and/or participation restrictions; and • Clinical decision making of low complexity, which includes an analysis of the occupational profile, analysis of data from problem-focused assessment(s), and consideration of a limited number of treatment options. Patient presents with no comorbidities that affect occupational performance. Modification of tasks or assistance (e.g., physical or verbal) with assessment(s) is not necessary to enable completion of evaluation component. Typically, 30 minutes are spent face-to-face with the patient and/or family.
Medium-Complexity Evaluation	
Occupational profile and history: The client is an administrative assistant age 38 experiencing a flare-up secondary to SLE. She recently noticed a change in neurocognitive function, an increase in hand pain, and changes in sensation. The client is concerned about developing deformities at the metacarpophalangeal and proximal interphalangeal joints. Leisure activities include attending game nights and weekly yoga classes with friends. She is referred to OT for evaluation of executive and musculoskeletal function. **Patient assessment:** Four performance deficits to be addressed: (1) work activities, (2) ADLs including dressing and grooming, (3) IADLs including shopping and meal preparation, and (4) leisure activities.	97166—Occupational therapy evaluation, moderate complexity, requiring these components: • An occupational profile and medical and therapy history, which includes an expanded review of medical and/or therapy records and additional review of physical, cognitive, or psychosocial history related to current functional performance; • An assessment(s) that identifies 3–5 performance deficits (i.e., relating to physical, cognitive, or psychosocial skills) that result in activity limitations and/or participation restrictions; and

(Continued)

Examples of Occupational Therapy Evaluation and Intervention	Suggested *CPT*® Code
Medium-Complexity Evaluation *(cont.)*	
Clinical decision making: Moderate-level, detailed assessment of musculoskeletal function including goniometer for ROM, sensation using the Weinstein Enhanced Sensory Test (Weinstein, 1993), and executive function using the Weekly Calendar Planning Activity (Toglia, 2015). Multiple intervention strategies addressed work and leisure activities, difficulties with executive function, and pain and sensory changes contributing to deficit areas. Comorbidities affecting occupational performance included Jaccoud's arthopathy. Minimal to moderate modification of or assistance with evaluation tasks was needed.	• Clinical decision making of moderate analytic complexity, which includes an analysis of the occupational profile, analysis of data from detailed assessment(s), and consideration of several treatment options. Patient may present with comorbidities that affect occupational performance. Minimal to moderate modification of tasks or assistance (e.g., physical or verbal) with assessment(s) is necessary to enable patient to complete evaluation component. Typically, 45 minutes are spent face-to-face with the patient and/or family.
High-Complexity Evaluation	
Occupational profile and history: The client is a retired librarian who fell in her backyard, sustaining a proximal humerus fracture of her dominant arm. The client has decreased ROM and pain in both hands secondary to RA and has recently been diagnosed with steroid-induced osteoporosis. The client is referred to OT because of difficulty with self-care and home tasks and for an assessment of home safety. She lives with her two dogs in a single-story home. She is an avid gardener and reader and belongs to a local book club. **Patient assessment:** Five performance areas to be addressed: (1) home safety during ADLs and IADLs; (2) ADLs including dressing, bathing, and functional mobility; (3) IADLs including community mobility, meal preparation, and care of pets; (4) social participation; and (5) leisure activities. **Clinical decision making:** High-level comprehensive assessment of home safety and musculoskeletal functions including ROM and strength of bilateral hands, ROM of unaffected shoulder, pain, and balance. The Safety Assessment of Function and the Environment for Rehabilitation Health Outcome Measurement and Evaluation (SAFER–HOME; Chiu et al., 2006) was used to assess the client's ability to safely manage ADLs and IADLs in the home, the Berg Balance Scale (Berg, Wood-Dauphinee, Williams, & Gayton, 1989) was used to assess balance during functional activities, a goniometer was used to assess ROM of bilateral hands, and a Jamar dynamometer was used to measure grip strength needed to complete functional activities. Pain was assessed using a 0–10 Numeric Pain Rating Scale (McCaffery & Pasero, 1999). Multiple interventions addressed home safety, balance during activities in and outside of the home, multiple areas of ADLs and IADLs, social participation, and leisure. Pain, loss of ROM, and strength contributing to deficit areas were also addressed. Comorbidities included steroid-induced osteoporosis and increased fracture risk. Significant assistance with tasks was needed throughout the evaluation.	97167—Occupational therapy evaluation, high complexity, requiring these components: • An occupational profile and medical and therapy history, which includes review of medical and/or therapy records and extensive additional review of physical, cognitive, or psychosocial history related to current functional performance; • An assessment(s) that identifies 5 or more performance deficits (i.e., relating to physical, cognitive, or psychosocial skills) that result in activity limitations and/or participation restrictions; and • Clinical decision making of high analytic complexity, which includes an analysis of the patient profile, analysis of data from comprehensive assessment(s), and consideration of multiple treatment options. Patient presents with comorbidities that affect occupational performance. Significant modification of tasks or assistance (e.g., physical or verbal) with assessment(s) is necessary to enable patient to complete evaluation component. Typically, 60 minutes are spent face-to-face with the patient and/or family.
Reevaluation	
Reevaluation: The client is a retired librarian with RA, osteoporosis, and proximal humerus fracture (see above) with an established plan of care for home safety, ADL and IADL retraining, and progression of ROM. The client is now able to use her dominant arm for light tasks and has incorporated strategies to safely move around the house. She would like to become independent in the community using public transit, requiring revision and additions to the OT plan of care.	97168—Reevaluation of occupational therapy established plan of care, requiring these components: • An assessment of changes in patient functional or medical status with revised plan of care; • An update to the initial occupational profile to reflect changes in condition or environment that affect future interventions and/or goals; and • A revised plan of care. A formal reevaluation is performed when there is a documented change in functional status or a significant change to the plan of care is required. Typically, 30 minutes are spent face-to-face with the patient and/or family.

(Continued)

Examples of Occupational Therapy Evaluation and Intervention	Suggested *CPT*® Code
Other Evaluation and Intervention Activities	
Provide client with PAMs to produce changes in biologic tissue or mediate pain to allow for greater participation in chosen tasks and roles.	Supervised: The application of a modality that does not require direct (one-on-one) patient contact. Application of a modality to one of more areas: 97010 Hot or cold packs 97018 Paraffin bath
Provide client with an individualized active, active-assisted, or passive exercise program to improve ROM, strength, endurance, and mobility deficits.	97110—Therapeutic procedure, one or more areas, each 15 minutes; therapeutic exercises to develop strength and endurance, ROM, and flexibility. Direct one-on-one patient contact.
Provide client with individualized therapeutic exercises in an aquatic setting to improve ROM, strength, endurance, and mobility deficits.	97113—Therapeutic procedure, one or more areas, each 15 minutes; aquatic therapy with therapeutic exercise.
Provide skilled OT services in a group to help members identify, learn, and use compensatory strategies and adaptive equipment for the activity of yoga to address ROM, strength, or pain.	97150—Therapeutic procedure(s), group (2 or more individuals). Group therapy procedures involve constant attendance of the physician or therapist, but by definition do not require one-on-one patient contact by the physician or therapist.
Provide skilled OT services to client to implement a graded balance activity while standing to improve dynamic balance to enable completion of household tasks such as bed making and window washing.	97530—Therapeutic activities, direct (one-to-one) patient contact by the provider (use of dynamic activities to improve functional performance), each 15 minutes.
Provide skilled OT services to address cognitive changes secondary to SLE implementing cueing, reminders, compensatory training, and other approaches to support optimum cognitive function.	97127*—Therapeutic interventions that focus on cognitive function (e.g., attention, memory, reasoning, executive function, problem solving, and/or pragmatic functioning) and compensatory strategies to manage the performance of an activity (e.g., managing time or schedules, initiating, organizing and sequencing tasks), direct (one-on-one) patient contact. Note 1: 97127 is an untimed code and may be reported only once per day regardless of the length of the session. Note 2: 97127 is invalid under Medicare and practitioners should use G-code G0515 in its place. G0515 mirrors former CPT code 97532 and should be reported in 15-minute units. *At the time of publication of this Practice Guideline, 97127 was **not** approved for use in the Medicare program. CMS is expected to assign a new G-code for this service prior to Jan. 1, 2018.
Provide skilled OT services to use compensatory strategies and energy conservation to maneuver around the home to cook, clean, and perform self-care tasks.	97535—Self-care/home management training (e.g., ADL and compensatory training, meal preparation, safety procedures, instructions in use of assistive technology devices and adaptive equipment), direct one-on-one contact by provider, each 15 minutes.
Provide skilled OT services to teach methods to safely transfer in and out of a car, van, or bus and independently use safety devices such as a seatbelts and handrails.	97537—Community/work reintegration training (e.g., shopping, transportation, money management, avocation activities, work environment modification analysis, work task analysis, use of assistive technology devices and adaptive equipment), direct one-on-one contact by provider, each 15 minutes.
Provide skilled OT services to client and caregivers for instruction and demonstration of brakes, footrests, and armrests on a manual, electric, or power wheelchair. Demonstrate and ensure capacity for safety in propelling forward and backward, turning, and moving up and down ramps and curbs and over uneven surfaces.	97542—Wheelchair management (e.g., assessment, fitting, training), each 15 minutes.

(Continued)

Examples of Occupational Therapy Evaluation and Intervention	Suggested *CPT*® Code
Other Evaluation and Intervention Activities *(cont.)*	
Provide skilled OT for assessment, design, and fabrication of the most appropriate orthotic device; instructions for use, wear, and care; and demonstration of proper donning and doffing of the device to decrease pain and maximize function.	97760—Orthotic(s) management and training (including assessment and fitting when not otherwise reported), upper extremity(ies), lower extremity(ies) and/or trunk, initial orthotic(s) encounter, each 15 minutes.
Provide skilled OT services to client or caregiver for assessment of an established orthotic device. Provide adjustments to improve fit, address complaints of pain related to the device, and protect skin integrity, with follow-up client and caregiver instruction on continued proper donning and doffing and use of orthotic device.	97763— Orthotic(s)/prosthetic(s) management and/or training, upper extremity(ies), lower extremity(ies) and/or trunk, subsequent orthotic(s)/prosthetic(s) encounter, each 15 minutes.

Note. ADLs = activities of daily living; IADLs = instrumental activities of daily living; OA = osteoarthritis; OT = occupational therapy; PAMs = physical agent modalities; RA = rheumatoid arthritis; ROM = range of motion; SLE = systemic lupus erythematosus.

Medicare will pay for certain types of caregiver education when it is provided as a part of the patient's medically necessary face-to-face visit. Caregiver education is not separately payable in Medicare Part B; however, it can be billed as part of the counseling and coordination of care services provided during a patient visit as long as it directly involves the patient and is medically necessary. Medicaid and private insurance coverage policies for these services vary by state, so providers should check with their Medicaid state agency or Department of Insurance for guidance.

Not all payers reimburse for all codes. For example, medical team conferences are not billable to Medicare. Codes shown refer to *CPT*® 2018 (American Medical Association, 2017, *CPT* 2018 standard. Chicago: American Medical Association Press) and do not represent all of the possible codes that may be used in occupational therapy evaluation and intervention. After 2018, refer to the current year's *CPT* code book for available codes. *CPT* codes are updated annually and become effective January 1. *CPT* is a trademark of the American Medical Association. *CPT* five-digit codes, two-digit codes, modifiers, and descriptions are copyright © 2017 by the American Medical Association. All rights reserved.

C Evidenzbasierte Praxis

Seit 1998 hat der amerikanische Ergotherapie-Verband (AOTA) eine Reihe von EBP-Projekten durchgeführt, um die Mitglieder bei der Herausforderung zu unterstützen, Literatur zu finden und zu prüfen, um Wirksamkeitsnachweise ausfindig zu machen, und diese Evidenz im Gegenzug für eine informierte Praxis zu nutzen (Lieberman & Scheer, 2002). Die AOTA-Projekte, die dem Evidenzverständnis von Sackett, Rosenberg, Muir Gray, Haynes und Richardson (1996) folgen, basieren auf dem Grundsatz, dass die EBP in der Ergotherapie auf der Integration von Informationen aus drei Quellen beruht: (1) Klinische Erfahrung und Reasoning, (2) Vorlieben von Klienten und ihren Familien und (3) Ergebnisse der besten verfügbaren Forschung.

Diese Praxisleitlinie enthält Informationen, die auf den Ergebnissen der besten verfügbaren Evidenz basieren. Diese Information sollte zusammen mit klinischer Erfahrung und unter Berücksichtigung der Präferenzen der Klienten und ihrer Familien genutzt werden. Diese Leitlinie basiert auf abgeschlossenen systematischen Reviews, damit war der Prozess der Informationsgewinnung entsprechend streng geregelt und transparent. Es ist nicht möglich, in einer Übersichtsarbeit jeden einzelnen Artikel zu finden, der zu den Parametern passt. Jedoch sind die hohe Qualität der systematischen Reviews und die breit angelegte Suche eine Absicherung dafür, dass die gefundenen Daten verlässlich sind und der klinischen Anwendung nutzen.

Ein Schwerpunkt der AOTA-EBP-Projekte ist ein Programm, bei dem fortlaufend und systematisch die multidisziplinäre wissenschaftliche Literatur geprüft wird. Dazu werden gebündelte Fragen und ein standardisiertes Prozedere genutzt, um praxisrelevante Evidenz zu finden, die dann bzgl. ihrer Auswirkungen auf Praxis, Ausbildung und Forschung diskutiert wird. Eine evidenzbasierte Perspektive gründet auf der Annahme, dass wissenschaftliche Nachweise für die Wirksamkeit von ergotherapeutischen Interventionen als mehr oder weniger aussagekräftig und valide bewertet werden können – entsprechend der hierarchischen Einteilung von Forschungsdesigns, einer Bewertung der Studienqualität oder beidem.

Die AOTA nutzt einen an der evidenzbasierten Medizin orientierten Evidenzstandard. Dieses Modell standardisiert und ordnet den Wert wissenschaftlicher Belege aus der Biomedizin. In diesem System umfasst das höchste Level der Evidenz, Level-I, systematische Reviews, Meta-Analysen und randomisierte kontrollierte Studien (RCTs). In RCTs werden die Teilnehmer per Randomisierung (Zufallsprinzip) entweder der Interventionsgruppe oder der Kontrollgruppe zugewiesen. Die Outcomes beider Gruppen werden verglichen. Andere Evidenzlevel umfassen *Level-II*-Studien, bei denen die Zuordnung zur Behandlungs- oder Kontrollgruppe nicht zufällig erfolgt (Kohortenstudie); *Level-III*-Studien, die keine Kontrollgruppe haben; *Level-IV*-Studien mit experimentellem Einzelfall-Design, was manchmal genutzt wird, um über mehrere Teilnehmer zu berichten; und *Level-V*-Studien, welche Fallstudien und Expertenmeinungen sind, die narrative Literaturreviews sowie Konsensus-Statements enthalten.

Die systematischen Reviews zu Arthritis und anderen rheumatischen Erkrankungen wurden von der AOTA als Teil des EBP-Projekts unterstützt. Die AOTA hat sich verpflichtet, die Rolle der Ergotherapie in diesem wichtigen Bereich der Praxis zu unterstützen. Diese Leitlinie wurde, ohne dass externe Finanzierung angefragt oder bezogen wurde, von der AOTA beauftragt, herausgegeben und unterstützt. Der Leitlinienreport wurde vollständig von der AOTA finanziert und ohne Beteiligung der Industrie entwickelt.

Die Suche nach Artikeln zu Arthritis und anderen rheumatischen Erkrankungen wurde für die Zeit zwischen Januar 1995 und Juni 2014 durchgeführt. Dieser Review wurde zusammen mit dem Review zu muskoloskelettalen Erkrankungen erstellt, der Interventionen für Menschen mit Arthrose und Arthritis enthält, genauer für Erkrankungen des Unterarms, des Handgelenks und der Hand (Roll & Hardison, 2017) und der unteren Extremität (Dorsey & Bradshaw, 2017). Genauere Informationen hierzu können die Ergotherapie-Leitlinie für Erwachsene mit muskoloskelettalen Erkrankungen (Snodgrass & Amini, 2017). Diese Übersichtsarbeiten sind wichtig, weil Ergotherapeuten den Zugang zu den Ergebnissen der aktuell besten Literatur, die Interventionen für Menschen mit rheumatischen Erkrankungen unterstützen, brauchen.

Die Forschungsfrage zu Arthritis und anderen rheumatischen Erkrankungen wurde von den Review-Autoren, einer beratenden Gruppe von Experten auf diesem Gebiet, den AOTA-Mitarbeitern und dem Berater des AOTA EBP-Projekts überprüft. In diesem Review wurde der folgenden Frage nachgegangen:
- Welche Evidenz gibt es innerhalb der Bandbreite der Ergotherapie für die Wirksamkeit von Interventionen bei Erwachsenen mit Arthritis und anderen rheumatischen Erkrankungen?

Methodik

Die Suchbegriffe für den Review wurden vom methodischen Berater des AOTA-EBP-Projekts und den AOTA-Mitarbeitern in Absprache mit den Autoren des Reviews entwickelt und von der Beratergruppe überprüft. Die Suchbegriffe wurden nicht nur entwickelt, um geeignete Artikel zu erfassen, sondern auch, um sicherzustellen, dass die für den spezifischen Wortschatz der jeweiligen Datenbank relevanten Begriffe enthalten sind. Die **Tabelle C-1** listet die zur Population und zur jeweiligen Intervention passenden Suchbegriffe auf. Ein medizinischer Forschungsbibliothekar mit Erfahrung in der Durchführung systematischer Reviews führte die Recherche durch und bestätigte und verbesserte die Suchstrategien.

Zu den eingeschlossenen Datenbanken und Websites gehörten Medline, PsycINFO, CINAHL, Ergonomics Abstracts und OTSeeker. Darüber hinaus wurden konsolidierte Informationsquellen wie z. B. die Cochrane Database of Systematic Reviews in die Suche einbezogen. Diese Datenbank enthält peer-reviewte Zusammenfassungen von Fachartikeln und bietet Klinikern und Wissenschaftlern ein System, um evidenzbasierte Reviews zu ausgewählten klinischen Fragen und Themen durchzuführen. Darüber hinaus wurden die Literaturverzeichnisse von Artikeln, die in den systematischen Reviews enthalten waren und ausgewählte Zeitschriften manuell durchsucht, um sicherzustellen, dass alle passenden Artikel enthalten waren.

Ein- und Ausschlusskriterien sind für den systematischen Reviewprozess von entscheidender Bedeutung, da sie die Struktur für Qualität, Art und Veröffentlichungsjahr der einbezogenen Literatur vorgeben. Die Reviews beschränkten sich auf wissenschaftliche, peer-reviewte Literatur in englischer Sprache. Die untersuchten Interventionsansätze lagen im Bereich der Ergotherapie. Die Literatur dieses Reviews wurde zwischen Januar 1995 und Juni 2014 veröffentlicht. Der Review schloss Daten aus Präsentationen, Tagungsberichten, aus nicht peer-reviewter Forschungsliteratur, aus Dissertationen und Abschlussarbeiten aus. Die eingeschlossenen Studien entsprechen den Evidenzleveln I, II und III.

Tabelle C-1: Suchbegriffe für systematische Reviews zu rheumatischen Erkrankungen

Kategorie	Suchbegriffe (englisch)	Suchbegriffe (deutsch)
Arthritis	ankle arthritis, ankylosing spondylitis, arthritis, degenerative joint disease, dermatomyositis, fibromyalgia, foot arthritis, gout, hip arthritis, inflammatory arthritis, knee arthritis, lupus, osteoarthritis, polymyositis, psoriatic arthritis, rheumatoid arthritis, scleroderma, systemic sclerosis	Sprunggelenksarthrose, Spondylitis ankylosans, Arthritis, Degenerative Gelenkerkrankung, Dermatomyositis, Fibrmyalgie, Fuß-/Knöchelarthrose, Gicht, Hüftarthrose, entzündliche Arthritis, Knie(gelenks)arthrose, Lupus, Arthrose, Polymyositis, Psoriasisarthritis, rheumatoide Arthritis, Sklerodermie, Systemische Sklerose
Intervention	AAROM, activities of daily living, adaptation, adaptive equipment, AROM, arthrokinematics, assistive technology, athletic training, back school, biofeedback, body awareness, body mechanics, cognitive behavior therapy, compensation, create, driving adaptations, durable medical equipment, edema control, education, energy conservation, ergonomics, establish, exercise, functional training, hand therapy, home modification, industrial rehabilitation, interventions, job coaching, job modification, job retraining, joint protection, limb reshaping, modify, occupational medicine, occupational therapy, orthotics, physical agent modalities, physical therapy, postural training, preprosthetic and prosthetic training, prevention, problem solving, PROM, promotion, rehabilitation, relaxation techniques, restore, scapulohumeral rhythm, splint, sports medicine, stretching, therapeutic management, therapy, training, treatment, work hardening, work/occupational rehabilitation, work reconditioning/conditioning	AAROM (active assistive range of motion), Aktivitäten des täglichen Lebens, Adaptation, Adaptive Ausstattung, AROM, Arthrokinematik, assistive Technologie, Sportliches Training, Rückenschule, Biofeedback, Körperbewusstsein, Körpermechanik, Kognitive Verhaltenstherapie, Kompensation, schaffen/erstellen, Fahradaptionen, haltbare medizinische Ausrüstung, Ödemkontrolle, Edukation, Energiekonservierung, Ergonomie, etablieren, Übung, funktionelles Training, Handtherapie, Modifikation der Häuslichkeit, Industrielle Rehabilitation, Interventionen, Job Coaching, Job Modifikation, Job Retraining, Gelenkschutz, Wiederherstellung von Gelenken, Wiederherstellujng von Gliedmaßen, modifizieren, Arbeitsmedizin, Ergotherapie, Orthotik, Posturales Training, Präprothetisches und prothetisches Training, Prävention, Problemlösung, PROM, Förderung, Rehabilitation, Entspannung, Techniken, Restoration, Scpulohumeraler Rhythmus, Splint, Sportmedizin, Dehnung, Therapeutisches Management, Therapie, Training, Behandlung, Verfestigung, Arbeits-/Ergotherapie, Wieder-/Aufnahme von Arbeit

Kategorie	Suchbegriffe (englisch)	Suchbegriffe (deutsch)
Outcomes	absenteeism, anxiety, circumferential measurement for edema, coordination, coping patterns, depression, disability, dynamometry, dysfunction/function, EMG, endurance, fatigue, fear, fine motor coordination, functional/work capacity evaluation, grip strength, hand function, level of independence (ADLs, IADLs), manual muscle testing (MMT), mobility, NCV, occupational engagement (rest, sleep, education, social participation, leisure), occupational performance, occupational stress, pain, physical mobility, pinch strength, productivity, prosthetic use, psychological distress, quality of life, range of motion (ROM), return to work, sensation, sickness, strength, symptom magnification, tolerance to activity, weakness, work/employment status, volumetric measurement for edema	Fehlzeiten, Angst, Umfangmessung eines Ödems, Koordination, Muster der Krankheitsverarbeitung, Depression, Behinderung, Dynamometrie, Dysfunktion/Funktion, EMG, Ausdauer, Fatigue, Furcht, feinmotorische Koordination, Evaluation der Funktionellen/Arbeits- Kapazität, Griffstärke, Handfunktion, Level der Unabhängigkeit (ADLs, IADLs, Manuelle Muskeltestung (MMT), Mobilität, NCV, Teilnahme/Einsatz an Betätigungen (Ruhe, Schlaf, Edukation/Bildung, soziale Teilhabe, Freizeit), Betätigungsperformanz, Belastung/Stress bei/durch Betätigungen, Schmerz, körperliche Mobilität, Kraft beim Zugreifen/Kneifen, Produktivität, Nutzung von Prothesen, psychologische Belastung, Lebensqualität, Bewegungsausmaß (range of motion/ROM), Rückkehr an den Arbeitsplatz, Empfindung/Gefühl, Krankheit, Kraft, Verstärkung der Symptome, Toleranz von Aktivitäten, Schwäche, Arbeitsplatz-/Beschäftigungsstatus, Volumenmessung bei Ödemen
Studiendesign	appraisal, best practices, case control, case report, case series, clinical guidelines, clinical trial, cohort, comparative study, consensus development conferences, controlled clinical trial, critique, cross over, cross-sectional, double blind, epidemiology, evaluation study, evidence-based, evidence synthesis, feasibility study, follow-up, health technology assessment, intervention, longitudinal, main outcome measure, meta-analysis, multicenter study, observational study, outcome and process assessment, pilot, practice guidelines, prospective, random allocation, randomized controlled trials, retrospective, sampling, scientific integrity review, single subject design, standard of care, systematic literature review, systematic review, treatment outcome, validation study	Beurteilung/Bewertung, Best Practice, Fallkontrolle, Fallbericht, Fallserie, Klinische Leitlinien, Klinische Studie, Kohorte, Komparative Studie, Konsensus-Konferenzen, Kontrollierte klinische Studie, Kritik, Cross Over, Querschnitt, doppelblind, Epidemiologie, Evaluationsstudie, evidenzbasiert, Ergebnissynthese, Machbarkeitsstudie, Follow-up, health technology Assessment, Intervention, längsschnitt-, Messung der Hauptergebnisse, Meta-Analyse, Multizentrische Studie, Beobachtungsstudie, Ergebnis- und Prozessbewertung, Pilot (-studie), Praxisleitlinien, prospektiv, randomisierte Zuordnung, randomisiert kontrollierte Studien, retrospektiv, Sampling/Stichprobe, Beurteilung der wissenschaftlichen Integrität, Einzelfall-Design, Begandlungsstandard, Systematischer Literatur Review, Systematischer Review, Behandlungsergebnis, Validationsstudie

Insgesamt wurden 9661 Quellen und Abstracts in diesen Review aufgenommen. Der methodische Berater des EBP-Projekts führte den ersten Schritt, das Aussortieren von Referenzen anhand von Quellenangabe und Abstract, durch. Der Review wurde als akademische Partnerschaft durchgeführt, bei der die drei Autorinnen (Janet L. Poole, Patricia Siegel und Melissa J. Tencza) mit Hochschulabsolventen zusamenarbeiteten. Das Review-Team schloss den nächsten Schritt zur Reduzierung der Referenzen anhand von Zitaten und Abstracts an. Die Volltextversionen potenziell relevanter Artikel wurden abgerufen und die Review-Teams entschieden über die endgültige Aufnahme der Studien anhand vorab festgelegter Ein- und Ausschlusskriterien.

Insgesamt wurden 156 Artikel in den finalen Review eingeschlossen: 141 mit Level-I, 8 mit Level-II und 7 Studien mit Level-III. **Tabelle C-2** zeigt Anzahl und Evidenzlevel der eingeschlossenen Artikel. Die Artikel wurden bezüglich Qualität (wissenschaftlicher Rigor und Bias) und Evidenzlevel beurteilt. Zu jedem Artikel, der in den Review eingeschlossen wurde, wurde dann, unter Verwendung einer Evidenztabelle, ein Auszug angefertigt. Dieser beinhaltet einen Überblick über die Methoden und Ergebnisse der jeweiligen Studie. Das AOTA-Team und der EBP-Projektberater überprüften zur Sicherung der Qualität die Evidenztabellen. Alle Studien sind in den Evidenztabellen im **Anhang D** zusammengefasst. Zudem sind relevante Artikel der Übersichtsarbeit zu Unterarm, Handgelenk und Hand (Roll&Hardison, 2017) in dieser Leitlinie miteingeschlossen. Das Bias-Risiko der einzelnen Studien wurde nach der Methode von Higgins, Altman und Sterne (2011)

Tabelle C-2: Anzahl der Artikel sortiert nach dem Level der Evidenz

Evidenzlevel	I	II	III	IV	V	Gesamt
Arthritis	51	0	0	0	0	51
Arthrose	43	4	3	0	0	50
Fibromyalgie	42	0	0	0	0	42
SLE	6	3	4	0	0	13
Gesamt	142	7	7	0	0	156

überprüft. Die Methode zur Untersuchung des Bias-Risikos in systematischen Reviews basierte auf dem Messinstrumen, das von Shea et al. (2007) entwickelt wurde.

Diese Praxisleitlinie wurde von einer Expertengruppe für Menschen mit Arthritis und anderen rheumatischen Erkrankungen (Praktiker, Forschende, Lehrende, Klienten und Klientenorganisationen, politische Vertreter) begutachtet. Gutachter, die mit der Veröffentlichung einverstanden waren, sind unter „Acknowledgements" aufgeführt. In Übereinstimmung mit den Kriterien der „National Guideline Clearinghouse" hat es sich die AOTA zum Ziel gesetzt, die Empfehlungen alle fünf Jahre zu aktualisieren.

D Übersicht zur Evidenz

Table D-1: Evidence for the Effectiveness of Interventions for People With Rheumatoid Arthritis

Author/Year	Level of Evidence/Study Design/ Participants/Inclusion Criteria	Intervention and Control Groups	Outcome Measures	Results
Physical Activity Interventions: Home Exercise and Coaching				
Brodin, Eurenius, Jensen, Nisell, & Opava (2008)	Level I RCT N = 228 (169 women, 59 men). Intervention group, n = 94. Control group, n = 134. *Inclusion criteria:* RA diagnosis, age >18 yr, able to communicate.	*Intervention* 1 yr coaching by a PT who provided information about physical activity, helped participants make goals, and provided problem-solving strategies to help reach or maintain ≥30 min/day of moderate-intensity exercise. Therapy coaches gave phone support ≥1×/mo. Participants could participate in regular physical therapy. *Control* Regular PT.	• EuroQol VAS • Grippit • TST • ROM scale • Walking in a figure eight • Pain VAS • HAQ • Physical activity self-report • Disease activity score	Compared with the control group, intervention participants had improvements in perceived health status and muscle strength, which included improvements on the EuroQol VAS, TST, and Grippit.
Crowley (2009)	Level I Systematic review N = 8 (7 RCTs, 1 Level III study). *Inclusion criteria:* RA diagnosis, exercise intervention done in home environment.	*Intervention* Home strengthening and conditioning exercise programs in RA.	• ROM • Grip strength • Deformity • Pincher grasp • Nine-Hole Peg Test • Exercise motivation • AIMS2 • BMD • HAQ • Walking speed • Functional assessment • VAS • Fatigue scale	Home exercise programs are effective in improving muscle strength, joint mobility, shoulder function, and self-efficacy and in reducing morning stiffness, no. of tender or swollen joints, and pain with increasing inflammation or disease activity.
Sjöquist, Almqvist, Asenlöf, Lampa, & Opava (2010)	Level I Follow-up of previous prospective RCT N = 228 participants. Intervention group, n = 94. Control group, n = 134. *Inclusion criteria:* RA, age >18 yr, able to communicate.	*Intervention* Regular PT and 1 yr of coaching to adopt moderately intensive physical activities 30 min 4×/wk. *Control* Regular PT.	• Outcome expectations and self DAS28 • DAS • VAS pain • TST • HAQ • Global VAS	This person-based approach contributed more than the results of a previous RCT to the understanding of which patients benefit most from this physical activity coaching intervention. The intervention may be most beneficial for people more severely affected by their disease at baseline.

(Continued)

Table D-1: Evidence for the Effectiveness of Interventions for People With Rheumatoid Arthritis (cont.)

Author/Year	Level of Evidence/Study Design/ Participants/Inclusion Criteria	Intervention and Control Groups	Outcome Measures	Results
Sjöquist, Brodin, Lampa, Jensen, & Opava (2011)	Level I RCT $N = 228$ participants with early RA. Intervention group, $n = 94$. Control group, $n = 134$. *Inclusion criteria*: RA diagnosis, age >18 yr, able to communicate.	*Intervention* PT coaching to adopt health-enhancing levels of physical activity (30 min/day of moderate-intensity exercise ≥4×/wk) and then no coaching between postintervention and 1-yr follow-up (results are from 1-yr follow-up). *Control* Regular PT.	• Questionnaire on physical activity • VAS for general health perception and pain • HAQ–DI • DAS28	No long-term improvements were found in perceived general health or outcomes.
Physical Activity Interventions: Dynamic Exercise				
Baillet et al. (2009)	Level I RCT $N = 50$. Intervention group, $n = 25$. Control group, $n = 25$. *Inclusion criteria*: Must have been treated with DMARD, written consent, ECG performed, consultation with cardiologist.	*Intervention* Land-based strengthening and aerobic exercises plus occupational therapy 5×/wk for 4 wk. *Control* Education program on RA, joint protection, diet, exercise, and relaxation and 1 hydrotherapy session over 3 days.	*Primary Outcome Measure* • HAQ *Secondary Outcome Measures* • NHP • AIMS2–SF • SENS • DAS28 • Cycling aerobic fitness • Dexterity (SODA, DHI)	Functional status (HAQ) initially improved at 1 mo, but improvements were not seen at 6 or 12 mo.
Breedland, van Scheppingen, Leijsma, Verheij-Jansen, & van Weert (2011)	Level I RCT $N = 34$. Intervention group, $n = 19$. Control group, $n = 15$. *Inclusion criteria*: RA diagnosis, ages 18–66 yr, no cardiac or pulmonary disease.	*Intervention* FIT program (3 hr/wk on 2 separate days, including muscle exercise 1×/wk, bicycle training 1×/wk, sports 1×/wk) and weekly education program. *Control* Wait list.	• Oxygen uptake • VO_2 max • Muscle strength of elbow and knee flexors and extensors • Health status • Perceived self-efficacy	The intervention group demonstrated a 12.1% increase in VO_2 max compared with the control group. No between-group differences were seen in health status or muscle strength.
Cairns & McVeigh (2009)	Level I Systematic review $N = 18$ studies. *Inclusion criteria*: Early but stable RA, dynamic exercise–related intervention.	*Intervention* Aerobic training, strength training, and combinations of both (1 study used pool exercise; the rest were land based).	• Aerobic capacity (VO_2 max) • Muscle strength and mobility • Functional ability (HAQ, DAS, AIMS) • Walk test • Up and down stairs • Pain VAS • Swollen joint count	Several studies reported improved strength, function, and aerobic capacity, suggesting that the majority of patients with RA should be encouraged to undertake aerobic or strength training.

(Continued)

Table D-1: Evidence for the Effectiveness of Interventions for People With Rheumatoid Arthritis (cont.)

Author/Year	Level of Evidence/Study Design/ Participants/Inclusion Criteria	Intervention and Control Groups	Outcome Measures	Results
Gaudin et al. (2008)	Level I Systematic review $N = 9$ RCTs. *Inclusion criteria:* RCTs comparing dynamic exercise with a nondynamic exercise or no exercise, increased heart rate by ≥60% during 20 min with ≥2 sessions/wk for 6 wk.	*Intervention* Dynamic exercise programs including strengthening, aerobic dancing, water exercise, swimming, running, and stationary cycling.	• VO_2 max • Quadriceps strength • ROM • Time to walk 50 ft • Function (HAQ, AIMS, Arthritis Impact Index) • Pain VAS • ESR • Swollen joint counts	The study found a significant increase in VO_2 max and increased muscle strength compared with conventional management; functional capacity improved, but the improvement was not significant.
Oldfield & Felson (2008)	Level I Systematic review $N = 9$ RCTs, 1 systematic review, and 1 Cochrane review. *Inclusion criteria:* Exercise of moderate intensity for at least 20 min, 2×/wk for 6 wk.	*Intervention* Aerobic and strengthening land- and water-based exercises.	• DAS • Swollen joint count • ESR and VAS for pain • CRP • Swelling or pain in joints • Health-related QOL • RA QOL • MACTAR • HAQ • AIMS2 and modified functional capacity evaluation • 14-item Global Fatigue Index • Short-form McGill Pain Questionnaire • Center for Epidemiological Studies Depression Scale	No significant worsening or improvement was found in no. of joints involved after short-term or long-term land-based exercise programs. Functional ability (walk time and grip strength) and HRQOL improved with exercise compared with control conditions. Regular aerobic exercise (moderate intensity) and nonaerobic strengthening had beneficial effects on functional ability, fatigue, and depression. Results from hydrotherapy included improved HRQOL and functional capacity but were not significantly different from those of land-based exercise.
Strasser et al. (2011)	Level I RCT $N = 40$. Intervention group, $n = 20$ (M age = 59.3 yr, 95% women). Control group, $n = 20$ (M age = 55.6 yr, 85% women). *Inclusion criteria:* RA >2 yr, medications stable for at least 3 mo.	*Intervention* Combined strength and endurance training. *Control* Instruction to do stretching 2×/wk and continue usual recreation activities.	• EKG, BP, labs, and medication review before and after the intervention period (both groups) • DAS28 • VAS • Functional ability: HAQ-DI score, ergometry for cardiorespiratory fitness, dynamometer • Body weight and fat mass	The intervention group had a significant reduction in disease activity and improvement in pain and general health and functional ability. Cardiorespiratory endurance improved by 10%, and overall strength increased by an average of 14%. Amount of lean body mass increased and percentage of body fat decreased.

(Continued)

Table D-1: Evidence for the Effectiveness of Interventions for People With Rheumatoid Arthritis (cont.)

Author/Year	Level of Evidence/Study Design/ Participants/Inclusion Criteria	Intervention and Control Groups	Outcome Measures	Results
Physical Activity Interventions: Aquatic Exercise				
Al-Qubaeissy, Fatoye, Goodwin, & Yohannes (2013)	Level I Systematic review $N = 6$ RCTs in English (419 participants; 78% women). *Inclusion criteria*: Published in English, participants with RA age ≥18 yr, 4-wk water-based intervention.	*Intervention* Water-based intervention (hydrotherapy, aquatic physical therapy, water therapy).	• Pain • Physical function • Health status • Disease activity • Patient perception	Hydrotherapy produced a short-term benefit in reducing pain and improving health status.
Physical Activity Interventions: Aerobic Exercise				
Baillet et al. (2010)	Level I Systematic review $N = 14$ studies (1,040 participants; M age = 44–68 yr). *Inclusion criteria*: Aerobic exercise performed at 50%–90% MHR compared with nonaerobic rehabilitation, diagnosis of RA.	*Intervention* Aerobic exercise at 50%–90% of max heart rate. *Control* Non–aerobic exercise interventions (e.g., education, ROM exercises, usual care).	• Pain • Indicators of disease activity • Radiographic evaluation • QOL • Functional ability • Exercise tolerance • Participant withdrawal • Steroid injections • Muscle soreness	Aerobic training resulted in significant reduction in pain, better QOL ratings, and no difference between groups in painful or swollen joints. In addition, aerobic exercise did not appear to exacerbate symptoms of the disease.
Hsieh et al. (2009)	Level I Single-blind RCT $N = 30$. Intervention group, $n = 15$ (100% women). Control group, $n = 15$ (100% women). *Inclusion criteria*: Ages 20–65 yr, RA for ≥6 mo, disease well controlled or stable.	*Intervention* Aerobic exercise program 3×/wk for 8 wk. *Control* Home exercise program.	• Exercise tolerance test • Swollen and tender joint counts • Global pain intensity • ADL pain scale • Grip strength • Walking time • Global self-assessment • HAQ • AIMS • Lab tests	The intervention group showed significant improvement in aerobic capacity over the control group. No significant difference was seen in global self-assessment and global physician assessment, no. of swollen or tender joints, or anxiety.
Physical Activity Interventions: Resistive Exercise				
Baillet, Vaillant, Guinot, Juvin, & Gaudin (2012)	Level I Meta-analysis $N = 10$ RCTs (547 participants). *Inclusion criteria*: Resistive exercise for adults with RA.	*Intervention* Resistive exercise compared with interventions without resistive exercise.	• HAQ • 50-ft walk test • Pain VAS • Joint count • ESR • Isokinetic muscle strength • Grip strength • Weighted mean differences • Relative risk	Resistance exercise significantly improved isokinetic strength, grip strength, disability (HAQ–DI), 50-ft walk test, and ESR.

(Continued)

Table D-1: Evidence for the Effectiveness of Interventions for People With Rheumatoid Arthritis (cont.)

Author/Year	Level of Evidence/Study Design/ Participants/Inclusion Criteria	Intervention and Control Groups	Outcome Measures	Results
Flint-Wagner et al. (2009)	Level I RCT $N = 24$ participants. Intervention group, $n = 16$. Control group, $n = 8$. *Inclusion criteria:* Age >18 yr, RA diagnosis, stable dose of infliximab, no biological therapies.	*Intervention* Strength training 3×/wk on nonconsecutive days. Each session was ~75 min and included walking warm-up, strength training, aerobic exercise, abdominal exercises, and cool down. Incentives and awards for exercising were available, and participants were expected to complete weekly exercise logs. *Control* Usual care.	• Peak torque for elbow and knee flexors and extensors • Dynamometer • 50-ft walk test • HAQ–DI • VAS Pain	The intervention group demonstrated large increases in muscle strength after 16 wk of individualized intensive strength training. Pain decreased and function increased significantly.
Lemmey et al. (2009)	Level I RCT $N = 28$ participants with RA. Intervention group, $n = 13$. Control group, $n = 15$. *Inclusion criteria:* RA, participants age ≥18 yr, functional class I or II, stable medications, free of cachectic diseases, not taking anabolic steroids, not pregnant, not involved in regular intensive physical training.	*Intervention* High-intensity PRT 2×/wk for 24 wk. *Control* Home exercise program.	• Body composition: DXA scan, ALM, bioelectrical impedance spectroscopy (total body water) • Muscle strength • Physical function and habitual physical activity measured by total weight lifted per session • HAQ–DI • Muscle biopsy and blood sampling	PRT increased lean body mass and ALM. PRT reduced trunk fat mass by 2.5 kg, increased arm curls by 23%, and increased walk time by 17%. Body composition and physical function were unchanged in the control group. Muscle hypertrophy and insulin-like growth factor levels increased.
Physical Activity Interventions: Tai Chi and Yoga				
Cramer, Lauche, Langhorst, & Dobos (2013)	Level I Systematic review $N = 8$ RCTs (2 RCTs with 110 participants with RA). *Inclusion criteria:* RCT comparing yoga to no treatment or any active treatment.	*Intervention* Yoga. *Control* Usual care.	• Disability (PDI, HAQ–DI) • WOMAC • QOL • Distress (BSI) • Pain (SDPIS)	Yoga interventions that included postures, meditation, and relaxation resulted in significant decreases in pain and significant improvements in vitality and disability compared with the usual care conditions.

(Continued)

Table D-1: Evidence for the Effectiveness of Interventions for People With Rheumatoid Arthritis (cont.)

Author/Year	Level of Evidence/Study Design/ Participants/Inclusion Criteria	Intervention and Control Groups	Outcome Measures	Results
Evans et al. (2013)	Level I RCT $N = 26$. Intervention group, $n = 11$ (100% women). Control group, $n = 15$ (100% women). *Inclusion criteria:* Diagnosis of RA or JRA for ≥6 mo, ages 16–35 yr, concomitant use of DMARD and/or nonsteroidal anti-inflammatory drugs, ability to speak English.	*Intervention* Iyengar yoga program 2×/wk for 6 wk. *Control* Usual care, wait list.	• Pain and HRQOL (pain, vitality, general health, and mental health measured on the SF–36; pain on PDI; HAQ–DI; DAS28; Global Improvement Scale) • Psychological function (anxiety) on the BSI–18, fatigue, and pain acceptance	Women who attended yoga had significantly greater improvement in pain disability and general health, mood, fatigue, acceptance of chronic pain, and self-efficacy. Uncontrolled effects of maintenance; improvements in HRQOL; general health; pain disability; and weekly ratings of pain, anxiety, and depression were maintained at follow-up.
Han et al. (2004)	Level I Cochrane review $N = 4$ (3 RCTs, 1 CCT). $N = 206$ participants. *Inclusion criteria:* RCT and CCT comparing Tai Chi for people with RA compared with control, sham therapy, or other type of therapy.	*Intervention* Tai Chi exercise or exercise incorporating Tai Chi principles.	• OMERACT 1993, which includes no. of tender joints, no. of swollen joints, pain, physician global assessment, patient global assessment, functional status, acute-phase reactants, and radiological damage; safety; and additional outcomes such as ROM and grip	Tai Chi improved ROM of the ankle, hip, and knee. It did not improve ability to do chores, joint tenderness, grip strength, or no. of swollen joints. It did not increase symptoms of RA. People felt they improved while they were doing yoga, and they enjoyed it. Whether it improved pain or QOL is not clear.
		Psychoeducational Interventions: Patient Education and Self-Management		
Conn et al. (2013)	Level I RCT $N = 104$ (79% women, 90% African American). Intervention group, $n = 52$ (M age = 54.2 yr, 78.8% women). Control group, $n = 52$ (M age = 52.9 yr, 78.8% women). *Inclusion criteria:* RA diagnosis, ages 20–75 yr, no uncontrolled illness.	*Intervention* ASMP 2 hr/wk for 6 wk in groups, supplemented with educational manual. *Control* Usual care.	*Primary Outcome Measures* • 20% improvement from baseline (ACR–20) • No. of tender and swollen joints • 3 of the following: global assessment, pain, disability (HAQ), ESR, CRP *Secondary Outcome Measures* • Physical and mental status (SF–36) • Helplessness index (RAI)	No. of tender or swollen joints decreased significantly over time in both groups, and percentage of participants achieving 20% improvement was similar in both groups. HAQ scores were lower in participants age 60 yr and employed. ACR–20 scores increased significantly in those who attended ≥4 ASMP sessions.

(Continued)

Table D-1: Evidence for the Effectiveness of Interventions for People With Rheumatoid Arthritis (cont.)

Author/Year	Level of Evidence/Study Design/ Participants/Inclusion Criteria	Intervention and Control Groups	Outcome Measures	Results
Cramp et al. (2013)	Level I Cochrane review $N = 24$ studies (exercise, $n = 6$; psychosocial, $n = 13$; supplements, $n = 2$; diet, $n = 1$; reflexology, $n = 1$; health tracking system, $n = 1$). *Inclusion criteria*: RA diagnosis, nonpharmacological intervention.	*Intervention* Exercise interventions included pool activities, yoga, strength training, cycling, aerobic exercise, and Tai Chi. Psychosocial interventions included benefit finding and expressive writing, CBT, mindfulness, lifestyle management, JP and self-management education, and group education.	• VAS Fatigue (1–100)	Psychosocial intervention was significantly more effective than control conditions in reducing fatigue in patients with RA. Exercise was significantly more effective than control conditions in reducing fatigue in patients with RA. No significant differences were found for other interventions.
Manning et al. (2014)	Level I RCT $N = 108$. Intervention group, $n = 52$ (M age = 53 yr, 85% women). Control group, $n = 56$ (M age = 57 yr, 68% women). *Inclusion criteria*: RA ≤5 yr, no contraindications to exercise.	*Intervention* EXTRA program—group education, self-management, upper-extremity exercise weekly, and daily home exercise program. *Control* Usual care.	• DASH • GAT • Grip strength • RAQoL • ASES • DAS28 • Pain • Fatigue • Morning stiffness • VAS	At 12 wk, the EXTRA group had significantly better scores on the DASH, GAT, ASES Pain and Symptoms subscales, DAS28, and VAS Pain and better nondominant hand strength than the control group.
Niedermann, Fransen, Knols, & Uebelhart (2004)	Level I Systematic review $N = 11$ RCTs. *Inclusion criteria*: Participants with RA, published July 1980 to July 2002, included pre and post measures and 1 assessment ≥6 mo postintervention.	*Intervention* Patient education, including education and CBT with coping and psychological support.	• Knowledge • Coping strategies • Pain • Physical and psychological health status	Evidence was found that education programs ($n = 7$) increased knowledge and that psychoeducation programs ($n = 6$) resulted in improved coping postintervention but not over the long term. Moderate evidence was found for education to improve self-efficacy ($n = 3$). Limited evidence indicated that programs improved psychological status.
Solomon et al. (2002)	Level I RCT $N = 178$ (65 with RA). Intervention group, $n = 23$. Control group, $n = 42$. *Inclusion criteria*: None stated.	*Intervention* ASMP in 2-hr group sessions 1×/wk for 6 wk. Groups were led by a trained facilitator using a structured format that focused on different topics from *The Arthritis Helpbook*, including pain and fatigue, exercise, disease, self-management, and working with health professionals. *Control* Provided with *The Arthritis Helpbook*.	• Modified HAQ • Self-efficacy • Pain • SF-36 • Satisfaction with care, treatment outcomes, ASMP, and resource use • Health care utilization	Analysis by disease subgroup showed no improvement in pain or disability in the intervention group compared with the control group at 4 mo.

(Continued)

Table D-1: Evidence for the Effectiveness of Interventions for People With Rheumatoid Arthritis (cont.)

Author/Year	Level of Evidence/Study Design/ Participants/Inclusion Criteria	Intervention and Control Groups	Outcome Measures	Results
Walker et al. (2007)	Level I RCT $N = 363$. Intervention group, $n = 175$ (M age = 62 yr, 71% women). Control group, $n = 188$ (M age = 62 yr, 70% women). Inclusion criteria: None stated.	Intervention 1 wk to review an Arthritis Research Campaign booklet and a pictorial mind map (i.e., information presented using key words and pictures). Control Booklet only.	• HAQ • HADS • Knowledge Scale Questionnaire • REALM test of reading fluency	Knowledge increased significantly in both groups, but no significant difference was found between groups.
Warsi, LaValley, Wang, Avorn, & Solomon (2003)	Level I Meta-analysis $N = 17$ studies (14 RCTs, 3 CCTs). Inclusion criteria: arthritis self management education component, concurrent control group studied, pain or disability evaluated.	Intervention Interventions including self-management; face-to-face education with lay educators, trained educators, or other health professionals; and instructional videos or audiocassettes.	• Pain • Disability	Self-management programs resulted in small decreases in pain and disability. Studies had high dropout rates.
Psychoeducational Interventions: Cognitive–Behavioral Therapy				
Astin, Beckner, Soeken, Hochberg, & Berman (2002)	Level I Meta-analysis $N = 25$ studies. Inclusion criteria: Informational component of intervention, adults with RA.	Intervention Psychological interventions including meditation, relaxation, mind–body, CBT, psychoeducational, and biofeedback.	• Pain • Functional ability • No. of tender points • Psychological status (depression) • Coping • Self-efficacy	Significant but small effect sizes were found for pain, functional ability, coping, and psychological status. No consistent findings were found for different types of intervention.
Freeman, Hammond, & Lincoln (2002)	Level I RCT $N = 54$. Intervention group, $n = 32$. Control group, $n = 22$. Inclusion criteria: Newly diagnosed with RA, ages 18–65 yr, no other diagnosis affecting function.	Intervention CBT based on self-efficacy theory and focused on education on pathology, prevention of pain, joint deformities, loss of function, physical coping strategies, and goal setting, ~2 hr/wk for 4 wk. Control Standard arthritis education program, ~2 hr/wk for 4 wk.	• AIMS2 Physical Function and Affect scales and Symptoms and Current Health subscales • ESR • Joint counts • VAS Pain • Rheumatology Attitudes Index • ASES	No significant changes over time were found for either group, and no significant differences were found between groups at 6-mo follow-up.

(Continued)

Table D-1: Evidence for the Effectiveness of Interventions for People With Rheumatoid Arthritis (cont.)

Author/Year	Level of Evidence/Study Design/ Participants/Inclusion Criteria	Intervention and Control Groups	Outcome Measures	Results
Garnefski et al. (2013)	Level I RCT $N = 82$. Intervention group, $n = 41$ (M age = 49 yr, 90% women). Control group, $n = 41$ (M age = 48 yr, 93% women). *Inclusion criteria:* Rheumatic disease, ability to read and speak Dutch, mild to moderate depression.	*Intervention* CBT program that included a workbook, a work program, and a CD-ROM. Participants used the program 1 hr/day, 4 days/wk for 4 wk. They also received weekly 10-min phone calls that provided support, motivation, and praise and monitored progress. *Control* Wait list.	• HADS • General Self-Efficacy Scale • SF–36 Physical Functioning scale • Pain	Intervention significantly improved depression, anxiety, and self-efficacy. Improvements in anxiety and depression were maintained, but there was a small, significant decrease in self-efficacy at 2-mo follow-up.
Knittle, Maes, & de Gucht (2010)	Level I Meta-analysis $N = 27$ studies. *Inclusion criteria:* RCT published in English or Dutch, face-to-face psychological interventions for adults with RA.	*Intervention* Psychoeducational interventions based on principles of self-regulation with specific outcomes.	• Physical activity • Pain • Depression • Disability • Anxiety	Significant but small effect sizes were found for pain, function, depression, anxiety, and medications for pain post-intervention and at follow-up.
Multon et al. (2001)	Level I RCT $N = 131$ (M age = 58 yr). Stress management group, $n = 44$ (41% women). Attention control group, $n = 42$ (45% women). Usual care group, $n = 42$ (45% women). *Inclusion criteria:* RA diagnosis.	*Intervention* Stress management group: Education on relaxation, CBT, coping strategies, pain management, and social relations over 10 wk. *Control* Attention control group: Computerized patient education program over 10 wk. Usual care group: Usual care.	• Videotape of pain behaviors during a 10-min standardized sequence of activities • Joint counts • McGill Pain Questionnaire • VAS Pain • AIMS Pain component	No effects were found on pain behaviors. Data from other outcome measures did not appear to have been statistically compared across time.
Pradhan et al. (2007)	Level I RCT $N = 63$. Intervention group, $n = 31$ (M age = 56 yr, 84% women). Control group, $n = 32$ (M age = 53 yr, 91% women). *Inclusion criteria:* Adults with RA diagnosis, not in remission.	*Intervention* MBSR, 2.5-hr sessions 1×/wk over 8 wk. *Control* Wait list; usual care.	• SCL–90–R • DAS28 • Psychological Well-Being Scales • Mindfulness Attention Awareness Scale	At 2-mo follow-up, both groups had improved psychological distress, well-being, and mindfulness and fewer depressive symptoms; however, no significant differences were found between groups. At 6-mo follow-up, the mindfulness group maintained the gains, and the improvements in psychological distress and well-being were significantly better compared with the control group.

(Continued)

Table D-1: Evidence for the Effectiveness of Interventions for People With Rheumatoid Arthritis (cont.)

Author/Year	Level of Evidence/Study Design/ Participants/Inclusion Criteria	Intervention and Control Groups	Outcome Measures	Results
Sharpe & Schrieber (2012)	Level I RCT $N = 104$ (M age = 56 yr, 78% women). CBT group, $n = 27$ (M age = 57.5 yr). CT group, $n = 26$ (M age = 55.2 yr). BT group, $n = 26$ (M age = 57.9 yr). Control group, $n = 25$ (M age = 54.2 yr). *Inclusion criterion:* RA diagnosis.	All groups received 1-hr therapist–client sessions 1×/wk for 8 wk. *Intervention* *CBT group:* Education plus self-management skills—relaxation training, attention diversion, goal setting, pacing, problem solving, cognitive restructuring, assertiveness and communication, and management of flare-ups or high-risk situations. *CT group:* Education, attention diversion strategies, cognitive restructuring, and communication. *BT group:* Education, relaxation training, goal setting, pacing, problem solving, and management of flare-ups and high-risk situations. *Control* Wait list.	• HADS • HAQ • RAI • ESR, CRP	Postintervention, the CBT and CT groups improved more in tender joint counts and CRP. Anxiety improved more in the BT and CT groups than in the CBT and control groups. No significant improvement in disability (HAQ) was found. Depression improved over time, but no group differences were found. At follow-up, the CT and CBT groups showed significant improvements in tender joint counts compared with the BT and control groups.
Sharpe, Sensky, Timberlake, Ryan, & Allard (2003)	Level I RCT $N = 45$ (M age = 55 yr, 70% women). Intervention group, $n = 23$ (M age = 54 yr, 70% women). Control group, $n = 22$ (M age = 57 yr, 73% women). *Inclusion criteria:* Adults with RA, ages 18–75 yr.	*Intervention* 8 individual 1-hr CBT sessions over 8 wk that included education, relaxation, goal setting regarding balance between rest and exercise, attention diversion training, cognitive restructuring, assertiveness training, and management of flare-ups and high-risk situations. *Control* Usual care.	• HADS • CSQ • Pain rating 3×/day • HAQ • RAI • ESR and CRP	At 6- and 18-mo follow-up, the intervention group had significantly fewer depressive symptoms. At 18-mo follow-up, the intervention group had significantly less disability and anxiety.
Sharpe et al. (2001)	Level I RCT $N = 45$. Intervention group, $n = 23$ (M age = 54 yr, 70% women). Control group, $n = 22$ (M age = 57 yr, 73% women). *Inclusion criteria:* Adults with RA, disease duration <2 yr.	*Intervention* Routine medical management plus 1-hr individual CBT sessions 1×/wk for 8 wk that included self-help education, relaxation, attention diversion, goal setting, pacing, problem solving, cognitive restructuring, assertiveness, communication, and management of flare-ups. *Control* Usual care; routine medical management.	• HADS • CSQ • Self-monitored pain level • HAQ • RAI • ESR, CRP	Postintervention and at follow-up, the intervention group showed less depression and the control group was more depressed. The intervention group showed a significant improvement on the CSQ Reinterpreting Pain subscale postintervention compared with the control group.

(Continued)

Table D-1: Evidence for the Effectiveness of Interventions for People With Rheumatoid Arthritis (cont.)

Author/Year	Level of Evidence/Study Design/ Participants/Inclusion Criteria	Intervention and Control Groups	Outcome Measures	Results
Sharpe et al. (2001) (cont.)				At follow-up, the intervention group had improved significantly more on the Reinterpreting Pain and Diverting Attention subscales than the control group. Pain decreased significantly in both groups. No significant difference was found between groups on the HAQ.
Shigaki et al. (2013)	Level I RCT N = 106. Intervention group, n = 54 (M age = 50 yr, 93% women). Control group, n = 52 (M age = 49 yr, 92% women). Inclusion criteria: Adult with RA, stable on medication for 3 mo, no previous exposure to similar intervention, no uncontrolled physical or mental health issues.	Intervention 10-wk, Internet-based, multimodal CBT (RA–Help) program consisting of educational modules completed in order (RA stressors, coping, pain management, managing change, relationships, community participation, personalized to-do list, news feature, resource library, homework journal) and 1:1 weekly phone calls with a clinician leader. Control Wait list.	• AIMS2 • ASES • Center for Epidemiological Studies Depression Scale • QOL scale • Rapid Assessment of Disease Activity • Social Provisions Scale • UCLA Loneliness Scale	Postintervention and at 9-mo follow-up, the intervention group had significantly better self-efficacy and QOL scores.
van Lankveld, van Helmond, Näring, de Rooij, & van den Hoogen (2004)	Level I RCT N = 59 (M age = 50 yr, 65% women). Intervention group, n = 31 (M age = 49 yr, 62% women). Control group, n = 28 (M age = 50 yr, 67% women). Inclusion criteria: Couples in which 1 partner had RA and who had been in a stable relationship for ≥1 yr.	Both groups received continued medical treatment, no medication changes, and PT and OT. Intervention 8 1.5-hr multidisciplinary sessions over 4 wk that included education, practice of skills, and CBT techniques. The program was delivered to couples in the evening and focused more on the couple relationship than on the individual. Control The same multidisciplinary sessions as the intervention group but delivered only to patients in the daytime.	• DAS28 • Physical functioning • Psychological functioning • Cognitive evaluation of disease stressors • Coping with rheumatoid stressors • Marital satisfaction • Social support • Spousal criticism • Communication improvement	Both groups improved in all physical and psychological functions and in ability to handle stress from baseline to postintervention, but no significant difference was found between groups. At 6-mo follow-up, communication was significantly better in the intervention group.

(Continued)

Table D-1: Evidence for the Effectiveness of Interventions for People With Rheumatoid Arthritis (cont.)

Author/Year	Level of Evidence/Study Design/ Participants/Inclusion Criteria	Intervention and Control Groups	Outcome Measures	Results
Zautra et al. (2008)	Level I RCT $N = 144$ (68% women). Pain management group, $n = 52$. Mindfulness group, $n = 48$. Control group, $n = 44$. *Inclusion criteria*: RA diagnosis, no cyclical estrogen replacement therapies, no lupus diagnosis.	*Intervention* *Pain management group*: 8 modules of CBT for pain—pain concepts; relaxation; autogenic training; activity pacing and management of daily activities; cognitive coping; alternative pain management strategies, memory, and concentration; management of intense pain; problem solving; and relapse prevention, generalization, and maintenance. *Mindfulness group*: 8 modules of mindfulness meditation and emotion regulation therapy—mindfulness and emotion; awareness; emotional clarity and well-being; acceptance, negative thoughts, and reframing; positive thoughts; social relations; intimacy; and maintenance and generalization. *Control* 8-wk education-only group on how to manage arthritis—what RA is; prognosis and treatment; medications; neurophysiology of pain; natural remedies; exercise and sleep; communicating with doctors and traveling with RA; and review and closure.	• History of depression • Daily diaries • Pain NRS • Positive and Negative Affect Schedule • Depressive symptoms • Coping efficacy for pain • Pain catastrophizing • Perceived control over pain	In all groups postintervention, daily pain, positive affect, and pain control increased. However, the pain management group had significantly greater improvement in self-reported pain control than the other 2 groups. The pain management and mindfulness groups showed significant improvements in coping efficacy and positive affect compared with the control group.
Psychoeducational Interventions: Multidisciplinary Approach				
Badamgarav et al. (2003)	Level I Systematic review $N = 11$ (8 RCTs, 3 quasi-experimental nonrandomized before–after design studies). *Inclusion criteria*: Studies with systematic multidisciplinary care (≥2 disciplines), adults with RA, some assessment of functional status, inclusion of a control group.	*Intervention* Multidisciplinary disease management with a patient education component.	• Functional status (HAQ, mHAQ, Sickness Impact Profile, ADL scale, AIMS, or self-reported functional status questionnaire)	Analyzed individually, 4 studies showed significant improvements in functional status and disability. Improvements were small (13%) and not statistically significant. Interventions >5 wk resulted in significant improvements compared with those ≤5 wk. ≤6 units of intervention were associated with higher effects than >6 units, but this result was not statistically significant.

(Continued)

Table D-1: Evidence for the Effectiveness of Interventions for People With Rheumatoid Arthritis (cont.)

Author/Year	Level of Evidence/Study Design/ Participants/Inclusion Criteria	Intervention and Control Groups	Outcome Measures	Results
Christie et al. (2007)	Level I Overview of systematic reviews N = 28 studies. *Inclusion criteria:* Published 2000–January 2007; participants diagnosed with RA; nonpharmacological and nonsurgical interventions; primary outcomes of function, pain, and global assessment.	*Intervention* Nonpharmacological and nonsurgical interventions: acupuncture, balneotherapy, diets, electrical stimulation, herbal therapy, comprehensive OT (assistive devices, JP, splints, motor function training), education, exercise, low-level laser, ultrasound, thermotherapy, and transcutaneous electrical nerve stimulation. *Control* Placebo, usual care, no intervention.	• Function • Pain • Patient global assessment	High-level evidence showed that JP improves function, but no difference was found in pain. High-level evidence was found that education improves function and patient global assessment. Moderate evidence indicates that low-level laser therapy reduces pain and improves function. Evidence for other OT interventions is limited or unclear.
Primdahl, Wagner, Holst, & Hørslev-Petersen (2012)	Level I RCT N = 287. Shared-care group, n = 96 (M age = 62 yr, 74% women). Planned nursing consultation group, n = 94 (M age = 61 yr, 69% women). Control group, n = 97 (M age = 61 yr, 66% women). *Inclusion criteria:* Adults with RA ≥18 mo, DAS28 score <3.2, HAQ score <2.5, no increase in steroids or DMARD in past 3 mo.	All participants had a short course of 3-hr sessions to increase their belief in their ability to manage their problems and seek help. They were then randomized to 1 of 3 groups. *Intervention* *Shared-care group:* No planned consultations. *Planned nursing consultation group:* 30-min consultations every 3 mo with a rheumatology nurse who monitored treatment, referred to other professionals if needed, and affirmed patients' problems and solutions. *Control* Follow-up as usual; continued rheumatologist consultations every 3–12 mo.	• Sociodemographics • DAS28 • HAQ • Pain and fatigue • VAS • RASE	At 3-mo follow-up, no differences were found between groups. At 1-yr follow-up, RASE scores (except for pain) had improved significantly from baseline in the planned nursing consultation group compared with the other two groups.
		Psychoeducational Interventions: Joint Protection		
Hammond & Freeman (2004)	Level I RCT 4-yr follow-up N = 127. Intervention group, n = 65 (M age = 52 yr, 82% women). Control group, n = 62 (M age = 51 yr, 71% women). *Inclusion criteria:* Ages 18–65 yr, RA diagnosis ≤5 yr, hand pain or inflammation, problems with hand function.	*Intervention* 4 2-hr weekly meetings with talks on RA, drug treatment, diet, exercise, pain management, relaxation, and JP, plus additional educational, behavioral, motor learning, and self-efficacy–enhancing strategies to increase adherence. *Control* 4 2-hr weekly meetings with talks on RA, drug treatment, diet, exercise, pain management, relaxation, and JP.	• VAS Hand Pain • Adherence (JPBA) • Disease activity (DAS28, global rating, no. of flare-ups) • Functional assessment (AIMS2) • Hand status (strength, ROM, deformities) • Psychological status (RAI)	Adherence significantly increased in the intervention group. Functional ability worsened in both groups but significantly more in the control group. The intervention group had significantly less morning stiffness and developed significantly fewer joint deformities than the control group.

(Continued)

Table D-1: Evidence for the Effectiveness of Interventions for People With Rheumatoid Arthritis (cont.)

Author/Year	Level of Evidence/Study Design/ Participants/Inclusion Criteria	Intervention and Control Groups	Outcome Measures	Results
Hammond & Freeman (2004) (cont.)				The intervention group had fewer tender joints and improved self-efficacy and perceived control. The control group had a significant decrease in AIMS2 scores and ADL function.
Hammond, Jeffreson, Jones, Gallagher, & Jones (2002)	Level I Randomized, single-blind crossover trial $N = 30$ (majority women). Intervention group, $n = 16$. Control group, $n = 14$. Inclusion criteria: Adults with RA, hand involvement with pain.	Intervention 4 sessions of an educational–behavioral JP program addressing RA and disease management info, JP and energy conservation with interactive practice, problem solving, self-efficacy, adherence-enhancing strategies, exercise, and rest and information to continue in a home program. Control Usual care.	• JPBA (video-recorded activity analysis) • Patient knowledge questionnaire • VAS Pain • Grip strength • Duration of morning stiffness • HAQ • ASES • RAI • Adherence questionnaire	Significant increases were found in JPBA scores, grip strength, and scores on a patient knowledge questionnaire at 3 mo, and a nearly significant increase was found in self-efficacy and adherence. At 3 mo, the only significant difference between groups was in JPBA scores. Participants had a good attitude toward the program.
Masiero et al. (2007)	Level I RCT $N = 70$. Intervention group, $n = 36$ (M age = 54 yr, 81% women). Control group, $n = 34$ (M age = 52 yr, 82% women). Inclusion criteria: Adults with RA, ages 18–65 yr, no variations in drug therapy within 6 mo, no severe disability.	Intervention JP education group; continued with usual pharmacological treatment plus 4 3-hr meetings every 3 wk. Groups consisted of 4–6 people with a family member. The education group program was delivered by an interdisciplinary team (OT included) and consisted of discussion, problem solving, and homework and monthly phone checks to encourage use of tips and exercises. Control Continued usual drug treatment and medical treatment.	• Sociodemographics • RAI • Health service interview—knowledge of disease • VAS Pain • HAQ • AIMS2 • Diaries of exercise frequency • Evaluation of usefulness of program	At 8-mo follow-up, the intervention group had significant improvements on the HAQ, the physical symptoms and social interaction sections of the AIMS2, and VAS Pain compared with the control group.
Niedermann et al. (2012)	Level I RCT $N = 53$. Intervention group, $n = 26$ (M age = 62 yr, 85% women). Control group, $n = 27$ (M age = 53 yr, 82% women).	Both interventions consisted of 4 45-min sessions over 3 wk. Intervention PRISM–JP, which is the same as conventional JP education but more individualized on the basis of illness burden and meaningful occupations and social learning and self-management theories.	• JPBA • JP–SES • ASES • Grip strength • VAS Hand Pain • DAS28 • EUROHIS–QOL 8 • HADS • Self-Illness Separation scale	At 6-mo and 12-mo follow-up, the intervention group had significantly increased use of JP behaviors compared with the control group. At 12 mo, the intervention group had significantly increased grip strength and self-efficacy compared with baseline.

(Continued)

Table D-1: Evidence for the Effectiveness of Interventions for People With Rheumatoid Arthritis (cont.)

Author/Year	Level of Evidence/Study Design/ Participants/Inclusion Criteria	Intervention and Control Groups	Outcome Measures	Results
Niedermann et al. (2012) (cont.)	*Inclusion criteria:* Adults with RA; Functional Class II, III, or IV; difficulty or pain using hands; need OT; speak German.	*Control* Conventional JP education: written and oral information about JP and RA and demonstration and practice using the techniques and assistive devices.		
Niedermann et al. (2011)	Level I RCT *N* = 53. Intervention group, *n* = 26 (*M* age = 62 yr, 85% women). Control group, *n* = 27 (*M* age = 53 yr, 81% women). *Inclusion criteria:* Adults with RA; Functional Class II, III, or IV; difficulty or pain using hands; need OT; speak German.	Both interventions included 4 45-min sessions over 3 wk. *Intervention* PRISM–JP, which is the same as conventional JP education but more individualized on the basis of illness burden and meaningful occupations and social learning and self-management theories. *Control* Conventional JP education: written and oral information about JP and RA and demonstration and practice using the techniques and assistive devices.	• JPBA • ASES • JP–SES • Grip strength • VAS Hand Pain • DAS28 • EUROHIS–QOL 8 • Self-Illness Separation scale • Hand joint motion • Rheumatoid Arthritis Disease Activity Index • Sense of Coherence	Both groups increased in use of JP methods and had decreased pain postintervention; however, pain increased from postintervention to 3-mo follow-up in the control group. No significant differences were found between groups postintervention, but at 3-mo follow-up, the intervention group kept using JP and had increased ASES and JP–SES scores.
		Psychoeducational Interventions: Assistive Technology		
Tuntland et al. (2009)	Level I Cochrane review *N* = 1 RCT. *Inclusion criteria:* Adults with RA; assistive technology provided by professional; primary outcomes of functional ability, pain, and adverse effects.	*Intervention* Assistive technology for skills training, personal care, mobility, housekeeping, environmental aids, communication, handling of products and goods such as opening and gripping, and recreation. Aids for seeing and hearing and orthoses and prostheses were excluded.	• ADLs • Pain • Adverse effects • Fatigue • Self-efficacy • Psychological well-being • QOL • Change in time • Completing tasks • Caregiver burden or stress	1 study, an RCT crossover design of low quality, found that an eye-drop dispenser was easier to use and provided better aim than a standard bottle.
		Psychoeducational Interventions: Emotional Disclosure		
Lumley et al. (2011)	Level I RCT *N* = 181 (84% women). Writing sample, *n* = 88. Disclosure group, *n* = 43 (*M* age = 55 yr, 88% women). Positive control group, *n* = 24 (*M* age = 53 yr, 79% women).	Participants were randomized first to a writing or a speaking group and then to an experimental condition: disclosure, positive control, or neutral control. *Intervention Disclosure group:* Wrote in a journal or spoke into a recorder factually and emotionally about 1 unresolved stressful experience for 20 min over 4 days in 1 week.	• McGill Pain Questionnaire Short Form • AIMS2 • Pain behavior • Walking speed for 50 ft • Grip strength • Joint counts • Physician rating of disease severity on VAS • ESR	The writing sample had significantly lower sensory pain at 1 mo postintervention and significantly less affective pain at 6 mo than the combined neutral and positive control groups. Compared with the positive control group, the disclosure group had significantly less affective pain at 6 mo and greater grip strength at 3 mo.

(Continued)

Table D-1: Evidence for the Effectiveness of Interventions for People With Rheumatoid Arthritis (cont.)

Author/Year	Level of Evidence/Study Design/ Participants/Inclusion Criteria	Intervention and Control Groups	Outcome Measures	Results
Lumley et al. (2011) (cont.)	Neutral control group, n = 21 (M age = 55 yr, 81% women). Speaking sample, n = 93. Disclosure, n = 48 (M age = 53 yr, 83% women). Positive control, n = 24 (M age = 58 yr, 83% women). Neutral control, n = 21 (M age = 53 yr, 86% women). Inclusion criteria: Adults with RA reporting pain or disability from RA in the preceding week.	Control Positive control group: Wrote or spoke factually and emotionally about positive events in their lives. Neutral control group: Wrote or spoke, avoiding opinions, feelings, and concerns, about daily activities for 4 time periods—previous week, previous day, plans for next day, and plans for next week.		Compared with the neutral control group, the disclosure group had significantly less sensory pain at 1 mo and faster walking speed but poorer ESR at 6 mo. The speaking disclosure group had significantly less sensory and affective pain at 6 mo compared with the combined control groups, who did worse. The disclosure group had faster walking times at 3 mo, fewer swollen joints, and improved physician rating of disease activity than the combined controls. The speaking disclosure group had significantly less sensory pain at 3 and 6 mo and fewer swollen joints and more improved physician rating of disease activity than the positive control group at 6 mo. Compared with the neutral control group, the speaking disclosure group had improved physician rating of disease activity at 6 mo. An analysis of the difference in trajectory of change over follow-up showed that both written and spoken disclosure had modest benefits.
van Middendorp, Geenen, Sorbi, van Doornen, & Bijlsma (2009)	Level I RCT N = 68. Intervention group, n = 40 (M age = 58 yr, 60% women). Control group, n = 28 (M age = 60, 71% women). Inclusion criteria: Adults with RA.	Intervention 4 weekly emotional disclosures of 15 min each in which participants spoke into a tape recorder at home. Participants disclosed the event with positive and negative emotions in 2 sessions. In Session 3, participants talked about reasons and meanings in regard to the emotions. In Session 4, participants searched for encouraging and positive aspects of the emotional events. Control Participants described the activities of the previous 24 hr in an objective and non-emotional manner (2 sessions), described the reasons for their activities (3rd session), and described activities planned for the next week (4th session).	• Impact of Rheumatic Diseases on General Health and Lifestyle • Joint score • ESR • Physiological measures: neuroendocrine functioning	No significant differences were found between groups postintervention or at 3-mo follow-up for psychological well-being. Two physiological measures, cortical and proinflammatory cytokine interferon-γ, improved significantly more postintervention in the intervention group, but no difference was found at follow-up.

(Continued)

Table D-1: Evidence for the Effectiveness of Interventions for People With Rheumatoid Arthritis (cont.)

Author/Year	Level of Evidence/Study Design/Participants/Inclusion Criteria	Intervention and Control Groups	Outcome Measures	Results
Wetherell et al. (2005)	Level I RCT $N = 34$. Intervention group, $n = 19$ (M age $= 63$ yr, 79% women). Control group, $n = 15$ (M age $= 59$ yr, 87% women). Inclusion criteria: Adults with RA, not receiving psychotherapy, no dementia or other major illness.	Intervention Over 1 wk, participants were asked to write in a journal or speak into a tape recorder for 20 min about emotions regarding an upsetting experience. After 30 min, they completed questions about how writing made them feel. This was repeated 4×. Control Participants wrote or talked about 1 of 3 topics without emotion: what they had done during the day, what they were planning to do the next day, or what they were planning on doing the next weekend. This was repeated 4×.	• DAS28 • CRP • Short Form Profile of Mood states • Emotional reactions to task	The intervention group reported their writing or speaking as significantly more personal, emotional, and stressful compared with the control group immediately postintervention. No significant difference was found between groups for disease activity postintervention or at 6-wk follow-up. Significant trends were found for mood outcomes of tension, anger, and total mood disturbance in the intervention group at Wk 10. The control group's mood scores improved slightly at 1 and 6 wk but returned to baseline or lower at Wk 10.
Psychoeducational Interventions: Comprehensive OT				
Macedo, Oakley, Panayi, & Kirkham (2009)	Level I RCT $N = 32$. Intervention group, $n = 16$. Control group, $n = 16$. Inclusion criteria: Employed, diagnosed with RA, at risk for increased work disability identified by the RA Work Instability Scale.	Intervention 6 mo of comprehensive OT including assessment of medical history, work and function assessment, and psychosocial assessment. Control Usual care.	• COPM • HAQ Disability Index • DAS28 • Duration of morning stiffness	The OT group showed significantly greater improvements across all measures compared with the control group.

Note. ACR–20 = American College of Rheumatology 20% improvement criteria; ADL = activity of daily living; AIMS2 = Arthritis Impact Measurement Scale; AIMS2–SF = Arthritis Impact Measurement Scale Short Form; ALM = appendicular lean body mass; ASES = Arthritis Self-Efficacy Scale; ASMP = Arthritis Self-Management Program; BMD = bone mineral density; BP = blood pressure; BSI = Brief Symptom Inventory; BSI-18 = Brief Symptom Inventory–18; BT = behavioral therapy; CBT = cognitive–behavioral therapy; CCT = controlled clinical trial; COPM = Canadian Occupational Performance Measure; CRP = C-reactive protein; CSQ = Coping Strategies Questionnaire; CT = cognitive therapy; DASH = Disabilities of Arm, Shoulder and Hand Questionnaire; DAS28 = Disease Activity Score; DHI = Duruoz Hand Index; DMARD = disease-modifying antirheumatic drug; DXA = dual-energy X-ray absorptiometry; ECG = electrocardiogram; EKG = echocardiogram; ESR = erythrocyte sedimentation rate; EUROHIS–QOL 8 = European Health and Environment Information System–Quality of Life 8; EXTRA = Education, Self-Management, and Upper Extremity Exercise Training in Rheumatoid Arthritis; GAT = Grip Ability Test; HADS = Hospital Anxiety and Depression Scale; HAQ = Health Assessment Questionnaire; HAQ–DI = Health Assessment Questionnaire–Disability Index; HRQOL = health-related quality of life; JP = joint protection; JPBA = Joint Protection Behavior Assessment; JP-SES = Joint Protection Self-Efficacy Scale; JRA = juvenile rheumatoid arthritis; M = mean; MACTAR = McMaster Toronto Arthritis Patient Preference Disability Questionnaire; MBSR = mindfulness-based stress reduction; mHAQ = modified Health Assessment Questionnaire; MHR = maximal heart rate; NHP = Nottingham Health Profile; NRS = numerical rating scale; OMERACT = Outcome Measures in Rheumatology; OT = occupational therapy; PDI = Pain Disability Index; PRISM–JP = Pictorial Representation of Illness and Self Measure–Joint Protection; PRT = progressive resistive training; PT = physical therapy/physical therapist; QOL = quality of life; RA = rheumatoid arthritis; RAI = Ritchie Articular Index; RAQoL = Rheumatoid Arthritis Quality of Life Questionnaire; RASE = Rheumatoid Arthritis Self-Efficacy Scale; RCT = randomized controlled trial; REALM = Rapid Estimate of Adult Literacy in Medicine; ROM = range of motion; SCL-90-R = Symptom Checklist-90-Revised; SDPIS = Simple Descriptive Pain Intensity Scale; SENS = Simple Narrowing Erosion Score; SF-36 = Medical Outcomes Study 36-Item Short Form Health Survey; SODA = Sequential Occupational Dexterity Assessment; TST = Timed-Stands Test; UCLA = University of California, Los Angeles; VAS = visual analog scale; VO₂ max = maximal oxygen uptake; WOMAC = Western Ontario and McMaster Universities Arthritis Index.

This table is a product of AOTA's Evidence-Based Practice Project and AOTA Press and is copyright © 2017 by the American Occupational Therapy Association. It may be freely reproduced for personal use in clinical or educational settings as long as the source is cited. All other uses require written permission from the American Occupational Therapy Association. To apply, visit http://www.copyright.com.

This table was originally published in "Effectiveness of Interventions to Improve Occupational Performance of People With Cognitive Impairments After Stroke: An Evidence-Based Review," by P. Siegel, M. Tencza, B. Apodaca, and J. L. Poole, 2017, *American Journal of Occupational Therapy, 71*, 7101180050. https://doi.org/10.5014/ajot.2017.023176. Copyright © 2017 by the American Occupational Therapy Association. Used with permission.

Suggested citation: Poole, J. L., Siegel, P., & Tencza, M. J. (2017). *Occupational therapy practice guidelines for adults with arthritis and other rheumatic conditions* (Table F.1). Bethesda, MD: AOTA Press.

Table D-2: Risk-of-Bias Analysis for Included Studies: Evidence for the Effectiveness of Interventions for People With Rheumatoid Arthritis

Citation	Selection Bias		Blinding of Participants and Personnel (Performance Bias)	Blinding of Outcome Assessment (Detection Bias)	Incomplete Outcome Data (Attrition Bias)		Selective Reporting (Reporting Bias)
	Random Sequence Generation	Allocation Concealment			Short Term (2–6 wk)	Long Term (>6 wk)	
Baillet et al. (2009)	+	+	+	+	+	+	+
Breedland et al. (2011)	+	+	−	−	+	+	+
Brodin, Eurenius, Jensen, Nisell, & Opava (2008)							
Conn et al. (2013)	+	−	−	−	NA	+	+
Evans et al. (2013)	+	+	+	+	+	+	+
Flint-Wagner et al. (2009)	−	−	−	−	−	+	+
Freeman, Hammond, & Lincoln (2002)	+	−	−	−	NA	+	+
Garnefski et al. (2013)	+	+	−	−	NA	+	+
Hammond & Freeman (2004)	+	+	+	−	NA	+	+
Hammond, Jeffreson, Jones, Gallagher, & Jones (2002)	+	−	−	−	NA	+	+
Hsieh et al. (2009)	+	+	+	−	NA	+	+
Lemmey et al. (2009)	+	−	−	−	NA	+	+
Lumley et al. (2011)	+	+	−	NA	+	+	+
Macedo, Oakley, Panayi, & Kirkham (2009)	+	+	−	−	NA	+	+
Manning et al. (2014)	+	+	+	−	NA	+	+
Masiero et al. (2007)	+	+	−	−	NA	+	+
Multon et al. (2001)	+	+	−	−	NA	+	+
Niedermann et al. (2012)	+	+	−	−	NA	+	+
Niedermann et al. (2011)	+	+	−	−	NA	+	+
Pradhan et al. (2007)	+	+	−	−	NA	+	+

(Continued)

Table D-2: Risk-of-Bias Analysis for Included Studies: Evidence for the Effectiveness of Interventions for People With Rheumatoid Arthritis (cont.)

Citation	Selection Bias		Blinding of Participants and Personnel (Performance Bias)	Blinding of Outcome Assessment (Detection Bias)	Incomplete Outcome Data (Attrition Bias)		Selective Reporting (Reporting Bias)
	Random Sequence Generation	Allocation Concealment			Short Term (2–6 wk)	Long Term (>6 wk)	
Primdahl, Wagner, Holst, & Hørslev-Petersen (2012)	+	+	–	–	NA	+	+
Sharpe & Schrieber (2012)	+	+	–	–	NA	+	+
Sharpe, Sensky, Timberlake, Ryan, & Allard (2003)	+	+	–	–	NA	+	+
Sharpe et al. (2001)	+	+	–	–	+	+	+
Shigaki et al. (2013)	+	–	–	–	NA	+	+
Sjøquist, Almqvist, Asenlöf, Lampa, & Opava (2010)	+	+	+	+	NA	?	+
Sjøquist, Brodin, Lampa, Jensen, & Opava (2011)	+	+	–	+	NA	–	+
Solomon et al. (2002)	+	–	–	–	NA	–	+
Strasser et al. (2011)	–	?	–	–	NA	+	+
van Lankveld, van Helmond, Näring, de Rooij, & van den Hoogen (2004)	+	–	–	+	+	+	+
van Middendorp, Geenen, Sorbi, van Doornen, & Bijlsma (2009)	+	+	–	–	+	+	+
Walker et al. (2007)	+	–	–	–	+	NA	+
Wetherell et al. (2005)	+	+	+	–	+	+	+
Zautra et al. (2008)	+	+	+	–	NA	–	–

Note. Categories for risk of bias: + = low risk of bias; – = high risk of bias; ? = unclear risk of bias. NA = not applicable. Risk-of-bias table format adapted from "Assessing Risk of Bias in Included Studies," by J. P. T. Higgins, D. G. Altman, and J. A. C. Sterne, in *Cochrane Handbook for Systematic Reviews of Interventions* (Version 5.1.0), by J. P. T. Higgins and S. Green (Eds.), March 2011, London: Cochrane Collaboration. Retrieved from http://handbook-5-1.cochrane.org/. Copyright © 2011 by The Cochrane Collaboration.

This table is a product of AOTA's Evidence-Based Practice Project and AOTA Press and is copyright © 2017 by the American Occupational Therapy Association. It may be freely reproduced for personal use in clinical or educational settings as long as the source is cited. All other uses require written permission from the American Occupational Therapy Association. To apply, visit http://www.copyright.com.

This table was originally published in "Effectiveness of Interventions to Improve Occupational Performance of People With Cognitive Impairments After Stroke: An Evidence-Based Review," by P. Siegel, M. Tencza, B. Apodaca, and J. L. Poole, 2017, *American Journal of Occupational Therapy, 71*, 7101180050. https://doi.org/10.5014/ajot.2017.023176. Copyright © 2017 by the American Occupational Therapy Association. Used with permission.

Suggested citation: Poole, J. L., Siegel, P., & Tencza, M. J. (2017). *Occupational therapy practice guidelines for adults with arthritis and other rheumatic conditions* (Table F.2). Bethesda, MD: AOTA Press.

Table D-3: Risk-of-Bias Analysis for Included Systematic Reviews: Evidence for the Effectiveness of Interventions for People With Rheumatoid Arthritis

Citation	A Priori Design Included?	Duplicate Study Selection/ Data Extraction?	Comprehensive Literature Search Performed?	Status of Publication as Inclusion Criteria?	List of Included/ Excluded Studies Provided?	Characteristics of Included Studies Provided?	Quality of Studies Assessed and Documented?	Quality Assessment Used Appropriately?	Methods Used to Combine Results Appropriate?	Likelihood of Publication Bias Assessed?	Conflict of Interest Stated?
Al-Qubaeissy, Fatoye, Goodwin, & Yohannes (2013)	?	+	+	+	–	+	+	+	+	–	–
Astin, Beckner, Soeken, Hochberg, & Berman (2002)	+	+	+	+	–	+	+	+	+	+	+
Badamgarav et al. (2003)	+	+	+	+	–	+	–	?	+	+	+
Baillet, Vaillant, Guinot, Juvin, & Gaudin (2012)	+	+	+	+	+	+	+	+	+	+	+
Baillet et al. (2010)	+	–	–	+	+	+	+	+	+	–	–
Cairns & McVeigh (2009)	+	+	+	+	+	+	+	+	+	–	–
Christie et al. (2007)	+	+	+	–	+	+	+	+	–	–	–
Cramer, Lauche, Langhorst, & Dobos (2013)	+	+	+	+	–	+	+	+	+	?	+
Cramp et al. (2013)	+	+	+	+	+	+	+	+	+	+	+
Crowley (2009)	+	–	+	+	–	+	+	+	+	–	–
Gaudin et al. (2008)	+	+	+	+	–	+	+	+	?	–	–
Han et al. (2004)	+	+	+	+	+	+	+	+	+	–	+
Knittle, Maes, and de Gucht (2010)	+	+	+	–	–	+	+	+	+	+	?
Niedermann, Fransen, Knols, & Uebelhart (2004)	+	+	+	+	–	+	+	+	NA	–	–

(Continued)

D Übersicht zur Evidenz

Table D-3: Risk-of-Bias Analysis for Included Systematic Reviews: Evidence for the Effectiveness of Interventions for People With Rheumatoid Arthritis (cont.)

Citation	A Priori Design Included?	Duplicate Study Selection/ Data Extraction?	Comprehensive Literature Search Performed?	Status of Publication as Inclusion Criteria?	List of Included/ Excluded Studies Provided?	Characteristics of Included Studies Provided?	Quality of Studies Assessed and Documented?	Quality Assessment Used Appropriately?	Methods Used to Combine Results Appropriate?	Likelihood of Publication Bias Assessed?	Conflict of Interest Stated?
Oldfield & Felson (2008)	+	−	+	+	−	+	+	+	−	−	−
Tuntland et al. (2009)	+	+	+	+	+	+	+	+	NA	NA	+
Warsi, LaValley, Wang, Avorn, & Solomon (2003)	+	+	+	−	−	+	+	+	+	+	+

Note. Categories for risk of bias: + = low risk of bias; − = high risk of bias; ? = unclear risk of bias. NA = not applicable. Risk-of-bias table format adapted from "Development of AMSTAR: A Measurement Tool to Assess the Methodological Quality of Systematic Reviews," by B. J. Shea, J. M. Grimshaw, G. A. Wells, M. Boers, N. Andersson, C. Hamel, . . . L. M. Bouter, 2007, *BMC Medical Research Methodology, 7,* p. 10. https://doi.org/10.1186/1471-2288-7-10

This table is a product of AOTA's Evidence-Based Practice Project and AOTA Press and is copyright © 2017 by the American Occupational Therapy Association. It may be freely reproduced for personal use in clinical or educational settings as long as the source is cited. All other uses require written permission from the American Occupational Therapy Association. To apply, visit http://www.copyright.com.

This table was originally published in "Effectiveness of Interventions to Improve Occupational Performance of People With Cognitive Impairments After Stroke: An Evidence-Based Review," by P. Siegel, M. Tencza, B. Apodaca, and J. L. Poole, 2017, *American Journal of Occupational Therapy, 71,* 7101180050. https://doi.org/10.5014/ajot.2017.023176. Copyright © 2017 by the American Occupational Therapy Association. Used with permission.

Suggested citation: Poole, J. L., Siegel, P., & Tencza, M. J. (2017). *Occupational therapy practice guidelines for adults with arthritis and other rheumatic conditions* (Table F.3). Bethesda, MD: AOTA Press.

Table D-4: Evidence for the Effectiveness of Interventions for People With Osteoarthritis

Author/Year	Level of Evidence/Study Design/ Participants/Inclusion Criteria	Intervention and Control Groups	Outcome Measures	Results
	Psychoeducational Interventions: Education and Self-Management			
Allen et al. (2010)	Level I RCT N = 515 (M age = 60.1, 7% women). Intervention group, n = 172 (M age = 60.3, 8% women). Attention control group, n = 172 (M age = 60.3, 7% women). Usual care group, n = 171 (M age = 59.7, 6% women). Inclusion criteria: Received primary care at VAMC; hip or knee OA; self-reported joint symptoms; no other rheumatic conditions, psychoses, or dementia; not on a wait list for arthroplasty; not participating in another OA lifestyles study; no other health conditions that would contraindicate participation.	*Intervention* OA self-management telephone intervention consisting of monthly calls to review key points, develop weekly goals and plans, and problem solve, as well as written and audio educational materials (OA, self-management, exercise, nutrition and weight management, medications, joint injections and surgery, communication, joint care, stress management and sleep, and complementary and alternative therapies) plus usual care. *Attention control* Educational materials about common health problems and screening recommendations and monthly phone call from educator to review the materials, plus usual care. *Control* Usual care.	• AIMS2 Pain scale • AIMS2 Physical Function and Affect subscales • ASES • Pain VAS	The intervention group had significant improvements on AIMS2 Pain compared with the health education group but not compared with the usual-care group. However, pain VAS scores were significantly better in the intervention group than in the health education and usual-care groups. No significant group differences were found for AIMS Physical Function, but the intervention group had significant improvements on the walking and bending items on the Physical Function subscale.
Buszewicz et al. (2006)	Level I RCT N = 812 Intervention group, n = 406 (M age = 68.4, 63% women). Control group, n = 406 (M age = 68.7, 63% women). Inclusion criteria: Age ≥50 yr, hip or knee OA for ≥1 yr, OA pain or functional disability during past month, residing in U.K. regions where Arthritis Care's Challenging Arthritis intervention was offered, not scheduled for arthritis-related surgery, good mobility, no neurological or cognitive impairments.	*Intervention* Educational booklet and 6 sessions of an arthritis course, Challenging Arthritis, based on the ASMP. *Control* Educational booklet only.	• WOMAC • HADS • ASES • SF-36	The intervention group showed significant improvements in anxiety, pain, depression, and self-efficacy to manage symptoms at 12 mo compared with the control group and showed a general trend toward improved mental health and WOMAC scores. No significant differences were found between groups in number of contacts with primary care providers or in WOMAC or SF-36 scores.

(Continued)

Table D-4: Evidence for the Effectiveness of Interventions for People With Osteoarthritis (cont.)

Author/Year	Level of Evidence/Study Design/ Participants/Inclusion Criteria	Intervention and Control Groups	Outcome Measures	Results
Lee & Cho (2012)	Level I RCT $N = 290$ (M age = 65.7, 91% women). Intervention group, $n = 150$ (M age = 63.61, 92.7% women). Control group, $n = 140$ (M age = 67.94, 89.3% women). *Inclusion criteria*: OA patients residing in rural communities.	*Intervention* Participation in self-care program for 2-hr sessions 1×/wk for 6 wk at a community health post focusing on understanding of OA, physical activities, pharmacological and nonpharmacological pain management, stress management, weight control, nutrition, and stress management. *Control* Usual care, wait list.	• Health status • No. of painful joints • Level of arthritis management skills	The intervention group showed a significant decrease in no. of painful joints and a significant increase in arthritis management ability compared with the control group.
McDonald, Gifford, & Walsh (2011)	Level I RCT $N = 30$ (M age = 71.9, 53.3% women). Virtual coach group, $n = 12$ (M age = 74.6, 33.3% women). Video coach group, $n = 7$ (M age = 65.3, 57.1% women). Control group, $n = 11$ (M age = 73.2, 72.7% women). *Inclusion criteria*: Age ≥60 yr, community dwelling, spoke and understood English, self-identified OA pain, no self-identified malignant pain.	*Intervention* *Virtual coach group*: 3-min educational video of a practitioner describing OA pain factors that are important to share during physician visits, then practice talking aloud about pain to a computer-generated, professionally dressed female virtual practitioner who detected verbal pauses and provided positive and instructive feedback. *Video coach group*: Same 3-min educational video, then video of a practitioner who asked the same questions as the virtual coach but was unable to detect pauses or elicit additional information. *Control* Same 3-min educational video only.	• BPI–SF • Content analysis of audiotaped responses using predetermined criteria from APS regarding pain type, quality, source, location, intensity, effects on life, pain treatments, and so forth	Participants who practiced talking with the virtual coach communicated significantly more pain information than the video coach and no-coach participants.
McDonald, Walsh, Vergara, & Gifford (2013)	Level I RCT $N = 23$ (M age = 74.3, 82.6% women). Intervention group, $n = 11$ (M age = 76.1, 100% women). Control group, $n = 12$ (M age = 72.7, 66.7% women). *Inclusion criteria*: Age ≥60 yr, community dwelling, understood English, self-identified OA pain ≥4 on a 10-point scale during most of prior month, no joint replacement surgery scheduled or being considered for the coming month, no self-identified malignant pain.	*Intervention* 3-min educational video of a female practitioner describing OA pain factors that are important to share during physician visits, then practice talking aloud about pain to a computer-generated, professionally dressed female virtual practitioner who detected verbal pauses and provided positive and instructive feedback. *Control* Same 3-min educational video.	• BPI • BDI–II • Content analysis of audiotaped responses using predetermined criteria from APS regarding pain type, quality, source, location, intensity, effects on life, pain treatments, and so forth	The intervention group discussed their pain during the intervention significantly more than the control group. The intervention group also received significantly more pain treatments than the control group. No significant group differences were found for pain intensity, depressive symptoms, or pain interference with activities.

(Continued)

Table D-4: Evidence for the Effectiveness of Interventions for People With Osteoarthritis (cont.)

Author/Year	Level of Evidence/Study Design/ Participants/Inclusion Criteria	Intervention and Control Groups	Outcome Measures	Results
McDonald, Walsh, Vergara, Gifford, & Weiner (2012)	Level I RCT $N = 18$ (M age = 68.1, 94.4% women). Intervention group, $n = 8$ (M age = 69.9, 87.5% women). Control group, $n = 10$ (M age = 66.7, 100% women). *Inclusion criteria*: Age ≥60 yr, community dwelling, spoke only Spanish, self-identified OA pain ≥4 on a 10-point scale during most days of prior month, no joint replacement surgery scheduled, no self-identified malignant pain.	*Intervention* 3-min educational video of a Spanish-speaking, Latina practitioner describing OA pain factors that are important to share during physician visits, then practice talking aloud about pain to a computer-generated, Spanish-speaking virtual pain coach who detected verbal pauses and provided positive and instructive feedback. *Control* Same 3-min educational video.	• BPI, Spanish version • BDI–II, Spanish version • Content analysis of audiotaped responses using predetermined criteria from APS regarding pain type, quality, source, location, intensity, effects on life, pain treatments, and so forth	Both groups showed nonsignificant decreases in depressive symptoms at 1 mo, but no significant differences between groups were found for depression, pain intensity, or pain interference with activities. Pain information communicated during sessions most frequently focused on pain location. Self-reported pain treatments, specifically opioid use, significantly increased in the intervention group at 1 mo compared with the control group.
Pariser, O'Hanlon, & Espinoza (2005)	Level I RCT $N = 85$ (M age = 64.4, 80% women). Intervention group, n not reported. Control group, n not reported. *Inclusion criteria*: Age ≥55 yr, primary diagnosis of RA or OA.	*Intervention* 1 weekly structured telephone call over 4 wk focusing on content from the ASMP workshop leader manual, including arthritis self-management, adherence to action plan, encouragement to adhere to action plan, and discussion of arthritis management concerns, followed by a 1-wk break and 1 final call during Week 6 to complete assessments. *Control* No intervention.	• ASES • Geriatric Depression Scale • NRS for pain • NRS for fatigue	Both groups had significant improvements in self-efficacy, depression, and pain scores postintervention. Depression scores were significantly improved in the intervention group compared with the control group. More members of the intervention group reported reaching their study goal (frequently "walking more") than the control group, but the difference was not significant. Qualitative analysis indicated that the phone intervention was useful and that the participants wanted to comply with their action plans and felt that they had improved knowledge of arthritis and how to manage their symptoms.

(Continued)

Table D-4: Evidence for the Effectiveness of Interventions for People With Osteoarthritis (cont.)

Author/Year	Level of Evidence/Study Design/ Participants/Inclusion Criteria	Intervention and Control Groups	Outcome Measures	Results
Sperber et al. (2013)	Level I RCT N = 515 (M age = 60; 93% men; 54% White, 43% Black). OA self-management intervention group, n = 172. Attention control group, n = 172. Usual-care control group, n = 171. *Inclusion criteria:* Received primary care at VAMC; hip or knee OA; self-reported joint symptoms; no other rheumatic conditions, psychoses, or dementia; not on a wait list for arthroplasty; not participating in another OA lifestyles study; no other health conditions that would contraindicate participation.	*Intervention* OA self-management telephone intervention consisting of monthly calls to review key points, develop weekly goals and plans, and problem solve, as well as written and audio educational materials (OA, self-management, exercise, nutrition and weight management, medications, joint injections and surgery, communication, joint care, stress management and sleep, and complementary and alternative therapies) plus usual care. *Control* *Attention control:* Educational materials about common health problems and screening recommendations and a monthly phone call from an educator to review the materials, plus usual care. *Usual care control:* Usual care.	• Demographics • REALM • AIMS2 • VAS • ASES	This study was a secondary analysis of outcomes from Allen et al. (2010) for effects of race and literacy levels. Non-White intervention group participants experienced significant improvements in mobility compared with those in the health education and usual-care groups. Participants with low REALM scores had significantly better improvements in pain compared with the health education control participants. Non-White participants with low REALM sores in the intervention group had the greatest improvement in pain scores across all groups.
Wetzels, van Weel, Grol, & Wensing (2008)	Level I RCT N = 104. Intervention group, n = 51 (M age = 75.6, 76.5% women). Control group, n = 53 (M age = 73.5, 75.5% women). *Inclusion criteria:* Age ≥65 yr, diagnosis of hip or knee OA, no hip or knee replacement or referrals for surgery, approval by physician to exercise.	*Intervention* Single session on self-management. Participants received an OA educational leaflet and a 30-min educational home visit during which they agreed to change 1 of 4 lifestyle items (exercise, weight loss, use of walking aid, use of OTC pain medications). Participants received a follow-up phone call after 3 mo to assess progress and plan for maintenance of gains. *Control* Educational leaflet about OA.	• AIMS2–SF • TUG • Self-reported no. of physician contacts • Self-reported no. of therapy contacts • Self-reported use of pain medication	Improvements in AIMS2–SF and TUG scores were seen in the intervention group, with no significant differences compared with the control group. No significant group differences were found for any other variables.
Williams et al. (2011)	Level I RCT N = 119.	*Intervention* Received *The Hip and Knee Book: Helping You Cope With Osteoarthritis* (Burton, 2009), which focuses on the benefits of exercise.	• HKBQ • Exercise Adherence Questionnaire–18 • IPAQ • TSK • Phone interviews	Participants in the intervention group demonstrated a small but not significant improvement in illness, exercise, fear and avoidance, and physical activity level. The changes were not significantly different from the control group.

(Continued)

Table D-4: Evidence for the Effectiveness of Interventions for People With Osteoarthritis (cont.)

Author/Year	Level of Evidence/Study Design/ Participants/Inclusion Criteria	Intervention and Control Groups	Outcome Measures	Results
Williams et al. (2011) (cont.)	Intervention group, n = 59 (M age = 68.2, 64.4% women). Control group, n = 60 (M age = 68.6, 63.3% women). Inclusion criteria: Age ≥50 yr, hip or knee OA during past 12 mo, no inflammatory joint disease, no fractures, no arthroplasty referral, no potent opioid analgesic prescription.	*Control* Received patient information booklet about OA.		During phone interviews, 30% of the intervention group did not remember receiving or reading the book, and 47% did not increase their activity levels. 22% of control participants did not remember receiving or did not read the booklet, and 63% had not increased their activity levels.
Yip et al. (2007a)	Level I RCT N = 120 (M age = 65, 75% women). Intervention group, n = 67. Control group, n = 53. Inclusion criteria: Knee OA, not bed or wheelchair bound, no loss of standing balance, not receiving active physiotherapy or acupuncture, no knee replacement.	*Intervention* Participation in 2-hr weekly ASMP classes for 6 wk addressing self-management principles, stretching exercises, walking, and Tai Chi types of movement. A pedometer was provided for 3 days/wk. *Control* Usual care.	• ASES • Self-report on use of self-management techniques • Pain and fatigue VAS • Modified HAQ	The intervention group had significant improvements in self-efficacy for pain and other symptoms, use of hot-cold compresses, joint protection practices, duration of light exercise, and functional ability. The only significant difference between groups was for self-efficacy for pain and other symptoms.
Yip et al. (2007b)	Level I RCT N = 120 (M age = 65, 75% women). Intervention group, n = 67. Control group, n = 53. Inclusion criteria: Knee OA, not bed or wheelchair bound, no loss of standing balance, not receiving active physiotherapy or acupuncture, no knee replacement.	*Intervention* Participation in 2-hr weekly ASMP classes for 6 wk addressing self-management principles, stretching exercises, walking, and Tai Chi types of movement. A pedometer was provided for 3 days/wk. *Control* Usual care.	• Pain and fatigue VAS • Modified HAQ • Frequency and duration of exercise • Knee motion and strength	Pain, fatigue, and duration of light exercise improved in the intervention group compared with the control group. Functional ability increased significantly in the intervention group, with no significant group differences.
Yip, Sit, & Wong (2004)	Level II Cohort, 2-group, nonrandomized N = 42. Intervention group, n = 23 (M age = 82.0, 91.3% women).	*Intervention* Participation in 2-hr weekly ASMP classes for 6 wk addressing self-management principles; medical, stress, and pain management; joint protection; physical activity and exercise; nutrition; communication skills; and community resources. Flexibility, walking, and Tai Chi were taught in the last 3 sessions.	• ASES • CES-D • Pain and fatigue VAS • Modified HAQ • Knee ROM and strength • Qualitative assessment of ASMP	Pain and quadriceps strength significantly improved in the intervention group compared with the control group at 16 wk. No significant differences or improvements were noted between groups for function or any other variable.

(Continued)

Table D-4: Evidence for the Effectiveness of Interventions for People With Osteoarthritis (cont.)

Author/Year	Level of Evidence/Study Design/ Participants/Inclusion Criteria	Intervention and Control Groups	Outcome Measures	Results
Yip, Sit, & Wong (2004) (cont.)	Wait-list control group, $n = 19$ (M age = 85.2, 94.7% women). *Inclusion criteria:* Age ≥60 yr; OA of wrist, back, hip, or knee; not bed or wheelchair bound; no loss of standing balance; not receiving active physiotherapy or acupuncture.	*Control* Usual care, wait list.		Qualitative ASMP results indicated that the class was rich, appropriate, and enjoyable and helped participants manage their arthritis. Tai Chi movements were sometimes difficult to remember.
Yip, Sit, Wong, Chong, & Chung (2008)	Level I RCT $N = 95$. Intervention group, $n = 45$ (M age = 64.8, 88.9% women). Control group, $n = 50$ (M age = 63.4, 82% women). *Inclusion criteria:* Knee OA, not bed or wheelchair bound, no loss of standing balance, not receiving active physiotherapy or acupuncture, not capable of overexertion.	*Intervention* Participation in 2-hr weekly modified ASMP classes for 6 wk that added a presession establishment of an action plan focused on 3 types of exercise—stretching (practiced twice per class), walking, and Tai Chi types of movement—that were promoted and reinforced during each class. A pedometer was provided for 3 days/wk. *Control* Usual care.	• ASES • Pain VAS • Self-rated health • Modified HAQ • No. of unplanned arthritis-related medical consultations	The intervention group had significant improvements in ASES pain and in other symptom scores compared with the control group at 1 yr. The intervention group had significant improvements in self-rated health and unplanned arthritis-related consultations, as well as in current pain, pain at night, and pain when walking, at 1 yr. The intervention group did not significantly improve in fatigue, physical activity limitations, or pain when switching from sitting to standing.
	Psychoeducational Interventions: Couple-Oriented Education and Support			
Keefe et al. (2004)	Level I RCT $N = 72$ married couples. Spouse-assisted pain coping skills training (SA–CST) group, $n = 18$ couples (individuals with OA, M age = 60.0, 50% women). Exercise training (ET) group, $n = 16$ couples (individuals with OA, M age = 60.3, 37.5% women). SA–CST + ET group, $n = 20$ couples (individuals with OA, M age = 60.2, 65% women).	*Intervention* SA–CST group: Couples attended 2-hr weekly sessions for 12 wk focusing on pain coping skills (attention diversion, activity-based, and cognitive coping) and couple support of coping skills (communication, behavioral rehearsal, mutual goal setting, joint home practice, and in vivo practice). ET group: Person with OA attended 3 supervised group exercise programs per week for 12 wk focusing on aerobic, strength, and flexibility training.	• Heart rate, blood pressure, respiration, and oxygen use • Coping Strategies Questionnaire • ASES • ASES, Spouse version • Dyadic Adjustment Scale • AIMS Pain and Psychological Function subscales	The SA–CST + ET and the SA–CST groups had significant improvements in coping attempts, self-efficacy, and spouse-rated patient self-efficacy compared with the ET and control groups.

(Continued)

Table D-4: Evidence for the Effectiveness of Interventions for People With Osteoarthritis (cont.)

Author/Year	Level of Evidence/Study Design/ Participants/Inclusion Criteria	Intervention and Control Groups	Outcome Measures	Results
Keefe et al. (2004) (cont.)	Control group, n = 18 couples (individuals with OA, M age = 57.6, 61.1% women). Inclusion criteria: Married, knee OA, no health-related contraindications.	SA–CST + ET group: Couples participated in a combination of the above interventions, with 2 differences: The SA–CST component focused more on the way the coping skills could affect exercise, and the ET component included spouses in a coaching and support role for 1 session per wk. Control Usual care.		The SA–CST + ET group had significantly improved scores in pain control, rational thinking, and spouse-rated patient coping attempts compared with the ET and control groups. No significant group differences were found for AIMS Pain and Psychological Function scores.
Martire, Schulz, Keefe, Rudy, & Starz (2007)	Level I RCT N = 242 married couples. PES group, n = 89 couples (individuals with OA, M age = 68.0, 72% women; spouses, M age = 68.3). CES group, n = 99 couples (individuals with OA, M age = 69.2, 74% women; spouses, M age = 70.3). Control group, n = 54 couples (individuals with OA, M age = 68.4, 72% women; spouses, M age = 70.0). Inclusion criteria: Married, age ≥50 yr, lower body OA, moderate-intensity pain during most days of past month, difficulty performing at least 1 IADL, received assistance from spouse for at least 1 IADL, had not attended ASMP within past 5 yr, no diagnosis of FM or RA.	Intervention PES group: Person with OA participated in 2-hr weekly ASMP classes for 6 wk addressing OA knowledge, treatment options, self-management techniques, benefits of exercise, communication skills, coping with poor emotions, and goal setting. Up to 5 monthly booster sessions (via phone calls) over 6 mo were offered to gauge progress in meeting goals. CES group: Couples attended the same type of program as the PES group, but topics were reframed for couples. Techniques promoting spousal support of the patient were also presented. Up to 5 monthly booster sessions (via phone calls) over 6 mo were offered to gauge progress in meeting goals. Control Usual care.	• WOMAC • Perceived Stress Scale • CES-D • Caregiver Mastery Scale • Spouse Critical Attitudes Scale • Marital Adjustment Test	At 6 mo, the PES group showed improvements, though not significant, in general arthritis severity and function and mobility compared with the CES group. Spouses in the CES group had more improved stress levels and critical attitudes scores than the PES group spouses at 6 mo. Spouses with low marital satisfaction had worsening depression and mastery scores, whereas those with high marital satisfaction had improved depression and mastery scores.
Martire, Schulz, Keefe, Rudy, & Starz (2008)	Level I RCT N = 103 married couples. PES group, n = 51 married individuals (individuals with OA, M age = 68.7, 68% women; spouses, M age = 68.6).	Intervention PES group: Person with OA participated in 2-hr weekly ASMP classes for 6 wk addressing OA knowledge, treatment options, self-management techniques, benefits of exercise, communication skills, coping with poor emotions, and goal setting. Up to 5 monthly booster sessions (via phone calls) over 6 mo were offered to gauge progress in meeting goals.	• West Haven–Yale Multidimensional Pain Inventory	Participants in the CES group had a significant improvement in spousal support at 6 mo compared with the PES group. Spouses in the CES group had nonsignificant improvements in distracting patients from their pain at 6 mo. Spouses in the CES group exhibited significantly fewer punishing behaviors than those in the PES group at 6 mo.

(Continued)

Table D-4. Evidence for the Effectiveness of Interventions for People With Osteoarthritis (cont.)

Author/Year	Level of Evidence/Study Design/ Participants/Inclusion Criteria	Intervention and Control Groups	Outcome Measures	Results
Martire, Schulz, Keefe, Rudy, & Starz (2008) (cont.)	CES group, n = 52 couples (individuals with OA, M age = 69.0, 75% women; spouses, M age = 70.2). Inclusion criteria: Married, age ≥50 yr, lower body OA, moderate-intensity pain during most days of past month, difficulty performing at least 1 IADL, received assistance from spouse for at least 1 IADL, had not attended ASMP within past 5 yr, no diagnosis of FM or RA.	CES group: Couples attended the same type of program as the PES group, but topics were reframed for couples. Techniques promoting spousal support of the patient were also presented. Up to 5 monthly booster sessions (via phone calls) over 6 mo were offered to gauge progress in meeting goals.		

Psychoeducational Interventions: Cognitive–Behavioral Therapy

| Vitiello et al. (2013) | Level I Cluster RCT N = 367. CBT for pain (CBT–P) group, n = 122 (M age = 73.0, 80.3% women). CBT for pain and insomnia (CBT–PI) group, n = 122 (M age = 73.2, 79.5% women). Control group, n = 123 (M age = 73.1, 75.6% women). Inclusion criteria: Clinically significant arthritis pain, clinically significant self-reported insomnia, no sleep apnea, able to walk across a room without help. | Intervention CBT–P group: 1 90-min class weekly for 6 wk focused on pain education, physical activation, goal setting, relaxation, activity pacing, guided imagery, and cognitive restructuring. CBT–PI group: 1 90-min class weekly for 6 wk focused on the same topics as CBT–P, with the addition of CBT-based sleep management techniques. Control 1 nondirective, self-help-oriented 90-min class weekly for 6 wk that focused on pain and sleep management but provided no instruction on CBT. | • ISI
• Chronic Pain Scale
• AIMS2–SF
• Wrist actigraphy sleep data | Pain severity, function, and insomnia generally improved for all groups compared with baseline. Sleep efficiency significantly improved for the CBT–PI and CBT–P groups compared with the control group. The CBT–PI group had significant improvements in the severity of insomnia compared with the CBT–P and control groups. |

Psychoeducational Interventions: Relaxation and Stress Management

| Baird, Murawski, & Wu (2010) | Level I RCT N = 30. Intervention group, n = 15 (M age = 71.9). Control group, n = 15 (M age = 68.6). | Intervention 12-min guided imagery and relaxation audiotape twice a day for 4 mo. Control Planned rest for 12 min 2×/day for 4 mo and daily logs to record rest, medication use, and pain measurements. | • NRS for pain
• McGill Pain Questionnaire
• AIMS2–SF
• WOMAC
• Self-reported medication use
• Daily log of intervention use and pain levels | The intervention group reported significant decreases in AIMS2–SF Pain scores and decreases in OTC medication use, prescribed analgesics use, and total medication use at 4 mo compared with the control group. Significant improvement in AIMS2–SF mobility scores was seen in the intervention groups compared with the control group at 2 mo but not at 4 mo. |

(Continued)

Table D-4: Evidence for the Effectiveness of Interventions for People With Osteoarthritis (cont.)

Author/Year	Level of Evidence/Study Design/Participants/Inclusion Criteria	Intervention and Control Groups	Outcome Measures	Results
Baird, Murawski, & Wu (2010) (cont.)	Inclusion criteria: Age >55 yr, self-reported OA, moderate to severe pain, difficulties in mobility, able to read and write, no current use of guided imagery or acupuncture.			There were no significant differences in WOMAC mobility scores.
Baird & Sands (2004)	Level I RCT $N = 27$. Intervention group, $n = 17$ (M age = 72.1). Control group, $n = 10$ (M age = 74.8). Inclusion criteria: Women age ≥65 yr, diagnosis of OA and joint pain, no history of cognitive impairment, able to understand procedures.	Intervention 10- to 15-min guided imagery audiotape with imagery specific to participant's description of a peaceful place and instruction on muscle relaxation, 2×/day for 12 wk, plus phone call every 2 wk to address difficulties with intervention. Control Usual care plus journaling of symptoms and management techniques, 3×/wk for 12 wk.	• AIMS2 Pain scale • AIMS2 Mobility scale • Daily recording of intervention use and pain levels	The intervention group had significant improvements in pain and mobility compared with the control group.
Baird & Sands (2006)	Level I RCT $N = 27$. Intervention group, $n = 17$ (M age = 72.1). Control group, $n = 10$ (M age = 74.8). Inclusion criteria: Women age ≥65 yr, diagnosis of OA and joint pain, no history of cognitive impairment, able to understand procedures.	Intervention 12-min guided imagery with relaxation audiotape 2×/day for 12 wk (1st daily session in morning and 2nd in afternoon or before a pain-producing activity) plus phone call every 2 wk to encourage continued participation in intervention. Control Usual care plus daily journaling of symptoms for 12 wk and phone calls every 2 wk to encourage continued participation.	• HRQOL (AIMS2) • Abbreviated HRQOL (AIMS2 except for Pain and Mobility subscales) • Daily recording of symptoms and intervention use	The intervention group had significant improvements in total and abbreviated HRQOL scores at 12 wk compared with the control group. Change in mobility scores was significantly associated with abbreviated HRQOL scores at 12 wk.
Psychoeducational Interventions: Comprehensive Occupational Therapy				
Landa-Gonzalez & Molnar (2012)	Level I RCT $N = 29$ women. Occupation-based group, $n = 10$. Enabling-based group, $n = 10$.	Intervention Occupation-based group: 45- to 50-min in-home occupation-based intervention activities based on personal goals (10–15 min enabling/preparatory activities followed by 30 min occupation-based activities) 2×/wk for 4 wk.	• COPM • FIM™ • Role Checklist • SLCS–R	The enabling-based group had significantly higher scores on COPM Performance and Satisfaction and the FIM compared with the control group. The occupation-based group had significantly higher scores only on the FIM compared with the control group.

(Continued)

Table D-4: Evidence for the Effectiveness of Interventions for People With Osteoarthritis (cont.)

Author/Year	Level of Evidence/Study Design/ Participants/Inclusion Criteria	Intervention and Control Groups	Outcome Measures	Results
Landa-Gonzalez & Molnar (2012) (cont.)	Control group, $n = 9$. *Inclusion criteria*: Hispanic, female, age ≥62 yr, low to medium SES, diagnosis of OA, living in the community, no cognitive deficits, stable medical status.	*Enabling-based group*: Participation in 45- to 50-min in-home occupation-based intervention activities based on personal goals (30 min enabling/preparatory activities) followed by 15 min of occupation-based activities) 2×/wk for 4 wk. *Control* Social visits matching frequency and duration of intervention sessions.		Both intervention groups had significantly higher SLCS–R scores compared with the control group. No significant differences were found between the occupation-based and enabling-based groups for any measures. Self-reported participation in 1 or 2 valued roles improved, particularly for the intervention groups compared with the control group, but the roles were too diverse to determine significance.
		Behavioral Interventions Promoting Physical Activity		

Baruth & Wilcox (2011)	Level II
	
	Cohort, 2-group nonrandomized
	
	$N = 5,604$.
	
	Active choices (AC) group, $n = 2,413$; 56% with arthritis (M age = 67.2, 83.4% women), 44% with no arthritis (M age = 64.0, 76.1% women).
	
	Active Living Every Day (ALED) group, $n = 3,191$ (5 sites); 61% with arthritis (M age = 71.3, 86.4% women), 39% with no arthritis (M age = 69.2, 78.2% women).
	
	Inclusion criteria: Age ≥50 yr, sedentary or active ≥2 days/wk and <120 min/wk, free of medical conditions or disabilities requiring supervision.
		Intervention
		AC group: Face-to-face orientation followed by 8 1-on-1 phone counseling calls using social cognitive principles, every 6 mo for 4 yr, tailored to meet participants' readiness for change, current level of physical activity, and modified physical activity goals.
		
		ALED group: Weekly 60-min group session over 20 wk for 4 yr (reduced to 12 wk during Year 4) to encourage 30 min of physical activity on most days of the week, using social cognitive principles in engaging in group support of goals.
			• Self-reported BMI
			• CHAMPS
			• MVPA
			• CES-D
			• Perceived Stress Scale
			• Body satisfaction
			• Performance-based physical functioning tests:
			  ○ 30-s chair stand test
			  ○ 8-ft up-and-go test
			  ○ Chair sit-and-reach test
			  ○ 30-ft walk test
			  ○ Rikli and Jones impairment status test
				The AC group had significant improvements in MVPA and satisfaction with body appearance and body function postintervention. Those without arthritis had significant improvements in MVPA and body appearance compared with those with arthritis.
				
				In the ALED group, those with arthritis had significant improvements in depression compared with those without arthritis postintervention. Those with and without arthritis had significant improvements in meeting physical activity recommendations, perceived stress, and satisfaction with body function postintervention.
				
				Significant improvements were seen in the ALED group tested with the 30-s chair stand test. Significant improvements were seen for people with and without arthritis for the 8-ft up-and-go test, chair sit-and-reach test, and 30-ft walk test.

(Continued)

Table D-4: Evidence for the Effectiveness of Interventions for People With Osteoarthritis (cont.)

Author/Year	Level of Evidence/Study Design/ Participants/Inclusion Criteria	Intervention and Control Groups	Outcome Measures	Results
Halbert, Crotty, Weller, Ahern, & Silagy (2001)	Level I RCT N = 69. Intervention group, n = 37 (M age = 68.3, 65% women). Control group, n = 32 (M age = 69.7, 53% women). Inclusion criteria: Age ≥60 yr, symptoms or diagnosis of hip or knee OA, no health conditions that might preclude exercise, no cognitive impairments, not currently taking a beta blocker, not currently engaged in physical activity 3×/wk for ≥20 min each time.	*Intervention* Individualized physical activity advice at baseline, with follow-up sessions at 3 and 6 mo to encourage participants to perform moderate-intensity aerobic activity 3×/wk for ≥20 min. *Control* Usual care plus educational pamphlet and 20-min session on nutrition and exercise recommendations.	• Frequency of walking per wk • Min of walking per session • Frequency of vigorous exercise per wk • Min of vigorous exercise per session • Intention to exercise using stages of change approach • WOMAC • SF–36 • Clinical measures: heart rate, blood pressure, lipid profile, height, mass and joint warmth, crepitus, margin tenderness, and swelling	The intervention group significantly increased their intention to exercise at 12 mo compared with the control group. No significant differences between groups were found for pain, stiffness, frequency and duration of walking and vigorous exercise, WOMAC or SF–36 scores, or clinical measures.
Murphy, Lyden, Smith, Dong, & Koliba (2010)	Level I RCT N = 32. Tailored activity pacing intervention group, n = 17 (M age = 63.9, 76% women). General activity pacing control group, n = 15 (M age = 59.5, 73% women). Inclusion criteria: Age 50–80 yr, hip or knee OA, English speaking, no other pathology interfering with ADLs or causing pain or fatigue, no knee or hip joint surgery in past 6 mo, no other OA treatment, able to walk, able to use accelerometer.	*Intervention* Tailored activity pacing delivered by an OT in 1 45-min session per week for 2 wk, including education on activity pacing and focus on how participants' activities related to symptoms. *Control* General activity pacing education delivered by an OT in 1 45-min session per week for 2 wk.	• WOMAC Pain scale • Brief Fatigue Inventory • Accelerometry • 6MWT • TUG	At 10-wk follow-up, the intervention group reported less fatigue compared with the control group and a trend toward decreased fatigue severity. There were no group differences for pain.
Murphy et al. (2008)	Level I RCT N = 54. Intervention group, n = 28 (M age = 75.8, 93% women). Control group, n = 26 (M age = 74.8, 85% women).	*Intervention* Exercise plus activity strategy training consisting of 1.5-hr group sessions led by 2 OTs 2×/wk for 4 wk, plus 2 follow-up review sessions. One of the group sessions was replaced by an individualized OT session in the participant's home to determine in-home strategies that could support performance of ADLs.	• WOMAC Pain scale • CHAMPS • Actigraphy • ASES • 6MWT • TUG	Peak physical activity (larger activity count over 3 days on the actigraph) significantly improved in the intervention group compared with the control group. The intervention group also had less pain and better CHAMPS scores, but these group differences were not significant.

(Continued)

Table D-4: Evidence for the Effectiveness of Interventions for People With Osteoarthritis (cont.)

Author/Year	Level of Evidence/Study Design/ Participants/Inclusion Criteria	Intervention and Control Groups	Outcome Measures	Results
Murphy et al. (2008) (cont.)	*Inclusion criteria:* Age ≥62 yr, diagnosis of hip or knee OA, OA symptoms causing difficulty or need for personal assistance with 1 of 4 ADLs (bathing, transferring, toileting, walking), English speaking, no cognitive impairment, no hip or knee surgery within past 9 mo, no condition for which physical exercise is contraindicated.	*Control* Equivalent exercise plus health education program consisting of 1.5-hr group sessions led by 2 health education interventionists 2×/wk for 4 wk, plus 2 follow-up review sessions.		No significant group differences were found at 6 mo in ASES, 6MWT, and TUG scores.
Pisters, Veenhof, Schellevis, De Bakker, & Dekker (2010)	Level I Cluster RCT *N* = 200. Intervention group, *n* = 97 (*M* age = 65.1, 75% women). Control group, *n* = 103 (*M* age = 64.5, 79% women). *Inclusion criteria:* Age 50–80 yr, hip or knee OA, symptoms on ≥10 of 30 days, low level of physical function, no other pathology explaining symptoms, no treatment with exercise therapy in past 6 mo, no hip or knee replacement within 1 yr, no contraindication for exercise therapy.	*Intervention* Behavioral graded activity consisting of operant conditioning merged with exercise therapy. Participants received education messages, activity diaries, and performance charts. The treatment lasted for 12 wk with a maximum of 18 sessions, followed by 5 preset "booster moments" with a maximum of 7 sessions. *Control* Usual outpatient rehabilitation care including education, exercise therapy, and encouragement of positive coping. Participants were offered 12 wk of therapy with a maximum of 18 sessions, but treatment could be discontinued within 12 wk if all treatment goals had been reached.	• Self-reported exercise • Adherence, 5-point scale • SQUASH • Ainsworth Compendium of Physical Activities	Intervention participants who were advised to engage in exercise participated in significantly more exercise than control participants who were advised to exercise at 13 and 65 wk. Of those participants who were advised to perform home activities, those in the intervention group performed significantly more recommended activities than the control group at 13 wk, but at 65 wk, there were no significant between-group differences. Of participants who received physical activity recommendations in both groups, those in the intervention group performed more walking at 13 and 65 wk than those in the control group, but no significant differences between groups were found for cycling or sports activities.
Schepens, Braun, & Murphy (2012)	Level I RCT *N* = 32. Tailored activity pacing intervention group, *n* = 17 (*M* age = 63.9, 76% women).	*Intervention* Tailored activity pacing delivered by an OT in 1 45-min session per week for 2 wk, including education on activity pacing with a focus on how participants' activities related to symptoms.	• WOMAC Stiffness scale	The intervention group had a significant improvement in joint stiffness at 10 wk compared with the control group.

(Continued)

Table D-4: Evidence for the Effectiveness of Interventions for People With Osteoarthritis (cont.)

Author/Year	Level of Evidence/Study Design/ Participants/Inclusion Criteria	Intervention and Control Groups	Outcome Measures	Results
Schepens, Braun, & Murphy (2012) (cont.)	General activity pacing control group, *n* = 15 (*M* age = 59.5, 73% women). Inclusion criteria: Age 50–80 yr, hip or knee OA, English speaking, no other pathology interfering with ADLs or causing pain or fatigue, no knee or hip joint surgery in past 6 mo, no other OA treatment, able to walk, able to use accelerometer.	*Control* General activity pacing education delivered by an OT in 1 45-min session per week for 2 wk.		
Veenhof et al. (2006)	Level I Cluster RCT *N* = 200. Intervention group, *n* = 97 (*M* age = 65.1, 75% women). Control group, *n* = 103 (*M* age = 64.5, 79% women). Inclusion criteria: Age 50–80 yr, hip or knee OA, symptoms on ≥10 of 30 days, low level of physical function, no other pathology explaining symptoms, no treatment with exercise therapy in past 6 mo, no hip or knee replacement within 1 yr, no contraindication for exercise therapy.	*Intervention* Behavioral graded activity consisting of operant conditioning merged with exercise therapy. Participants received education messages, activity diaries, and performance charts. The treatment lasted for 12 wk with a maximum of 18 sessions, followed by 5 preset "booster moments" with a maximum of 7 sessions. *Control* Usual outpatient rehabilitation care including education, exercise therapy, and encouragement of positive coping. Participants were offered 12 wk of therapy with a maximum of 18 sessions, but treatment could be discontinued within 12 wk if all treatment goals had been reached.	• Pain VAS • WOMAC Pain and Physical Function scales • PGA • ROM of hip and knee • Muscle strength • MACTAR • 5-m walk • SQUASH • SF-36	All primary measures showed significant improvements for both groups in pain and function, and improvements increased over time. The intervention group had slightly better results than the control group, but the group differences were not significant. 5-m walk and MACTAR Physical Function scores were significantly better for the intervention group than for the control group.
Veenhof et al. (2007)	Level I Cluster RCT *N* = 200. Intervention group, *n* = 97 (*M* age = 65.1, 75% women). Control group, *n* = 103 (*M* age = 64.5, 79% women).	*Intervention* Behavioral graded activity consisting of operant conditioning merged with exercise therapy. Participants received education messages, activity diaries, and performance charts. The treatment lasted for 12 wk with a maximum of 18 sessions, followed by 5 preset "booster moments" with a maximum of 7 sessions.	• WOMAC • MACTAR • Multidimensional Health Locus of Control • Pain Coping Inventory	At 65 wk, pain and physical function scores were significantly better for the intervention group compared with the control group for participants with low levels of physical function.

(Continued)

Table D-4: Evidence for the Effectiveness of Interventions for People With Osteoarthritis (cont.)

Author/Year	Level of Evidence/Study Design/ Participants/Inclusion Criteria	Intervention and Control Groups	Outcome Measures	Results
Veenhof et al. (2007) (cont.)	*Inclusion criteria*: 50–80 yr, hip or knee OA, symptoms on ≥10 of 30 days, low level of physical function, no other pathology explaining symptoms, no treatment with exercise therapy in past 6 mo, no hip or knee replacement within 1 yr, no contraindication for exercise therapy.	*Control* Usual outpatient rehabilitation care including education, exercise therapy, and encouragement of positive coping. Participants were offered 12 wk of therapy with a maximum of 18 sessions, but treatment could be discontinued within 12 wk if all treatment goals had been reached.		Compared with usual care, the behavioral graded activity intervention resulted in significant improvements in physical function for participants with high baseline pain scores and participants with BMI >30.
Physical Activity Interventions: Aquatic Exercise				
Arnold & Faulkner (2010)	Level I RCT N = 82. Aquatics and education (AE) group, n = 28 (M age = 73.2, 71% women). Aquatics-only (AO) group, n = 27 (M age = 74.4, 77% women). Control group, n = 27 (M age = 75.8, 64% women). *Inclusion criteria*: Age ≥65 yr, hip OA, at least 1 fall risk factor.	*Intervention* AE group: 45-min aquatic exercise class 2×/wk with a 30-min group education class 1×/wk for 11 wk. AO group: 45-min aquatic exercise class 2×/wk for 11 wk. *Control* Usual activity for 11 wk and asked not to participate in new exercise programs during that time.	• BBS • TUG • 6MWT • Activities-Specific Balance Confidence Scale • 30-s sit-to-stand test • AIMS2	The AE group had significant improvements in balance confidence compared with the control group and significant improvements in the sit-to-stand test compared with the AO and control groups.
Cadmus et al. (2010)	Level I RCT N = 249. Intervention group, n = 124 (M age = 65.7, 85.6% women). Control group, n = 125 (M age = 66, 86.3% women). *Inclusion criteria*: Age 55–75 yr, clinical diagnosis of OA, physician approval to participate, able to enter and exit pool.	*Intervention* Community-based standardized Arthritis Foundation aquatic exercise program including ROM, muscle strengthening, and endurance exercises 45–60 min, 2×/wk for 20 wk. *Control* Usual activity levels and no engaging in new exercise programs.	• ASES • QOL • Pain VAS • HAQ • CES–D	Significant improvements in QOL were found in the intervention group compared with the control group. No significant group differences were found for any other variables. In the intervention group, those who were obese had greater benefits than those who were normal weight or overweight.
Kim, Chung, Park, & Kang (2012)	Level I N = 70. Intervention group, n = 35 (100% women). Control group, n = 35 (100% women).	*Intervention* 1 session on exercise and another on aquarobic exercise followed by aquarobic sessions for 1 hr, 3×/wk for 12 wk.	• ASES • Pain VAS • Body composition • Blood lipid analysis • Zung Depression Scale • Participant descriptions of their experiences at end of program	The intervention group improved significantly in self-efficacy, pain, depressive symptoms, body weight, and lipid levels compared with the control group.

(Continued)

Table D-4: Evidence for the Effectiveness of Interventions for People With Osteoarthritis (cont.)

Author/Year	Level of Evidence/Study Design/ Participants/Inclusion Criteria	Intervention and Control Groups	Outcome Measures	Results
Kim, Chung, Park, & Kang (2012) (cont.)	*Inclusion criteria:* Age ≥60 yr, OA, ambulatory, no previous knee or hip joint replacements, no LE surgery in past 6 mo, no RA, no mental or other physical disorders.	*Control* Usual care.		At 1 yr, the intervention group experienced significant improvements in function, pain, and ascending and descending stairs compared with the control group.

Lin, Davey, & Cochrane (2004)	Level II
	
	Cohort, 2-group, nonrandomized
	
	N = 95.
	
	Exercise group, n = 55 (M age = 68.8, 90.9% women).
	
	Control group, n = 40 (M age = 69.9, 82.5% women).
	
	Inclusion criteria: Age ≥60 yr, current symptoms of pain and joint stiffness in the knee and/or hip, not currently in an exercise class.
		Intervention Water aerobics with a 5-phase plan with warm-up then exercises, 1-hr sessions 2×/wk for 12 mo.
		
		Control Educational materials monthly and phone calls quarterly for 12 mo.
			• WOMAC
			• AIMS2
			• Performance tests of physical function:
			  ○ Timed 8-ft walk
			  ○ Ascending and descending stairs
			  ○ Sit-to-stand test
			  ○ Knee and hip flexion
			  ○ LE strength	

Physical Activity Interventions: Land-Based Exercise Programs

Author/Year	Level of Evidence/Study Design/ Participants/Inclusion Criteria	Intervention and Control Groups	Outcome Measures	Results
Bezalel, Carmeli, & Katz-Leurer (2010)	Level I RCT N = 50. Exercise group, n = 25 (M age = 73.8, 68% women). Control group, n = 25 (M age = 73.7, 80% women). *Inclusion criteria:* Age ≥65 yr, referred from orthopedic or rheumatology clinic, diagnosis of knee OA, no recent LE surgeries.	*Intervention* Group exercise program 1×/wk for 4 wk focusing on AROM, muscle strengthening, and muscle stretching. Participants were then encouraged to continue exercises in a home-based exercise program. *Control* 6 20-min shortwave diathermy therapy sessions over 4 wk.	• WOMAC • Sit-to-stand test • TUG • Home exercise diary	At 4 wk, both groups showed significant improvement in all outcome measures except in WOMAC Stiffness score. At 8 wk, only the exercise group continued to show improvement in TUG and WOMAC total, pain, and function scores. No change was noted in the control group.
de Jong, Hopman-Rock, Tak, & Klazinga (2004)	Level III Pretest–posttest OA knee program, n = 157 (M age = 69, 71% women). OA hip program, n = 132 (M age = 66, 70% women). *Inclusion criteria:* Age ≥55 yr, OA of knee or hip, pain at end of hip rotation, morning stiffness, crepitation, swelling and stiffness of one or both knee joints, no other major health problems.	*Intervention* OA knee program: 1 2-hr weekly exercise session of moderate intensity plus education for 12 wk led by a peer educator, plus home program. OA hip program: 1 1-hr weekly exercise session focusing on hip strengthening exercises using fitness equipment for 9 wk, plus 1 education session by a PT and OT on lifestyle changes and physical activity and home program.	*OA knee program:* • IRGL Pain and Mobility scales • Pain severity and tolerance VAS • OA knowledge • ASES *OA hip program:* • IRGL Pain and Mobility scales • Pain severity and tolerance VAS	Participants in both intervention groups reported an increase in overall physical activity, better pain tolerance, and decreased pain; however, results were not maintained after 6 mo. Self-efficacy for pain, pain severity and tolerance, and OA knowledge significantly improved in the knee program group, and pain severity and tolerance improved in the hip program group. Mobility did not improve significantly in either group.

(Continued)

Table D-4: Evidence for the Effectiveness of Interventions for People With Osteoarthritis (cont.)

Author/Year	Level of Evidence/Study Design/ Participants/Inclusion Criteria	Intervention and Control Groups	Outcome Measures	Results
Desveaux, Beauchamp, Goldstein, & Brooks (2014)	Level I Systematic review $N = 16$ RCTs, 10 related to OA. Participant M age = 66.8 yr. *Inclusion criteria:* Community-based RCTs, regular exercise included as part of intervention, participants with OA, outcomes of functional ability or HRQOL.	*Intervention* Aerobic exercise and resistance training were used in 85% of studies. Other components were weekly phone calls, flexibility, and balance training. *Control* Primarily standard of care or attention control.	• Function (e.g., HAQ, 6MWT, WOMAC) • HRQOL	Community-based exercise programs had a significantly greater impact on function and HRQOL than standard care for people with OA.
Dias, Dias, & Ramos (2003)	Level I RCT $N = 47$. Intervention group, $n = 24$ (M age = 74, 84% women). Control group, $n = 23$ (M age = 73, 92% women). *Inclusion criteria:* Knee OA, knee pain within past month.	*Intervention* 1-hr education session on OA pain, joint protection, and management of pain and ADL difficulties plus 12 exercise sessions, 3×/wk, that included a 40-min walking program, stretching, resistance and weight-bearing exercises for the lower extremities, and breathing exercises. *Control* 1-hr education session on OA pain, joint protection, and management of pain and ADL difficulties.	• LI • HAQ • SF-36	The intervention group had significant improvements on the HAQ, LI, and SF-36 Physical and Role Functions and Pain subscales. Improvements in the control group were nonsignificant. Significant differences between groups at 3 and 6 mo were found for all measures except the SF-36 Emotional subscale.
Hughes et al. (2006)	Level I RCT $N = 215$. Intervention group, $n = 115$ (M age = 73.3, 80.6% women). Control group, $n = 100$ (M age = 73.4, 85.9% women). *Inclusion criteria:* Age >60 yr, hip or knee OA diagnosed by a rheumatologist.	*Intervention* Fit and Strong! program consisting of 90-min exercise sessions 3×/wk for 8 wk, including 60 min of flexibility exercises, fitness walking, and strength training and 30 min of group education. *Control* *The Arthritis Helpbook* (Lorig & Fries, 2000), a list of community exercise programs, and self-care materials.	• ASES • Barriers Adherence Efficacy scale • Time Exercise Adherence scale • Attendance • Exercise logs • Maintenance of physical activity • Timed sit-to-stand test • 6MWT • WOMAC • Geri–AIMS Pain Scale	Self-efficacy and min exercised per wk improved significantly in the exercise group at 6 mo and were maintained at 12 mo compared with the control group. The intervention group also made nonsignificant improvements in 6MWT and WOMAC Physical Function scores over time, with no significant between-group differences. The intervention group had significant improvements in Geri–AIMS scores compared with the control group at 6 mo but not at 12 mo.

(Continued)

Table D-4: Evidence for the Effectiveness of Interventions for People With Osteoarthritis (cont.)

Author/Year	Level of Evidence/Study Design/ Participants/Inclusion Criteria	Intervention and Control Groups	Outcome Measures	Results

Messier et al. (2000)	Level I
	RCT
	N = 103
	Aerobic walking group, n = 33 (M age = 70.3, 81% women).
	Weight training group, n = 34 (M age = 67.2, 68% women).
	Control group, n = 36 (M age = 69.2, 78% women).
	Inclusion criteria: Age ≥60 yr, knee pain most times, radiographic evidence of OA, difficulty in at least 1 ADL or with mobility.
		Intervention
		Both exercise conditions were divided into a 3-mo center-based program and a 15-mo home-based program consisting of a 3-mo transition phase (biweekly visits or phone calls) and 12-mo maintenance phase (phone calls every 3 wk, tapering off to every 4 wk).
		Aerobic walking group: Aerobic walking 3 days/wk for 18 mo.
		Weight training group: Weight training 3 days/wk for 18 mo, including upper- and lower-body exercises using weights.
		Control
		Health education and monthly educational sessions for 3 mo, tapering off to bimonthly and then monthly phone calls.
			• Exercise compliance
			• Force platform static balance measure:
			  ○ Double-leg stance, eyes open and closed
			  ○ Single-leg stance, eyes open and closed
				At 15 mo postintervention, both intervention groups demonstrated better sway measures in the double-leg stance with eyes closed compared with the control group.
				The aerobic walking group demonstrated better balance in the single-leg stance with eyes open compared with the control group.

Penninx et al. (2001)	Level I RCT N = 250. Resistance exercise group, n = 82 (M age = 68.8, 72% women). Aerobic exercise group, n = 88 (M age = 69.9, 66% women). Control group, n = 80 (M age = 68.5, 66% women). Inclusion criteria: Age ≥60 yr, knee pain most times, radiographic evidence of OA, difficulty in at least 1 ADL or with mobility.	*Intervention* Both exercise conditions were divided into a 3-mo center-based program and a 15-mo home-based program consisting of a 3-mo transition phase (biweekly visits or phone calls) and 12-mo maintenance phase (phone calls every 3 wk, tapering off to every 4 wk). *Resistance exercise group:* Weight training 3 days/wk for 18 mo, including upper- and lower-body exercises using weights. *Aerobic walking group:* Aerobic walking 3 days/wk for 18 mo. *Control* Health education and monthly educational sessions for 3 mo, tapering off to bimonthly and then monthly phone calls.	• Self-reported disability for basic self-care, mobility, bed-to-chair transfer • Katz Index of Independence in ADLs Scale	Participants in the aerobic walking and resistive exercise conditions had less ADL difficulty at 18 mo compared with the control group. The most compliant participants in the intervention groups showed the largest reduction in risk of difficulty with ADLs.
Ravaud et al. (2004)	Level I RCT N = 2,957.	*Intervention* *ST group:* Visits to rheumatologist who modified pharmacological treatments based on results on pain VAS and WOMAC Physical Function subscale.	• Pain VAS • WOMAC Physical Function subscale • Overall status VAS • Patient satisfaction VAS	After 24 wk, all groups demonstrated improvement in pain and function, with no significant differences between groups.

(Continued)

Table D-4: Evidence for the Effectiveness of Interventions for People With Osteoarthritis (cont.)

Author/Year	Level of Evidence/Study Design/ Participants/Inclusion Criteria	Intervention and Control Groups	Outcome Measures	Results
Ravaud et al. (2004) (cont.)	Standard tools (ST) group, n = 782 (M age = 64.1 hip, M age = 68.1 knee; 70.0% women). Exercise (EX) group, n = 735 (M age = 63.8 hip, M age = 68.0 knee; 70.4% women). ST + EX group, n = 680 (M age = 62.8 hip, M age = 66.5 knee; 70.0% women). Control group, n = 760 (M age = 65.1 hip, M age = 68.1 knee; 72.5% women). *Inclusion criteria:* Age >75 yr, radiographic evidence of OA, pain ≥6 mo, VAS score ≥30 mm, pain for minimum of 14 days of each month.	*EX group:* Oral explanation of the importance of exercise by rheumatologist, booklet showing exercises, and video and exercise program to be followed for 24 wk. *ST + EX group:* Visits to rheumatologist plus exercise program for 24 wk. *Control* Usual care for 24 wk.		Participants in the EX and ST + EX groups felt that their functional and physical activities were helped by their rheumatologist.
Rejeski et al. (2002)	Level I RCT N = 278. Exercise group, n = 69 (M age = 69.0, 73.8% women). Diet group, n = 73 (M age = 68.1, 74.1% women). Diet + exercise group, n = 68 (M age = 68.5, 73.3% women). Control group, n = 68 (M age = 68.6, 66.7% women). *Inclusion criteria:* Age ≥60 yr, BMI >28, knee pain most days of the month, <20 min of formal exercise once a week, self-reported difficulty in ADL because of knee pain, radiographic evidence of tibiofemoral OA.	*Intervention* *Exercise group:* Facility-based program 3×/wk for 4 mo, followed by the options of facility program, home program, or a combination for 2 mo. Phone calls and booster sessions were available for home program participants. Exercises consisted of 2 aerobic walking phases with resistance training in between, followed by a cooldown. *Diet group:* 3 group and 1 individual sessions weekly for 4 mo, followed by 3 group and 1 individual sessions every other week, followed by monthly meeting. Sessions consisted of education on nutrition, dietary behaviors, goal setting, and problem solving. *Diet + exercise group:* Combination of the diet and exercise programs described above. *Control* 1-hr monthly meetings for 3 mo to provide attention, social interaction, and health education. Monthly phone contact during Months 4–6 and bimonthly contacts Months 7–18.	• SF–36 • Body satisfaction measure • BMI • 6MWT	The exercise and diet + exercise groups showed significant improvements in SF–36 scores, weight loss, and 6MWT scores relative to the control group. Satisfaction with appearance was significantly improved in all groups compared with the control group.

(Continued)

Table D-4: Evidence for the Effectiveness of Interventions for People With Osteoarthritis (cont.)

Author/Year	Level of Evidence/Study Design/Participants/Inclusion Criteria	Intervention and Control Groups	Outcome Measures	Results
Williams, Brand, Hill, Hunt, & Moran (2010)	Level III Pretest–posttest $N = 39$. OA group, $n = 27$ (M age = 70.5, 100% women). RA group, $n = 12$ (M age = 66.3, 100% women). *Inclusion criteria*: Women with lower-limb OA or lower-limb RA; not bedbound; no Parkinson's, stroke, or multiple sclerosis; no lower-limb surgery in past 12 mo.	*Intervention* Home exercise program consisting of balance, strengthening, and walking exercises from the Otago exercise program and balance and vestibular exercises, 5 days/wk for 4 mo.	• Fall risk • Clinical Test of Sensory Interaction and Balance • Functional Reach Test • Step Test • NeuroCom Balance Master for balance and gait • Leg muscle strength	The home exercise and balance training program resulted in improvements for balance, fall risk, muscle strength, and gait stability. A subanalysis to evaluate the effect of type of arthritis on outcome found no significant differences between the OA and RA groups.
Physical Activity Interventions: Upper Extremity Interval Exercise				
Maire et al. (2003)	Level I RCT $N = 14$. Intervention group, $n = 7$ (M age = 77, 86% women). Control group, $n = 7$ (M age = 77, 86% women). *Inclusion criteria*: Age ≥65 yr, diagnosed with OA, undergoing total hip arthroplasty.	*Intervention*: General rehabilitation 2 hr/day, 3 days/wk for 6 wk in conjunction with arm interval exercises on an ergometer. *Control* General rehabilitation 2 hr/day, 3 days/wk for 6 wk.	• Incremental arm exercise test on an ergometer • VO_2 max • 6MWT	The intervention group had significant improvement in VO_2 max and demonstrated a longer distance covered in the 6MWT and better gait mechanics (speed, cadence, stride length) compared with the control group.
Maire et al. (2004)	Level I RCT $N = 14$. Intervention group, $n = 7$ (M age = 77, 86% women). Control group, $n = 7$ (M age = 77, 86% women). *Inclusion criteria*: Age ≥65 yr, diagnosed with OA, undergoing total hip arthroplasty.	*Intervention*: General rehabilitation 2 hr/day, 3 days/wk for 6 wk in conjunction with arm interval exercises on an ergometer. *Control* General rehabilitation 2 hr/day, 3 days/wk for 6 wk.	• Incremental arm exercise test on an ergometer • VO_2 max • 6MWT • WOMAC	The intervention group had significant improvements in VO_2 max and demonstrated a longer distance covered in the 6MWT compared with the control group. Both groups improved in WOMAC scores in all dimensions except Function in the control group.

(Continued)

Table D-4: Evidence for the Effectiveness of Interventions for People With Osteoarthritis (cont.)

Author/Year	Level of Evidence/Study Design/ Participants/Inclusion Criteria	Intervention and Control Groups	Outcome Measures	Results
		Physical Activity Interventions: Yoga and Tai Chi		
Lauche, Cramer, Dobos, Langhorst, & Schmidt (2013)	Level I Systematic review and meta-analysis $N = 5$ RCTs. *Inclusion criteria:* RCT; participants age ≥18 yr with knee OA; compared Tai Chi with usual care, no intervention, placebo, or active treatment; at least 1 patient reported outcomes; assessed outcomes at least once.	*Intervention* Yang-style Tai Chi, Sun-style Tai Chi, or Tai Chi qigong. *Control* Primarily wait list (no treatment or usual care) or attention control (health lectures, education).	• Pain • Physical function • Stiffness • QOL • Safety—no. of adverse events	Moderate evidence was found for short-term improvements for pain, physical function, and stiffness, and strong evidence was found that Tai Chi can improve pain and physical function in the short term. Moderate evidence indicates that Tai Chi can improve pain and physical function compared with attention control, and limited evidence was found for improvements in pain, function, and stiffness compared with control groups. Tai Chi seems to be safe; no serious adverse events were reported.
Park, McCaffrey, Dunn, & Goodman (2011)	Level II Cohort, 3-group, nonrandomized $N = 29$ (31.3% women). Chair yoga group, $n = 10$. Reiki group, $n = 9$. Control group, $n = 10$. *Inclusion criteria:* Age ≥55 yr, OA, living independently in the community, pain ≥15 days each month rated ≥4/11.	*Intervention* *Chair yoga group:* 45-min group sessions 2×/wk for 8 wk led by a certified instructor. *Reiki group:* Individual 30-min session 1×/wk for 8 wk led by certified providers. *Control* 1.5-hr group education sessions once every other week for 8 wk (4 total sessions).	• WOMAC • CES–D • Focus group interviews	WOMAC Physical Function scores significantly improved in the chair yoga group compared with the Reiki and control groups. No significant differences between the 3 groups were found for CES–D or any other WOMAC subscale scores (Pain, Stiffness, Depressive Symptoms). Focus group interviews revealed the following themes: Yoga reduced pain, improved movement and well-being, and provided a sense of security. Reiki was relaxing and soothing. Education alone did little to alleviate pain.

(Continued)

Table D-4: Evidence for the Effectiveness of Interventions for People With Osteoarthritis (cont.)

Author/Year	Level of Evidence/Study Design/ Participants/Inclusion Criteria	Intervention and Control Groups	Outcome Measures	Results
Song, Roberts, Lee, Lam, & Bae (2010)	Level I RCT N = 82. Intervention group, n = 41 (M age = 63, 100% women). Control group, n = 41 (M age = 61, 100% women). Inclusion criteria: Women with OA.	*Intervention* Sun-style Tai Chi with qigong breathing exercise, 2×/wk for 3 wk, then 1×/wk for 6 mo. Each session consisted of 10-min warm-up, 40–45 min of Tai Chi, and 5–10 min cooldown. *Control* 1 2-hr self-help education program based on the Arthritis Self-Management Program 1×/mo for 6 mo.	• Knee muscle strength and endurance (isokinetic dynamometer) • Bone mineral density • Fear of falling (Survey of Activities and Fear of Falling in the Elderly)	Tai Chi participants experienced an increase in knee extensor endurance and a decrease in fear of falling compared with the control group.
Taibi & Vitiello (2011)	Level III Pretest–posttest N = 14. Intervention group (M age = 65.2 yr, 100% women). Inclusion criteria: Age 55–85 yr, women, physician diagnosis of OA, able to stand without assistance, poor sleep, no recent acute injuries or psychiatric illnesses, no primary sleep disorder.	*Intervention* 8 wk of a 75-min gentle yoga class combined with nightly 20-min (minimum) prebedtime yoga session at home using audio CD to guide practice.	• Insomnia Severity Index • Pittsburgh Sleep Quality Index • Epworth Sleepiness Scale • HAQ • Pain VAS • Geriatric Depression Scale • Sleep diary • Wrist actigraphy • Semistructured interview	Significant improvements were found for insomnia, sleep onset latency, sleep efficiency, number of nights with insomnia, and daytime dysfunction postintervention. No significant changes were found in functional ability, pain, or depressive symptoms. Interview data indicated reduced pain, better relaxation, and either sleep improvements or no change.

Note. ADLs = activities of daily living; AIMS2 = Arthritis Impact Measurement Scale; AIMS2-SF = Arthritis Impact Measurement Scale Short Form; APS = American Pain Society; AROM = active range of motion; ASES = Arthritis Self-Efficacy Scale; ASMP = Arthritis Self-Management Program; BBS = Berg Balance Scale; BDI-II = Beck Depression Inventory II; BMI = body mass index; BPI = Brief Pain Inventory; BPI-SF = Brief Pain Inventory Short Form; CBT = cognitive-behavioral therapy; CES = couple-oriented education and support; CES-D = Center for Epidemiological Studies Depression Scale; CHAMPS = Community Healthy Activities Model Program for Seniors; COPM = Canadian Occupational Performance Measure; FM = fibromyalgia; Geri-AIMS = AIMS for the elderly population; HADS = Hospital Anxiety and Depression Scale; HAQ = Health Assessment Questionnaire; HKBQ = Hip and Knee Beliefs Questionnaire; HRQOL = health-related quality of life; IADLs = instrumental activities of daily living; IPAQ = International Physical Activity Questionnaire; IRGL = Impact of Rheumatic Diseases on General Health and Lifestyle; ISI = Insomnia Severity Index; LE = lower extremity; LI = Lequesne Index of Knee Osteoarthritis; M = mean; MACTAR = McMaster Toronto Arthritis Patient Preference Disability Questionnaire; MVPA = moderate- to vigorous-intensity physical activity; NRS = numerical rating scale; OA = osteoarthritis; OT = occupational therapy/occupational therapist; OTC = over the counter; PES = patient-oriented education and support; PGA = patient global assessment; PT = physical therapy/physical therapist; QOL = quality of life; RA = rheumatoid arthritis; RCT = randomized controlled trial; REALM = Rapid Estimate of Adult Literacy in Medicine; ROM = range of motion; SF-36 = Medical Outcomes Study 36-Item Short Form Health Survey; SES = socioeconomic status; 6MWT = 6-min walk test; SLCS-R = Self-Liking/Self-Efficacy Scale–R; SQUASH = Short Questionnaire to Assess Health-Enhancing Physical Activity; TSK = Tampa Scale for Kinesiophobia; TUG = Timed Up-and-Go test; VAMC = Veterans Affairs Medical Center; VAS = visual analog scale; VO$_2$ max = maximum oxygen uptake; WOMAC = Western Ontario and McMaster Universities Arthritis Index.

This table is a product of AOTA's Evidence-Based Practice Project and AOTA Press and is copyright © 2017 by the American Occupational Therapy Association. It may be freely reproduced for personal use in clinical or educational settings as long as the source is cited. All other uses require written permission from the American Occupational Therapy Association. To apply, visit http://www.copyright.com.

Suggested citation: Poole, J. L., Siegel, P., & Tencza, M. J. (2017). *Occupational therapy practice guidelines for adults with arthritis and other rheumatic conditions* (Table F.4). Bethesda, MD: AOTA Press.

Table D-5: Risk-of-Bias Analysis for Included Studies: Evidence for the Effectiveness of Interventions for People With Osteoarthritis

	Selection Bias		Blinding of Participants and Personnel (Performance Bias)	Blinding of Outcome Assessment (Detection Bias) (Patient-Reported Outcomes)	Incomplete Outcome Data (Attrition Bias)		Selective Reporting (Reporting Bias)
Citation	Random Sequence Generation	Allocation Concealment			Short Term (2–6 wk)	Long Term (>6 wk)	
Allen et al. (2010)	+		–	+	+	NA	+
Arnold & Faulkner (2010)	+	+	+	+	NA	+	+
Baird, Murawski, & Wu (2010)	–	–	–	+	NA	+	+
Baird & Sands (2004)	+	–	+	+	NA	+	+
Baird & Sands (2006)	+	+	–	+	NA	+	+
Baruth & Wilcox (2011)	–	–	–	–	NA	+	+
Bezalel, Carmeli, & Katz-Leurer (2010)	+	+	+	+	+	–	+
Buszewicz et al. (2006)	+	+	+	+	NA	+	+
Cadmus et al. (2010)	+	–	+	+	NA	+	+
de Jong, Hopman-Rock, Tak, & Klazinga (2004)	–	–	–	–	NA	+	+
Dias, Dias, & Ramos (2003)	+	+	+	+	NA	+	+
Halbert, Crotty, Weller, Ahern, & Silagy (2001)	+	–	–	–	–	–	–
Hughes et al. (2006)	+	–	–	+	NA	–	+
Keefe et al. (2004)	–	–	–	–	NA	+	–
Kim, Chung, Park, & Kang (2012)	–	+	–	+	+	+	+
Landa-Gonzales & Molnar (2012)	–	+	+	+	+	NA	+
Lee & Cho (2012)	–	–	–	–	–	+	NA
Lin, Davey, & Cochrane (2004)	–	–	–	+	NA	+	+

(Continued)

Table D-5: Risk-of-Bias Analysis for Included Studies: Evidence for the Effectiveness of Interventions for People With Osteoarthritis (cont.)

Citation	Selection Bias		Blinding of Participants and Personnel (Performance Bias)	Blinding of Outcome Assessment (Detection Bias) (Patient-Reported Outcomes)	Incomplete Outcome Data (Attrition Bias)		Selective Reporting (Reporting Bias)
	Random Sequence Generation	Allocation Concealment			Short Term (2–6 wk)	Long Term (>6 wk)	
Maire et al. (2003)	–	–	–	–	NA	+	+
Maire et al. (2004)	–	–	–	–	NA	+	+
Martire, Schulz, Keefe, Rudy, & Starz (2007)	+	–	–	–	–	+	–
Martire, Schulz, Keefe, Rudy, & Starz (2008)	+	–	–	–	–	+	–
McDonald, Gifford, & Walsh (2011)	+	+	+	+	+	NA	+
McDonald, Walsh, Vergara, & Gifford (2013)	+	+	+	+	NA	+	+
McDonald, Walsh, Vergara, Gifford, & Weiner (2012)	+	+	+	+	–	NA	+
Messier et al. (2000)	+	+	–	–	NA	+	+
Murphy, Lyden, Smith, Dong, & Koliba (2010)	+	+	+	+	NA	+	+
Murphy et al. (2008)	+	–	–	–	–	–	–
Pariser, O'Hanlon, & Espinoza (2005)	–	–	+	–	–	NA	–
Park, McCaffrey, Dunn, & Goodman (2011)	–	–	–	–	NA	+	+
Penninx et al. (2001)	+	+	+	+	+	+	+
Pisters, Veenhof, Schellevis, De Bakker, & Dekker (2010)	+	+	+	+	NA	+	+
Ravaud et al. (2004)	+	–	–	+	+	–	+

(Continued)

Table D-5: Risk-of-Bias Analysis for Included Studies: Evidence for the Effectiveness of Interventions for People With Osteoarthritis (cont.)

Citation	Selection Bias		Blinding of Participants and Personnel (Performance Bias)	Blinding of Outcome Assessment (Detection Bias) (Patient-Reported Outcomes)	Incomplete Outcome Data (Attrition Bias)		Selective Reporting (Reporting Bias)
	Random Sequence Generation	Allocation Concealment			Short Term (2–6 wk)	Long Term (>6 wk)	
Rejeski et al. (2002)	−	−	−	+	NA	+	+
Schepens, Braun, & Murphy (2012)	+	+	+	+	+	+	+
Song, Roberts, Lee, Lam, & Bae (2010)	+	+	−	+	NA	−	+
Sperber et al. (2013)	−	−	−	−	NA	−	−
Taibi & Vitiello (2011)	−	−	−	−	NA	+	+
Veenhof et al. (2006)	+	+	−	+	NA	+	+
Veenhof et al. (2007)	+	−	−	+	NA	−	−
Vitiello et al. (2013)	+	+	+	+	NA	+	+
Wetzels, van Weel, Grol, & Wensing (2008)	−	−	+	−	−	−	−
Williams et al. (2011)	−	−	−	−	−	−	−
Williams, Brand, Hill, Hunt, & Moran (2010)	−	−	−	−	NA	+	−
Yip et al. (2007a)	+	+	−	−	+	−	+
Yip et al. (2007b)	+	+	−	−	+	−	+
Yip, Sit, & Wong (2004)	−	−	−	−	+	+	+
Yip, Sit, Wong, Chong, & Chung (2008)	−	−	−	−	+	+	+

Note. Categories for risk of bias: + = low risk of bias; − = high risk of bias. NA = not applicable. Risk-of-bias table format adapted from "Assessing Risk of Bias in Included Studies," by J. P. T. Higgins, D. G. Altman, & J. A. C. Sterne, in *Cochrane Handbook for Systematic Reviews of Interventions* (Version 5.1.0), by J. P. T. Higgins and S. Green (Eds.), March 2011, London: Cochrane Collaboration. Retrieved from http://handbook-5-1.cochrane.org/. Copyright © 2011 by The Cochrane Collaboration.

This table is a product of AOTA's Evidence-Based Practice Project and AOTA Press and is copyright © 2017 by the American Occupational Therapy Association. It may be freely reproduced for personal use in clinical or educational settings as long as the source is cited. All other uses require written permission from the American Occupational Therapy Association. To apply, visit http://www.copyright.com.

Suggested citation: Poole, J. L., Siegel, P., & Tencza, M. J. (2017). *Occupational therapy practice guidelines for adults with arthritis and other rheumatic conditions* (Table F.5). Bethesda, MD: AOTA Press.

Table D-6: Risk-of-Bias Table for Included Systematic Reviews: Evidence for the Effectiveness of Interventions for People With Osteoarthritis

Citation	A Priori Design Included?	Duplicate Study Selection/ Data Extraction?	Comprehensive Literature Search Performed?	Status of Publication as Inclusion Criteria?	List of Included/ Excluded Studies Provided?	Characteristics of Included Studies Provided?	Quality of Studies Assessed and Documented?	Quality Assessment Used Appropriately?	Methods Used to Combine Results Appropriate?	Likelihood of Publication Bias Assessed?	Conflict of Interest Stated?
Desveaux, Beauchamp, Goldstein, & Brooks (2014)	+	–	+	+	+	+	+	+	+	–	–
Lauche, Cramer, Dobos, Langhorst, & Schmidt (2013)	+	+	+	+	+	+	+	+	+	+	+

Note. Categories for risk of bias: + = low risk of bias; – = high risk of bias; ? = unclear risk of bias. Risk-of-bias table format adapted from "Development of AMSTAR: A Measurement Tool to Assess the Methodological Quality of Systematic Reviews," by B. J. Shea, J. M. Grimshaw, G. A. Wells, M. Boers, N. Andersson, C. Hamel, . . . L. M. Bouter, 2007, *BMC Medical Research Methodology, 7*, 10. https://doi.org/10.1186/1471-2288-7-10

This table is a product of AOTA's Evidence-Based Practice Project and AOTA Press and is copyright © 2017 by the American Occupational Therapy Association. It may be freely reproduced for personal use in clinical or educational settings as long as the source is cited. All other uses require written permission from the American Occupational Therapy Association. To apply, visit http://www.copyright.com.

Suggested citation: Poole, J. L., Siegel, P., & Tencza, M. J. (2017). *Occupational therapy practice guidelines for adults with arthritis and other rheumatic conditions* (Table F.6). Bethesda, MD: AOTA Press.

Table D-7: Evidence for the Effectiveness of Interventions for People With Fibromyalgia

Author/Year	Level of Evidence/Study Design/Participants/ Inclusion Criteria	Intervention and Control Groups	Outcome Measures	Results
		Psychoeducational Interventions: Cognitive–Behavioral Interventions		
Ang, Jensen, et al. (2013)	Level I RCT (3 groups) $N = 58$. Combination therapy group (CBT + milnacipran), $n = 20$ (M age = 44.8 yr, 95% women). Milnacipran + education group, $n = 19$ (M age = 47.9 yr, 100% women). CBT group (placebo + CBT), $n = 19$ (M age = 46.6 yr, 93% women). Inclusion criteria: FM, ages 18–65 yr, pain intensity ≥4, medications stable ≥4 wk	*Intervention* *Combination therapy group:* 8 telephone-delivered sessions (35 min each) consisting of education on pain and automatic thought, cognitive restructuring, stress management, time-based pacing and activity scheduling, anger management and sleep hygiene, muscle relaxation and imagery, and relapse prevention. Workbook for practice at home. *Milnacipran + education group:* 8 telephone-delivered sessions (30 min each) with 1 topic covered per session. Topics were cost of pain, acute vs. chronic, sleep, depression and mood changes, pain and communication, working with health care providers, and how to make changes. *CBT group:* Placebo + CBT.	• Pain intensity • SF–36 Physical Function scale • FIQ • PHQ–8 Depression scale • Pain sensitivity	The combination therapy group had significantly improved SF–36 Physical Function scores and reduced mean weekly pain intensity compared with the milnacipran + education group. No differences were found between the combination and CBT groups in SF–36 Physical Function scores or mean weekly pain intensity. The CBT group's SF–36 scores improved significantly compared with the milnacipran + education group, but no significant differences were found in mean weekly pain intensity. No differences were found between any of the groups on FIQ scores, depression severity, or pain sensitivity.
Bernardy, Füber, Köllner, & Häuser (2010)	Level I Systematic review and meta-analysis $N = 14$ articles through June 2009.	*Intervention* Face-to-face cognitive therapy, operant behavioral therapy, or CBT.	*Primary Outcome Measures* • Pain • Sleep • Fatigue • HRQOL *Secondary Outcome Measures* • Mood • Self-efficacy • Pain • Health-seeking behaviors	Evidence of CBT efficacy included reduced depressed mood and increased self-efficacy for pain. No evidence was found that CBT improved pain, fatigue, sleep disturbances, and HRQOL.
Bernardy, Klose, Busch, Choy, & Häuser (2013)	Level I Cochrane review $N = 23$ studies.	*Intervention* CBT including operant therapy, traditional CBT, self-management education, and acceptance-based CBT.	*Primary Outcome Measures* • Self-reported pain • Negative mood • Disability (ADLs) *Secondary Outcome Measures* • Self-reported self-efficacy • Pain • Fatigue • Sleep problems • FIQ	Compared with control groups, the CBT groups showed small benefits in reduced pain, negative mood, and disability (ADLs). Studies were of low quality.

(Continued)

Table D-7: Evidence for the Effectiveness of Interventions for People With Fibromyalgia (cont.)

Author/Year	Level of Evidence/Study Design/Participants/ Inclusion Criteria	Intervention and Control Groups	Outcome Measures	Results
		Psychoeducational Interventions: Self-Management		
Camerini & Schultz (2012)	Level I RCT $N = 165$ (M age = 49.9 yr, age range = 27–72, 95.2% women). Group 1, $n = 55$. Group 2, $n = 55$. Group 3, $n = 55$. *Inclusion criteria*: FM, computer literate, access to Internet, fluent in Italian	*Intervention* Web-based e-health intervention with synchronous and asynchronous interactions for symptom management, testimonials, chat rooms, and online forums. Participants had access to website for 5 mo. *Group 1*: Static version; no interactive component. *Group 2*: Interactive version only. *Group 3*: Full version.	• 10-item knowledge test on symptoms, causes, treatment, and management • Empowerment Scale • FIQ	No significant differences were found between groups on the FIQ, knowledge test, or Empowerment Scale postintervention.
Hunt & Bogg (2000)	Level I RCT $N = 50$. Intervention group, $n = 25$ (M age = 44.6 yr, 88% women). Control group, $n = 25$ (M age 46.9 yr, 80% women). *Inclusion criterion*: FM	*Intervention* 5 wk of self-management program; 1.5 hr 1×/wk of psychological and educational sessions and exercise, sleep, and relaxation. *Control* UC.	• Pain and fatigue • VAS • Sleep levels	Significant improvements were seen in the intervention group for pain and fatigue, but no significant improvements were found for the control group.
		Psychoeducational Interventions: Relaxation and Stress Management		
Davis & Zautra (2013)	Level I RCT $N = 79$ (M age = 46.1 yr, 98% women). Intervention group, $n = 39$. Control group, $n = 40$. *Inclusion criteria*: FM, access to Internet, age >18 yr	*Intervention* MSER, a 12-module Internet program, over 6 wk. Modules had activities to apply information to participants' situations. *Control* Health-tip attention: Access to 12 Internet modules on behavior tips, but no information on how to implement them in daily life.	• FIQ • Pain • Pain coping • Positive and Negative Affect Schedule • SF-36 Social Functioning scale	The MSER group had significantly more improvements in coping with pain, social functioning, family enjoyment, loneliness, and coping with stress than the health-tip group.

(Continued)

Table D-7: Evidence for the Effectiveness of Interventions for People With Fibromyalgia (cont.)

Author/Year	Level of Evidence/Study Design/Participants/ Inclusion Criteria	Intervention and Control Groups	Outcome Measures	Results
Lauche, Cramer, Dobos, Langhorst, & Schmidt (2013)	Level I Systematic review and meta-analysis $N = 6$ articles, either RCT or non-RCT, comparing MBSR with control interventions.	*Intervention* MBSR combined with no treatment, UC, or any active treatment.	*Primary Outcome Measures* • Pain • QOL *Secondary Outcome Measures* • Fatigue • Depression • Safety	The evidence for MBSR compared with UC for QOL and pain was of low quality. The evidence for MBSR compared with active treatment control was of low quality. MBSR had significant small short-term effects on QOL and pain but no long-term effects compared with UC or active treatment control. No evidence was found for benefits for fatigue, sleep, or depression.
Menzies, Lyon, Elswick, McCain, & Gray (2014)	Level I RCT $N = 64$. Intervention group, $n = 30$ (M age = 44.5 yr, 100% women). Control group, $n = 34$ (M age = 49.1 yr, 100% women). *Inclusion criteria*: Women with FM, age >18 yr, no known psychiatric or neurological conditions	*Intervention* UC + GI; participants listened to 3 20-min tapes in consecutive order for 6 wk and then in any order for Wk 7–10. Tapes provided relaxation and GI of an imaginary journey through the immune system. All participants had weekly phone calls. *Control* UC; participants continued their usual practices in managing symptoms and did not initiate any new treatments.	• Arthritis Self-Efficacy Scale • Perceived Stress Scale • Brief Fatigue Inventory • BPI • CES–D	At 10 wk, the UC + GI group was significantly better than the UC group in pain, fatigue, depression, and stress.
Menzies, Taylor, & Bourguignon (2006)	Level I RCT $N = 48$ (M age = 49.6 yr, 98% women). *Inclusion criteria*: FM, age ≥18 yr, MMSE score ≥25, FIQ score >20	*Intervention* Participants listened to 3 20-min GI audiotapes in consecutive order for 6 wk (see Menzies et al., 2014). Participants reported frequency of use on a form provided to them. *Control* Participants reported UC on weekly forms.	• Short Form McGill Pain Questionnaire • FIQ • Arthritis Self-Efficacy Scale	No significant differences were found between groups for pain over time. The GI group improved significantly in FIQ scores and self-efficacy for pain and managing other symptoms compared with the UC group postintervention.

(Continued)

Table D-7: Evidence for the Effectiveness of Interventions for People With Fibromyalgia (cont.)

Author/Year	Level of Evidence/Study Design/Participants/ Inclusion Criteria	Intervention and Control Groups	Outcome Measures	Results
Parra-Delgado & Latorre-Postigo (2013)	Level I RCT $N = 33$. Intervention group, $n = 17$ (M age = 53.1 yr, 100% women). Control group, $n = 16$ (M age = 52.7 yr, 100% women). *Inclusion criteria*: FM, commitment to daily practice of mindfulness	*Intervention* 2.5-hr weekly mindfulness-based cognitive therapy sessions for 8 wk. *Control* UC.	• FIQ • Beck Depression Inventory • Pain VAS	Significant improvements were found in FIQ scores postintervention and at 3-mo follow-up and in depression at 3-mo follow-up compared with the control condition. No differences were found for pain.
\multicolumn{5}{l}{Psychoeducational Interventions: Emotional Disclosure}
Broderick, Junghaenel, & Schwartz (2005)	Level I RCT $N = 92$. Emotional disclosure group, $n = 31$ (M age = 51.6 yr). Neutral writing group, $n = 32$ (M age = 48.2 yr). UC group, $n = 29$ (M age = 40.4 yr). *Inclusion criteria*: FM, age >21 yr, no major psychiatric disorder, no substance abuse, no experience with journaling, ability to read English and write for at least 20 minutes	*Intervention* *Emotional disclosure group*: Participants wrote about important current or past traumatic events involving emotional thoughts and feelings about the event (1 session); considered the effects the event had on their beliefs and life, written in story format (Session 2); and reflected on new insights they gained from writing about the events (Session 3). Contact information was provided for an on-call clinician if participants became upset by the writing. *Neutral writing group*: Participants wrote about day-to-day activities, including plans for the past week (1 session), plans for past 24 hr (2 sessions), and plans for the upcoming week (3 sessions). *Control* UC.	• HRQOL • Multidimensional Pain Inventory • SF–36 • Energy–fatigue scale • FIQ • Health Assessment Questionnaire	At 4-mo follow-up, the emotional disclosure group showed significant decreases in pain and fatigue and greater well-being than the control groups (neutral writing group and UC). Improvements were not maintained at 10-mo follow-up.

(Continued)

Table D-7: Evidence for the Effectiveness of Interventions for People With Fibromyalgia (cont.)

Author/Year	Level of Evidence/Study Design/Participants/ Inclusion Criteria	Intervention and Control Groups	Outcome Measures	Results
Gillis, Lumley, Mosley-Williams, Leisen, & Roehrs (2006)	Level I RCT $N = 72$ (M age = 50.3 yr, 97.2% women). Disclosure group, $n = 38$. Control group, $n = 34$. *Inclusion criteria:* FM, ability to read and write English	Both groups received writing journals and pre- and postintervention mood rating questionnaires and were told to write in a location where they would not be interrupted, to write at home for 4 consecutive days for 15–20 min, and to process. *Intervention* The disclosure group was told to identify a current stressful experience and write the facts and their deepest feelings about it and to explore how it affected FM and dealing with FM or affected relations with others. *Control* The control group was told to write about managing time and about actual behaviors or planned actions over specific time periods—past week, past 24 hr, next 24 hr, and next week.	• Immediate negative mood • FIQ • AIMS2 Pain scale • AIMS2 Physical scale • Fatigue Severity Scale • Poor sleep quality • Health care utilization • Negative affect • Social support	The disclosure group had an immediate increase in negative mood compared with the control group. At 1 mo, the control group had less negative affect and more social support than the disclosure group. At 3 mo, the advantage for the control group disappeared; the disclosure group had more improvement in sleep, FIQ scores, and AIMS2 scores and less health care use than the control group, who got worse.
Hsu et al. (2010)	Level I RCT $N = 45$ (M age = 50.1 yr, 100% women). ASA group, $n = 24$. Wait-list control group, $n = 21$. *Inclusion criteria:* FM, age >18 yr	*Intervention* 90 min of individual consultation; participants read a textbook supporting the intervention, attended 3 2-hr small-group sessions 1×/wk, and were given information on stress and pain, ASA techniques, disclosure and writing about stress, and reengagement in activity. *Control* Wait list; control participants were invited to participate in the intervention after a 6-mo waiting period.	• Tender point threshold • BPI • No. of painful body regions and pain interference with daily tasks • SF–36 • Multidimensional Fatigue Inventory • Sleep disturbance	Postintervention, the ASA group had less pain severity, fewer painful body regions, higher tender-point body thresholds, lower pain interference, better physical function, and less fatigue than the control group. Except for fatigue, all improvements were maintained at 6-mo follow-up.

(Continued)

Table D-7: Evidence for the Effectiveness of Interventions for People With Fibromyalgia (cont.)

Author/Year	Level of Evidence/Study Design/Participants/ Inclusion Criteria	Intervention and Control Groups	Outcome Measures	Results
Physical Activity Interventions: Combined or Mixed Exercise				
Busch, Barber, Overend, Peloso, & Schachter (2007)	Level I Cochrane review N = 34 RCTs that compared an exercise group with a nonexercise or untreated control group. N = 2,276 participants. n = 1,264 exercise participants.	*Intervention* Aerobic intervention, strength intervention, flexibility intervention, mixed exercise, composite aerobic intervention plus education or mixed exercise plus medication, flexibility exercise plus medication, mixed exercise with self-management and group discussion, AE within a MD program, exercise as part of spa treatment, AE with biofeedback.	• Pain VAS • Global well-being: FIQ, participant-rated change in FM symptoms, observer-rated change in FM symptoms, observer-rated change in symptoms • Physical function: 6MWT, treadmill and ergometer tests, grip strength, hip and knee extension test, tender point scale • Tender points • BDI • FIQ • Fatigue and sleep	Moderate-intensity aerobic training appears to have beneficial effects on physical function and global well-being but little effect on pain and tender points. Strength training improved outcomes in pain, tender points, depression, and global well-being but may not improve physical function. More high-quality studies are needed. Not enough mixed-exercise studies with untreated controls were found to ensure adequate analysis. The evidence regarding the effect of flexibility exercise was insufficient. The exercise programs were safe to perform, but AE should be kept moderate.
Hooten, Qu, Townsend, & Judd (2012)	Level I RCT N = 72. Aerobic group, n = 36 (M age = 47.3 yr, 100% women). Strength group, n = 36 (M age = 45.8 yr, 100% women). *Inclusion criteria:* FM according to ACR criteria; admission to 3-wk outpatient interdisciplinary program; no cardiopulmonary, orthopedic, or other systemic disease	All participants completed a 3-wk program of 15 min of daily stretching supervised by a PT. *Intervention* *Aerobic group:* Aerobic conditioning on a stationary bicycle supervised by a PT, including warm-up and cool-down. Participants were encouraged to work at 70%–75% of maximum heart rate. *Strength group:* Strength training for 25–30 min that included most major muscle groups, alternating days between upper and lower extremities.	*Primary Outcome Measure* • Multidimensional Pain Inventory *Secondary Outcome Measures* • VO_2 max • Muscle strength • Pressure pain threshold	Participants in both the strength and aerobic groups had clinically significant improvements in pain. (The aerobic group had greater gains in VO_2 max than the strength group.)

(Continued)

Table D-7: Evidence for the Effectiveness of Interventions for People With Fibromyalgia (cont.)

Author/Year	Level of Evidence/Study Design/Participants/ Inclusion Criteria	Intervention and Control Groups	Outcome Measures	Results
Jones et al. (2008)	Level I RCT $N = 165$. Drug and exercise group, $n = 43$ (M age = 49.12 yr; 100% women). Drug and diet recall (exercise control) group, $n = 42$ (M age = 49.31 yr, 93% women). Placebo and exercise group, $n = 39$ (M age = 49.62 yr; 90% women). Placebo and diet recall (exercise control) group, $n = 41$ (M age = 49.78 yr, 100% women). *Inclusion criteria*: Women and men ages 18–65 yr with FM according to ACR criteria, ability to engage in exercise	*Intervention* Exercises were group-based low-impact aerobics, nonrepetitive cardioaerobics, strength (exercise bands and free weights), flexibility, balance, and relaxation in 60-min classes 3×/wk for 6 mo. Exercise intensity was 40%–50% of maximum heart rate. *Control* Nonexercise control groups received weekly telephone calls and a 2-hr monthly visit from a nurse. Participants completed objective diet recall surveys and a diet history.	*Primary Outcome Measures* • Pain VAS • No. of tender points • Total myalic score *Secondary Outcome Measures* • FIQ Fatigue scale • FIQ subscale scores • HRQOL • Physical fitness	Neither the combination of drug and exercise nor either treatment alone resulted in an improvement in symptoms. No significant improvement was found in HRQOL; total FIQ score; or stiffness, depression, or VAS subscores. The 2 exercise groups appeared to improve in fatigue and flexibility, lower-body endurance, and VO_2 max compared with the no-exercise group.
Kelley, Kelley, & Jones (2011)	Level I Meta-analysis $N = 9$ RCTs representing 19 groups (10 exercise, 9 control). $N = 362$ people. Exercise group, $n = 200$. Control group, $n = 162$.	*Intervention* AE, pool-based exercise, supervised strength training, home-based low-impact aerobics.	• Tender point scores	Exercise appeared to reduce tender points in women, but the authors pointed out that additional well-designed studies are needed.

(Continued)

Table D-7: Evidence for the Effectiveness of Interventions for People With Fibromyalgia (cont.)

Author/Year	Level of Evidence/Study Design/Participants/ Inclusion Criteria	Intervention and Control Groups	Outcome Measures	Results
Latorre et al. (2013)	Level I RCT $N = 72$ women (M age = 51.7 yr, $SD = 7.8$). Exercise group, $n = 42$ (M age = 52.40 yr). Control group, $n = 30$ (M age = 50.93 yr). *Inclusion criteria*: FM according to ACR criteria, no other serious medical or psychiatric disorder, no other therapy during study participation	*Intervention* Exercise sessions 3×/wk for 24 wk, 2 sessions in water and 1 on land. Included aerobic and strengthening exercises. *Control* No exercise.	• No. of tender points • Pain VAS • Algometer score • Functional capacity (leg, grip strength, flexibility, agility, balance) • Body mass index • FIQ • SF–36	A statistically significant improvement was found in tender points and algometer, VAS, and FIQ scores; in all of the functional capacity tests (i.e., leg strength, grip strength); and on the SF–36. Heart rate improved, and participants had an overall decrease in body fat.
Sañudo, Galiano, Carrasco, de Hoyo, & McVeigh (2011)	Level I RCT $N = 42$ women (age range = 18–65 yr) Intervention group, $n = 21$ (M age = 55.4 yr). Control group, $n = 21$ (M age = 56.1 yr). *Inclusion criteria*: Women ages 18–65 yr with FM according to ACR criteria	*Intervention* Combination of aerobic (60%–70% of maximum heart rate), strength, and flexibility (cool-down) exercises 2×/wk for 24 wk. *Control* UC.	*Primary Outcome Measure* • FIQ *Secondary Outcome Measures* • SF–36 • BDI	The intervention group showed significant improvement on the FIQ, the SF–36, and the mental health domain of the SF–36; the authors concluded that a combination of aerobic, strengthening, and flexibility exercises improves health status and quality of life for women with FM. Cognitive function improved in the exercise group.
Busch et al. (2007)	Level I Cochrane review $N = 34$ RCTs that compared an exercise group with a nonexercise or untreated control group. $N = 2,276$ participants. Exercise group, $n = 1,264$.	*Intervention* Aerobic intervention, strength intervention, flexibility intervention, mixed exercise, composite aerobic intervention plus education or mixed exercise plus medication, flexibility exercise plus medication, mixed exercise with self-management and group discussion, AE within an MD program, exercise as a part of spa treatment, AE with biofeedback.	• Pain VAS • Global well-being: FIQ, participant-rated change in FM symptoms, observer-rated change in symptoms • Physical function: 6MWT, treadmill and ergometer tests, grip strength, hip and knee extension test, tender point scale • Tender points • BDI • FIQ Depression subscale • Fatigue and sleep	Moderate-intensity aerobic training appears to have beneficial effects on physical function and global well-being but little effect on pain and tender points. Strength training improved outcomes in pain, tender points, depression, and global well-being but may not improve physical function. More high-quality studies are needed. Not enough mixed-exercise studies with untreated control participants were found to ensure adequate analysis.

(Continued)

Table D-7: Evidence for the Effectiveness of Interventions for People With Fibromyalgia (cont.)

Author/Year	Level of Evidence/Study Design/Participants/ Inclusion Criteria	Intervention and Control Groups	Outcome Measures	Results
Physical Activity Interventions: Strength Training				
Busch et al. (2007) (cont.)				Evidence regarding the effect of flexibility exercise was insufficient. The exercise programs were safe to perform, but AE should be kept moderate.
Busch et al. (2013)	Level I Cochrane review N = 7 articles containing 5 studies published before March 2013 (2 articles based on same data set). N = 219 female participants. Resistance group, n = 95.	*Intervention* Moderate- to high-resistance training programs compared with control groups; progressive resistive exercise program compared with aerobic training; low-intensity resistance training compared with a flexibility group.	*Primary Outcome Measures* • Self-reported physical function • Pain • Tenderness • Muscle strength and attrition *Secondary Outcome Measures* • Fatigue • Muscle size and muscle activation	Moderate- to high-intensity resistance training improves multidimensional function (FIQ), pain, strength, and tenderness. Moderate resistance training was not as effective as aerobic training in reducing symptoms (pain, sleep disturbance). Women with FM could safely perform resistance training.
Physical Activity Interventions: Aerobic Exercise				
Busch et al. (2007)	Level I Cochrane review N = 34 RCTs that compared an exercise group with a nonexercise or untreated control group. N = 2,276 participants. Exercise group, n = 1,264.	*Intervention* Aerobic intervention, strength intervention, flexibility intervention, mixed exercise, composite aerobic intervention plus education or mixed exercise plus medication, flexibility exercise plus medication, mixed exercise with self-management and group discussion, aerobic exercise within an MD program, exercise as part of spa treatment, AE with biofeedback.	• Pain VAS • Global well-being: FIQ, participant-rated change in FM symptoms, observer-rated change in symptoms • Physical function: 6MWT, treadmill and ergometer tests, grip strength, hip and knee extension test, tender point scale • Tender points • BDI • FIQ Depression subscale • Fatigue and sleep	Moderate-intensity aerobic training appears to have beneficial effects on physical function and global well-being but little effect on pain and tender points. Strength training improved outcomes in pain, tender points, depression, and global well-being but may not improve physical function. More high-quality studies are needed. Not enough mixed-exercise studies with untreated control participants were found to ensure adequate analysis. Evidence regarding the effect of flexibility exercise was insufficient. The exercise programs were safe to perform, but AE should be kept moderate.

(Continued)

Table D-7: Evidence for the Effectiveness of Interventions for People With Fibromyalgia (cont.)

Author/Year	Level of Evidence/Study Design/Participants/ Inclusion Criteria	Intervention and Control Groups	Outcome Measures	Results
Mannerkorpi, Nordeman, Cider, & Jonsson (2010)	Level I RCT N = 67. NW group, n = 34 (M age = 48 yr). Control group, n = 33 (M age = 33 yr). Inclusion criteria: Women ages 20–60 yr with FM diagnosis according to ACR criteria, 11 of 18 tender points, ability to manage a bicycle test at 50 watts, interest in outdoor exercise	Intervention 15-wk moderate- to high-intensity NW. Control 15-wk supervised low-intensity walking.	Primary Outcome Measures • 6MWT • FIQ Secondary Outcome Measures • Exercise heart rate or bike test • FIQ Physical Function subscale (activity limitations) • FIQ total score	The NW group showed improvement in 6MWT scores. Scores on the FIQ Physical Function subscale initially improved in the NW group, but change in FIQ total score did not differ between groups, and improvements on the FIQ Physical Function subscale were not maintained at 6-mo follow-up. A larger decrease in heart rate was found in the NW group; no change in pain severity was found.
Physical Activity Interventions: Aquatic Exercise				
Bidonde et al. (2014)	Level I Cochrane review; update of the 2007 Exercise for Treating FM Syndrome review N = 16 RCTs. N = 881 participants (866 women, 15 men).	Intervention Aquatic exercise compared with control (n = 9 studies), aquatic exercise compared with land-based exercise (n = 5 studies), aquatic exercise compared with an aquatic Ai Chi program (n = 2 studies).	• Overall well-being (multidimensional function) • Self-reported physical function • Pain • Stiffness • Muscle strength • Submaximal cardiorespiratory function • Withdrawal rates and adverse effects	Low to moderate evidence indicates that aquatic training is beneficial for improving wellness, symptoms, and fitness. Significant improvements were found for the aquatic group vs. the control group in all major outcomes: multidimensional function, self-reported physical function (ability to do normal activity), pain, and stiffness. No significant differences were found between aquatic and land-based exercise in all categories (physical function, pain, stiffness) except strength, which favored land-based exercise. The only difference between major outcomes for the aquatic group vs. the aquatic Ai Chi group was in stiffness, which favored Ai Chi.

(Continued)

Table D-7: Evidence for the Effectiveness of Interventions for People With Fibromyalgia (cont.)

Author/Year	Level of Evidence/Study Design/Participants/ Inclusion Criteria	Intervention and Control Groups	Outcome Measures	Results
	Physical Activity Interventions: Exercise Combined With a Modality			
Casanueva-Fernández, Llorca, Rubió, Rodero-Fernández, & González-Gay (2011)	Level I RCT N = 34. Intervention group, n = 17 (M age = 52.1 yr, 94% women). Control group, n = 17 (M age = 11.87 yr, 100% women). Inclusion criteria: FM according to ACR criteria	*Intervention* Former medical treatment, same educational sessions as control group, and 8 wk of 1-hr massage and ischemic pressure on tender points, AE, and thermal therapy. *Control* Medical treatment and 4 1-hr educational sessions on relaxation techniques, CBT, diet, and benefits of exercise for FM.	• Symptom questionnaire (TPC) • Myalgic score • Pain pressure threshold • Grip strength • Fatigue VAS • FIQ • McGill Pain Questionnaire • FSS • BAI • Zung Depression Scale • Health Assessment Questionnaire • SF–36	AE was not analyzed independently. At 1 mo posttreatment, the experimental group demonstrated improvement in overall health perception, social functioning, grip, and 6MWT. The threshold for clinical efficacy was set at an improvement of ≥30% for analyzed variables. 25% met the required improvement for fatigue VAS, FIQ, and BAI scores.
Field, Delage, & Hernandez-Reif (2003)	Level I RCT N = 40 (M age = 53.1 yr). Movement and massage group, n = 20. Relaxation group, n = 20. Inclusion criteria: FM according to ACR criteria	*Intervention* Movement and stretching—lying, sitting, and standing—while administering self-massage with dowels and tennis balls 2×/wk for 3 wk. *Control* Progressive muscle relaxation 2×/wk for 3 wk.	• State–Trait Anxiety Inventory • Profile of Mood States • Regional Pain Scale	Both groups had decreased anxiety and pain after the initial and last treatments, and the intervention group (movement and massage) had improved mood, lower anxiety, and lower pain, all of which appeared to reach statistical significance.
Mutlu, Paker, Bugdayci, Tekdos, & Kesiktas (2013)	Level I RCT N = 66. TENS and exercise group, n = 33 (M age = 43.3 yr, 100% women). Exercise-only control group, n = 33 (M age = 45.6 yr, 100% women). Inclusion criteria: Pain from FM for >1 yr, no other diseases that might affect participation in exercise, no contraindications for use of TENS, no NSAID or antidepressant use during course of study	*Intervention* 12 wk of supervised combined exercise with TENS for the 1st 3 wk of study. 40-min exercise consisted of warm-up, 10 min cycling, stretching and strengthening, and cool-down. *Control* 12 wk of same supervised combined exercise program.	• TPC • Myalgic pain score • FIQ • SF–36	Both groups showed improvement in TPC, myalgic pain, FIQ, and SF–36 scores at the end of the 3rd and 12th wk. No difference was found between the TENS plus exercise and exercise-only groups.

(Continued)

Table D-7: Evidence for the Effectiveness of Interventions for People With Fibromyalgia (cont.)

Author/Year	Level of Evidence/Study Design/Participants/ Inclusion Criteria	Intervention and Control Groups	Outcome Measures	Results
Panton et al. (2009)	Level I RCT N = 21. Resistance training group, n = 10 (M age = 50 yr). Resistance training and chiropractic group, n = 11 (M age = 47 yr). Inclusion criteria: Women with FM, no medical problems that might affect ability to participate in exercise, no radiological findings that might contradict chiropractics	Intervention 16 wk resistance training plus additional chiropractic treatment 2×/wk. Control 16 wk resistance training 2×/wk.	• TPC • FIQ • MedX chest press and leg extension • Continuous Scale–Physical Functional Performance Test	Chiropractic treatment did not have a greater effect on change in pain or impact associated with tender points or FIQ or in the magnitude of strength, but it did appear to increase adherence to the resistance training program. Both groups increased strength and improved FIQ scores, myalgic scores, tender points, and FM impact.
		Physical Activity Interventions: Tai Chi, Yoga, and Pilates		
Altan, Korkmaz, Bingol, & Gunay (2009)	Level I RCT N = 50. Pilates group, n = 25 (M age = 47.0 yr). Home exercise control group, n = 25 (M age = 51.5 yr). Inclusion criteria: Women with FM according to ACR criteria, no other significant medical problems	Intervention 1 hr Pilates 3×/wk for 12 wk by a certified Pilates instructor. Control Relaxation and stretching program.	Primary Outcome Measures • Pain VAS • FIQ Secondary Outcome Measures • Tender points • Algometric score • Chair test • Nottingham Health Profile	The Pilates group showed an improvement in pain and FIQ score at 12 wk but no significant change at 24 wk. Pilates was significantly better for pain and FIQ than the control condition. The authors concluded that Pilates is effective and safe for people with FM.
Carson et al. (2010)	Level I RCT N = 53. Yoga group, n = 25 (M age = 51.4 yr). Control group, n = 28 (M age = 55.8 yr).	Intervention 8-wk program consisting of 120 min of group yoga–awareness including gentle poses, mindfulness, meditation, breathing techniques, didactic presentations, and group discussion. Control Wait list.	Primary Outcome Measure • FIQ Secondary Outcome Measures • Patient Global Impression of Change • Tender points • Strength and balance deficits • Pain coping strategies	The intervention group showed significant changes on the FIQ and greater improvement in pain, pain coping strategies, fatigue, stiffness, depression, memory, anxiety, tenderness, poor balance, and environmental sensitivity.

(Continued)

Table D-7: Evidence for the Effectiveness of Interventions for People With Fibromyalgia (cont.)

Author/Year	Level of Evidence/Study Design/Participants/Inclusion Criteria	Intervention and Control Groups	Outcome Measures	Results
Carson et al. (2010) (cont.)	Inclusion criteria: Women with FM according to ACR criteria, age ≥21 yr, stable on treatment for ≥3 mo			
da Silva, Lorenzi-Filho, & Lage (2007)	Level I RCT $N = 33$. Relaxing yoga + touch group, $n = 17$ (M age = 46.3 yr). Relaxing yoga group, $n = 16$ (M age = 44.4 yr). Inclusion criteria: Women with FM according to ACR criteria, normal cognitive function, pain for ≥3 mo, 11 of 18 tender points, no other neurological or rheumatic disease	Intervention 8 weekly 50-min sessions of relaxing yoga plus touch (Tui Na) while in the relaxation phase of the yoga. Control 8 weekly 50-min sessions of relaxing yoga.	• FIQ • Myalgic score based on 18 tender points using Fisher's algometer • Verbal score for pain • VAS	Both groups had a significant decrease in FIQ scores. Increase in pain threshold was not significant in either group. Both groups had a decrease in VAS scores before and after sessions but no change in myalgic scores. The relaxing yoga group showed improvement in pain weeks after treatment ended.
Jones et al. (2012)	Level I RCT $N = 101$. Tai Chi group, $n = 51$ (M age = 53.3 yr, 92.1% women). Education control group, $n = 50$ (M age = 54.8, 93.6% women). Inclusion criteria: FM according to ACR criteria, age ≥40 yr, medical provider approval to participate	Intervention 8-form Yang-style Tai Chi group sessions 2×/wk for 12 wk. Sessions included 90-min warm-up and Tai Chi training, 15-min break, and 15-min cool-down. Control 90-min educational sessions (e.g., coping, healthy eating) 2×/wk for 12 wk.	Primary Outcome Measure • FIQ Physical Function Secondary Outcome Measures • BPI • PSQI • Self-efficacy and functional mobility	Compared with the education control group, the Tai Chi group had clinically and statistically improved FIQ scores. BPI pain severity symptoms, physical function, quality of sleep, self-efficacy (pain function), and functional mobility improved.
Wang et al. (2010)	Level I RCT	Intervention 60-min Tai Chi class taught by a Tai Chi master 2×/wk for 12 wk. Each session included a warm-up and self-massage.	Primary Outcome Measures • Change in FIQ score	At 12 and 24 wk, the Tai Chi group had clinically significant and greater improvements on FIQ than the control group.

(Continued)

Table D-7: Evidence for the Effectiveness of Interventions for People With Fibromyalgia (cont.)

Author/Year	Level of Evidence/Study Design/Participants/ Inclusion Criteria	Intervention and Control Groups	Outcome Measures	Results
Wang et al. (2010) (cont.)	$N = 66$. Yang-style Tai Chi group, $n = 33$ (M age = 49.7 yr, 85% women). Control group, $n = 33$ (M age = 50.5 yr, 88% women). *Inclusion criteria*: FM according to ACR criteria for a minimum of 3 mo, age ≥21 yr, 11 of 18 tender points	*Control* 60-min sessions held 2×/wk for 12 wk that included wellness information related to FM and 20 min of stretching.	*Secondary Outcome Measures* • Pain VAS • 6MWT • PSQI • CES-D • Outcome expressions for exercise • SF-36	The Tai Chi group had improvements on the VAS for pain, improved sleep quality, and improvement in SF-36 scores.
Physical Activity Interventions: Activity-Based Interventions				
Ang, Kaleth, et al. (2013)[a]	Level I RCT $N = 216$. MI group, $n = 107$ (M age = 46.0 yr, 96% women). Education control group, $n = 109$ (M age = 45.7 yr, 95% women). *Inclusion criteria*: FM according to ACR criteria, ages 18–65 yr, BPI score ≥4, FIQ Physical Impairment score ≥2, stable on medication	Both groups received an AE prescription and 2 individual (supervised) exercise sessions. *Intervention* 6 telephone-delivered, exercise-based MI sessions delivered over 12 wk. *Control* 6 telephone-delivered information sessions on FM-related topics.	*Primary Outcome Measures* • CHAMPS Survey • Improvement in FIQ Physical Impairment score *Secondary Outcome Measures* • Clinically meaningful improvements in FIQ score • Pain severity ratings • 6MWT	At 6 mo, no significant difference was found between the MI group and the education control group. The MI group had short-term benefits (12 wk) in pain severity and self-reported physical activity and in 6MWT results.
Fontaine, Conn, & Clauw (2011)	Level I RCT $N = 53$. LPA group, $n = 30$ (M age = 47.5 yr, 90% women). FM education control group, $n = 23$ (M age = 47.8 yr, 100% women). *Inclusion criteria*: FM according to ACR criteria	*Intervention* 6 60-min group sessions designed to increase LPA: moderate-intensity physical activity for ≥30 minutes more than one's usual activity 5–7 days/wk for 12 wk (e.g., 12 wk of 60-min yard work or walking). *Control* FM education group.	• 10-item FIQ • Pain VAS • 7-item FSS • 20-item FSS • 18-site digital tender point exam • 6MWT • 7-point qualitative question on perceived improvement	Participants reported improvements at each follow-up, but these improvements did not differ significantly from those in the control group, and participants were unable to sustain LPA over time.

(Continued)

Table D-7: Evidence for the Effectiveness of Interventions for People With Fibromyalgia (cont.)

Author/Year	Level of Evidence/Study Design/Participants/ Inclusion Criteria	Intervention and Control Groups	Outcome Measures	Results
Kaleth, Saha, Jensen, Slaven, & Ang (2013)[a]	Level I RCT $N = 170$ participants from Ang, Kaleth, et al. (2013) who completed baseline and all follow-up assessments at 12, 24, and 36 wk (M age = 54.9 yr, 94.7% women). Increased and sustained activity group, $n = 27$ (M age = 45.3 yr, 95.3% women). Increased but then declined activity group, $n = 68$ (M age = 46.6 yr, 92% women). Did not increase activity group, $n = 75$ (M age = 45.8 yr, 96% women). *Inclusion criteria:* FM according to ACR criteria, age 18–65 yr, BPI score ≥4, FIQ Physical Impairment score ≥2, stable on medication	Participants received 2 supervised exercise sessions and an individualized exercise prescription for progression over the trial period (40%–50% HRR for 10–12 min 2–3×/wk with gradual increase to 55%–65% HRR for 28–30 min 3–4×/wk for 36 wk). Participants were grouped on the basis of whether they achieved a minimum increase of 10 MET h/wk over a 12-wk period. The increased and sustained activity group increased in activity ≥10 MET h/wk and sustained that level for an additional 12 weeks. The increased activity but then declined group achieved an increase of ≥10 MET h/wk followed by a decrease in physical activity for at least one 12-wk period. The did not increase activity group did not achieve an increase of ≥10 MET h/week from baseline.	• FIQ Physical Impairment • FIQ total • Pain severity ratings • Depression ratings	The increased and sustained and increased but then declined groups had significantly better FIQ total and FIQ Physical Impairment scores than the did not increase group. The increased and sustained group had significantly more improvements in pain severity than the did not increase group. No significant differences were found between the increased and sustained and the increased but then declined groups for any of the measures.
Multidisciplinary Interventions				
Burckhardt (2006)	Level I Systematic review $N = 17$ articles (8 RCTs).	*Intervention* MD studies that included education, exercise, CBT, guided imagery, and relaxation.	• FIQ • Pain VAS • Self-efficacy • 6MWT	MD intervention significantly improved pain, function (FIQ), self-efficacy, and walk time.
Castel et al. (2013)	Level I RCT $N = 155$. Intervention group, $n = 81$ (M age = 40.0 yr). Control group, $n = 74$ (M age = 48.8 yr). *Inclusion criteria:* Women with FM, age 18–60 yr, 3–8 yr of school	*Intervention* MD: Conventional pharmacological treatment + 1-hr CBT and 1-hr PT group sessions (aerobics, stretching, strengthening, relaxation) 2×/wk. *Control* Conventional pharmacological treatment.	• Pain • Hospital Anxiety and Depression Scale • Coping Strategies Questionnaire • FIQ • Dartmouth COOP Charts • Medical Outcomes Survey Sleep Scale	Postintervention, significant improvements were seen in the MD group compared with the control group in pain intensity, catastrophizing, psychological distress, FIQ total score, and sleep. At 3- and 6-mo follow-up, significant differences in FIQ total, sleep, catastrophizing, and psychological distress. At 12 mo, the groups differed significantly in sleep, catastrophizing, and psychological distress.

(Continued)

Table D-7: Evidence for the Effectiveness of Interventions for People With Fibromyalgia (cont.)

Author/Year	Level of Evidence/Study Design/Participants/ Inclusion Criteria	Intervention and Control Groups	Outcome Measures	Results
Hamnes, Mowinckel, Kjeken, & Hagen (2012)	Level I RCT $N = 150$. Intervention group, $n = 75$ (M age = 45.4 yr, 92% women). Control group, $n = 75$ (M age = 49.7 yr, 100% women). *Inclusion criteria:* FM, ages 20–70 yr, desire for self-management, ability to speak Norwegian	*Intervention* 1-wk inpatient self-management program based on CBT. Topics included living with chronic disease, exercise, stress management, self-management, ergonomics, assistive devices, nutrition, and medical consultation. *Control* Wait list; no treatment.	• Psychological distress • Effective Musculoskeletal Consumer Scale • Arthritis Self-Efficacy Scale • FIQ	At 3 wk postintervention, the intervention and control groups did not differ significantly on any measures except the Effective Musculoskeletal Consumer Scale.
Häuser, Bernardy, Arnold, Offenbächer, & Schiltenwolf (2009)	Level I Meta-analysis $N = 9$ RCTs that included ≥2 nonpharmacological therapies.	*Intervention* All studies had multicomponent interventions: education + exercise (aerobic, strength, stretch). 4 studies also had CBT (relaxation, self-management), and 2 had PT and spa therapy.	• Pain • Fatigue • Sleep • Depressive symptoms • HRQOL	No evidence was found for reductions in fatigue, sleep disturbances, and depressive symptoms or for improvements in HRQOL or self-efficacy for pain. The evidence for pain reduction was strong.
Lera et al. (2009)	Level I RCT $N = 66$. MD + CBT group, $n = 35$ (M age = 50.4 yr). MD group, $n = 31$ (M age = 51.9 yr). *Inclusion criteria:* Women with FM, no involvement in litigation	*Intervention* *MD + CBT group:* MD treatment + 90-min CBT session 1×/wk for 15 wk before each MD session. CBT included education about the central nervous system and pain, mindfulness training, behavioral techniques to improve sleep, promotion of activity for mental health, planning of daily activities, coping skills, and psychosocial support. *MD group:* Treatment for clinical and pharmacological management of pain, sleep, muscle problems, depression, and anxiety and 14 group sessions (1 hr/wk for 4 mo) with a rheumatologist and rehabilitation specialist on symptoms and causes, good posture, organization of activities, breaks, and physical exercise.	• FIQ • SF-36 • Symptom Checklist-90	The MD group significantly improved on FIQ scores, but no significant improvement was found in the MD + CBT group compared with the MD group. Improvement was maintained at 6-mo follow-up. No significant change was found for other measures, but participants with fatigue responded better to MD + CBT as indicated by FIQ scores.

(Continued)

Table D-7: Evidence for the Effectiveness of Interventions for People With Fibromyalgia (cont.)

Author/Year	Level of Evidence/Study Design/Participants/Inclusion Criteria	Intervention and Control Groups	Outcome Measures	Results
Martín et al. (2012)	Level I RCT $N = 153$. Intervention group, $n = 82$ (M age = 48.7 yr, 90.1% women). Control group, $n = 71$ (M age = 51.6 yr, 91% women). *Inclusion criteria*: FM with widespread pain on palpation in at least 11 of 18 tender point sites, no psychiatric or organic disorders, no involvement in work-related legal proceedings	*Intervention* PSYMEPHY, a 6-wk MD program consisting of 105-min sessions 2×/wk focusing on relaxation, education on behavioral pacing, exercises, and activity modification. *Control* Usual pharmacological care for FM; control participants were offered the intervention after the 6-mo follow-up.	• FIQ • Hospital Anxiety and Depression Scale • Coping With Chronic Pain Questionnaire	6 mo postintervention, significant improvements were found in QOL, physical function, sleep, depression and anxiety, and pain in the intervention group compared with the control group. These improvements were maintained 12 mo postintervention.
Nüesch, Häuser, Bernardy, Barth, & Jüni (2013)	Level I Meta-analysis $N = 102$ studies.	*Intervention* Nonpharmacological interventions: AE, balneotherapy, CBT, multicomponent therapy (≥1 exercise and ≥1 psychological intervention).	• Pain • QOL • Fatigue • Sleep	MD intervention followed by AE and CBT was more effective in improving pain and QOL. The evidence for an effect on fatigue or sleep was inconclusive. Only 1 CBT study had >100 participants. 3 had >50 participants, who showed a small to moderate benefit for multicomponent therapy compared with placebo for pain and moderate effects of CBT on QOL.
Van Eijk-Hustings et al. (2013)	Level I RCT $N = 203$. MD group, $n = 108$ (M age = 41.6 yr, 94% women).	*Intervention* MD group: 1-yr, 2-phase program. Phase 1 was based on 4 themes (communication, take care of yourself, stress and conflict, balance) covered in 3 half-days/wk + 1.5-hr therapy sessions 2×/wk for 12 wk. Phase 2 was an aftercare program with 5 meetings over 9 mo plus a maximum of 7 individual therapy sessions if needed and MD group sessions.	• EQ–5D™ • No. of hr of contracted paid work • No. of hr of sick leave • Questionnaires on time spent on unpaid tasks, chores, leisure and social activities	The MD group showed significant improvements on the EQ–5D and almost all FIQ subscales and a significant decrease in no. of sick days and visits with general practitioners and medical specialists immediately after intervention and at 18-mo follow-up.

(Continued)

Table D-7: Evidence for the Effectiveness of Interventions for People With Fibromyalgia (cont.)

Author/Year	Level of Evidence/Study Design/Participants/Inclusion Criteria	Intervention and Control Groups	Outcome Measures	Results
Van Eijk-Hustings et al. (2013) (cont.)	AE group, n = 47 (M age = 43.9 yr, 100% women). UC group, n = 48 (M age = 42.9 yr, 97.9% women). Inclusion criteria: FM <3 mo, ages 18–65 yr.	AE group: Warm-up, stretching, aerobic, and resistance exercise 2×/wk + home exercise program 1×/wk for 12 wk. Control UC; 1–2 consultations about FM by a rheumatologist or rheumatology nurse.		In the AE group, only 8 of 47 participants completed the intervention, so the results were not discussed in the article. In the UC group, the only significant change was a decrease in the no. of visits with medical specialists. No significant differences were found between the MD and UC groups.

Note. ACR = American College of Rheumatology; ADLs = activities of daily living; AE = aerobic exercise; AIMS2 = Arthritis Impact Measurement Scales 2; ASA = affective self-awareness; BAI = Beck Anxiety Inventory; BDI = Beck Depression Inventory; BPI = Brief Pain Inventory; CBT = cognitive–behavioral therapy; CES-D = Center for Epidemiologic Studies Depression Scale; CHAMPS = Community Healthy Activities Model Program for Seniors; FIQ = Fibromyalgia Impact Questionnaire; FM = fibromyalgia; FSS = Fatigue Severity Scale; GI = guided imagery; HRQOL = health-related quality of life; HRR = heart rate reserve; LPA = lifetime physical activity; M = mean; MBSR = mindfulness-based stress reduction; MD = multidisciplinary; MET = metabolic equivalent; MI = motivational interviewing; MMSE = Mini-Mental State Examination; MSER = mindful socioemotional regulation intervention; NSAID = nonsteroidal anti-inflammatory drug; NW = Nordic walking; PHQ-8 = Patient Health Questionnaire–8; PSQI = Pittsburgh Sleep Quality Index; PT = physical therapist/physical therapy; QOL = quality of life; RCT = randomized controlled trial; SD = standard deviation; SF–36 = Medical Outcomes Study 36-Item Short Form Health Survey; 6MWT = 6-min walk test; TENS = transcutaneous electrical nerve stimulation; TPC = tender point count; UC = usual care; VAS = visual analog scale; VO_2 max = maximal oxygen consumption.

[a]These two articles were based on the same data set.

This table is a product of AOTA's Evidence-Based Practice Project and AOTA Press and is copyright © 2017 by the American Occupational Therapy Association. It may be freely reproduced for personal use in clinical or educational settings as long as the source is cited. All other uses require written permission from the American Occupational Therapy Association. To apply, visit http://www.copyright.com.

This table was originally published in "Effectiveness of Occupational Therapy Interventions for Adults With Fibromyalgia: A Systematic Review (Suppl. Tables 1 & 2)," by J. L. Poole and P. Siegel, 2017, *American Journal of Occupational Therapy, 71,* 7101180040. https://doi.org/10.5014/ajot.2017.023192. Copyright © 2017 by the American Occupational Therapy Association. Used with permission.

Suggested citation: Poole, J. L., Siegel, P., & Tencza, M. J. (2017). *Occupational therapy practice guidelines for adults with arthritis and other rheumatic conditions* (Table F.7). AOTA Practice Guidelines Series. Bethesda, MD: AOTA Press.

D Übersicht zur Evidenz

Table D-8: Risk-of-Bias Analysis for Included Studies: Evidence for the Effectiveness of Interventions for People With Fibromyalgia

Citation	Selection Bias		Blinding of Participants and Personnel (Performance Bias)	Blinding of Outcome Assessment (Detection Bias)		Incomplete Outcome Data (Attrition Bias)		Selective Reporting (Reporting Bias)
	Random Sequence Generation	Allocation Concealment		Patient-Reported Outcomes	All-Cause Mortality	Short Term (2–6 wk)	Long Term (>6 wk)	
Altan, Korkmaz, Bingol, & Gunay (2009)	+	+	+	+	NA	NA	+	+
Ang, Jensen, et al. (2013)	+	?	–	+	NA		+	+
Ang, Kaleth, et al. (2013)	+	+	–	+	NA	NA	+	+
Broderick, Junghaenel, & Schwartz (2005)	+	+	–	+	NA	NA	+	+
Camerini & Schultz (2012)	+	+	+	+	NA	+	NA	+
Carson et al. (2010)	+	+	–	+	NA	NA	+	+
Casanueva-Fernández, Llorca, Rubió, Rodero-Fernández, & González-Gay (2012)	–	–	–	–	NA	NA	+	+
Castel et al. (2013)	+	+	–	+	NA	+	+	+
da Silva, Lorenzi-Filho, & Lage (2007)	–	–	–	–	NA	NA	+	+
Davis & Zautra (2013)	+	+	–	+	NA	+	+	+
Field, Delage, & Hernandez-Reif (2003)	–	–	–	+	NA	+	NA	+
Fontaine, Conn, & Clauw (2011)	–	–	–	+	NA	NA	+	+
Gillis, Lumley, Mosley-Williams, Leisen, & Roehrs (2006)	+	+	?	+	NA	N/A	+	+
Hamnes, Mowinckel, Kjeken, & Hagen (2012)	+	+	–	+	NA	+	NA	+
Hooten, Qu, Townsend, & Judd (2012)	+	+	–	–	NA	+	+	+
Hsu et al. (2010)	+	+	–	+	NA	+	+	+
Hunt & Bogg (2000)	+	?	–	–	NA	?	NA	+
Jones et al. (2008)	+	+	–	+	NA	NA	+	+

(Continued)

Table D-8: Risk-of-Bias Analysis for Included Studies: Evidence of the Effectiveness of Interventions for People With Fibromyalgia (cont.)

Citation	Selection Bias		Blinding of Participants and Personnel (Performance Bias)	Blinding of Outcome Assessment (Detection Bias)		Incomplete Outcome Data (Attrition Bias)		Selective Reporting (Reporting Bias)
	Random Sequence Generation	Allocation Concealment		Patient-Reported Outcomes	All-Cause Mortality	Short Term (2–6 wk)	Long Term (>6 wk)	
Jones et al. (2012)	+	+	–	+	NA	NA	+	+
Kaleth, Saha, Jensen, Slaven, & Ang (2013)	–	–	–	+	NA	NA	+	+
Latorre et al. (2013)	–	–	–	–	NA	NA	+	+
Lera et al. (2009)	+	?	–	+	NA	NA	+	+
Mannerkorpi, Nordeman, Cider, & Jonsson (2010)	+	+	–	–	NA	+	+	+
Martin et al. (2012)	+	+	–	+	NA	NA	–	+
Menzies, Lyon, Elswick, McCain, & Gray (2014)	+	+	–	+	NA	+	+	+
Menzies, Taylor, & Bourguignon (2006)	+	+	–	+	NA	?	?	+
Mutlu, Paker, Bugdayci, Tekdos, & Kesiktas (2013)	+	+	–	–	NA	+	+	+
Panton et al. (2009)	–	–	–	–	NA	NA	+	+
Parra-Delgado & Latorre-Postigo (2013)	+	+	–	+	NA	+	+	+
Sañudo, Galiano, Carrasco, de Hoyo, & McVeigh (2011)	+	+	+	+	NA	NA	+	+
Van Eijk-Hustings et al. (2013)	+	+	+	+	NA	+	+	+
Wang et al. (2010)	+	–	–	+	NA	NA	+	+

Note. Categories for risk of bias: + = low risk of bias; – = high risk of bias; ? = unclear risk of bias; NA = not applicable. Risk-of-bias table format adapted from "Assessing Risk of Bias in Included Studies," by J. P. T. Higgins, D. G. Altman, and J. A. C. Sterne, in *Cochrane Handbook for Systematic Reviews of Interventions* (Version 5.1.0), by J. P. T. Higgins and S. Green (Eds.), March 2011, London: Cochrane Collection.

This table is a product of AOTA's Evidence-Based Practice Project and AOTA Press and is copyright © 2017 by the American Occupational Therapy Association. It may be freely reproduced for personal use in clinical or educational settings as long as the source is cited. All other uses require written permission from the American Occupational Therapy Association. To apply, visit http://www.copyright.com.

This table was originally published in "Effectiveness of Occupational Therapy Interventions for Adults With Fibromyalgia: A Systematic Review (Suppl. Table 3)," by J. L. Poole and P. Siegel, 2017, *American Journal of Occupational Therapy, 71*, 7101180040. https://doi.org/10.5014/ajot.2017.023192. Copyright © 2017 by the American Occupational Therapy Association. Used with permission.

Suggested citation: Poole, J. L., Siegel, P., & Tencza, M. J. (2017). *Occupational therapy practice guidelines for adults with arthritis and other rheumatic conditions* (Table F.8). Bethesda, MD: AOTA Press.

Table D-9: Risk-of-Bias Analysis for Included Systematic Reviews: Evidence for the Effectiveness of Interventions for People With Fibromyalgia

Citation	A Priori Design Included?	Duplicate Study Selection/ Data Extraction?	Comprehensive Literature Search Performed?	Status of Publication as Inclusion Criteria?	List of Included/ Excluded Studies Provided?	Characteristics of Included Studies Provided?	Quality of Studies Assessed and Documented?	Quality Assessment Used Appropriately?	Methods Used to Combine Results Appropriate?	Likelihood of Publication Bias Assessed?	Conflict of Interest Stated?
Bernardy, Füber, Köllner, & Häuser (2010)	+	+	+	+	−	+	NA	+	+	+	−
Bernardy, Klose, Busch, Choy, & Häuser (2013)	+	+	+	+	+	+	+	+	+	+	+
Bidonde et al. (2014)	+	+	+	+	+	+	+	+	+	+	+
Burckhardt (2006)	+	−	−	−	−	+	−	−	−	−	−
Busch, Barber, Overend, Peloso, & Schachter (2007)	+	+	+	+	+	+	+	+	+	+	+
Busch et al. (2013)	+	+	+	+	+	+	+	+	+	+	+
Häuser, Bernardy, Arnold, Offenbächer, & Schiltenwolf (2009)	+	+	+	+	−	+	+	+	+	+	+
Kelley, Kelley, & Jones (2011)	+	+	+	+	+	+	+	+	+	+	+
Lauche, Cramer, Dobos, Langhorst, & Schmidt (2013)	+	+	+	+	−	+	+	+	+	+	+
Nüesch, Häuser, Bernardy, Barth, & Jüni (2013)	+	+	+	−	−	+	+	+	+	+	+

Note. Categories for risk of bias: + = low risk of bias; − = high risk of bias; ? = unclear risk of bias; NA = not applicable. Risk-of-bias table format adapted from "Development of AMSTAR: A Measurement Tool to Assess the Methodological Quality of Systematic Reviews," by B. J. Shea, J. M. Grimshaw, G. A. Wells, M. Boers, N. Andersson, C. Hamel, . . . L. M. Bouter, 2007, *BMC Medical Research Methodology, 7*, p. 10. https://doi.org/10.1186/1471-2288-7-10

This table is a product of AOTA's Evidence-Based Practice Project and AOTA Press and is copyright © 2017 by the American Occupational Therapy Association. It may be freely reproduced for personal use in clinical or educational settings as long as the source is cited. All other uses require written permission from the American Occupational Therapy Association. To apply, visit http://www.copyright.com.

This table was originally published in "Effectiveness of Occupational Therapy Interventions for Adults With Fibromyalgia: A Systematic Review (Suppl. Table 4)," by J. L. Poole and P. Siegel, 2017, *American Journal of Occupational Therapy, 71*, 7101180040. https://doi.org/10.5014/ajot.2017.023192. Copyright © 2017 by the American Occupational Therapy Association. Used with permission.

Suggested citation: Poole, J. L., Siegel, P., & Tenca, M. J. (2017). *Occupational therapy practice guidelines for adults with arthritis and other rheumatic conditions* (Table F.9). Bethesda, MD: AOTA Press.

Table D-10: Evidence for the Effectiveness of Interventions for People With Systemic Lupus Erythematosus

Author/Year	Level of Evidence/Study Design/ Participants/Inclusion Criteria	Intervention and Control Groups	Outcome Measures	Results
Physical Activity Interventions: Supervised Aerobic Training				
Carvalho et al. (2005)	Level II Cohort, 2 group, nonrandomized $N = 60$ (100% women). Intervention group, $n = 41$ (M age = 36.2 yr). Control group, $n = 19$ (M age = 35.2 yr). *Inclusion criteria*: SLE, ages 18–55 yr.	*Intervention* Supervised incremental load training program on treadmill for 60 min 3×/wk for 12 wk. *Control* No training.	• Aerobic capacity • Anaerobic threshold • BDI • HAQ • Fatigue numerical scale • SF-36	The intervention group showed significant improvement in exercise tolerance, aerobic capacity, quality of life, and depression as measured by the BDI and HAQ compared with the control group.
Clarke-Jenssen, Fredriksen, Lilleby, & Mengshoel (2005)	Level III Pretest–posttest $N = 6$ (M age = 47 yr, 100% women). *Inclusion criteria*: SLE, age ≥18, no active disease in vital organs.	*Intervention* Supervised incremental load training program on treadmill gradually increasing from 25 to 40 min over 1st 3 wk, 3×/wk for 12 wk.	• SLEDAI • Erythrocyte sedimentation rate • C-reactive protein • SF-36 • Aerobic capacity • MHAQ • VO_2 max	No aggravation in disease activity measured by SLEDAI was found for the entire group. Fatigue and function improved, but not significantly. 4 participants experienced less fatigue, 3 less pain, 4 improved VO_2 max, and 1 improved exercise time. All but 1 participant improved in either MHAQ or SF-36 scores.
Physical Activity Interventions: Supervised Aerobic Training in Conjunction With Home-Based Exercise Program				
Ramsey-Goldman et al. (2000)	Level I RCT $N = 10$ (100% women). Aerobic exercise group, $n = 5$ (M age = 33.9 yr). ROM/muscle strengthening (ROM/MS) group, $n = 5$ (M age = 43.2 yr). *Inclusion criteria*: SLE; no risks for exercise or functional impairments; no symptomatic anemia, thrombocytopenia, or advanced renal insufficiency.	*Intervention* *Aerobic exercise group*: Individualized aerobic exercise prescription and education to exercise at 70%–80% maximum heart rate. 50-min sessions began with 5–10 min warm-up, 20–30 min of aerobic activity, 5–10 min cooldown, 3×/wk for 2 mo, supervised during Month 3, then educated for home exercise program for next 6 mo. *ROM/MS group*: Joint ROM exercise program 3×/wk for 50 min over 2 mo, then addition of muscle strengthening, stretching, and resistive exercises in Month 3, with 40-min instruction sessions 3×/wk for 1 mo.	• Fatigue Severity Scale • SF-36 • SLAM • Cardiovascular fitness • Isometric strength	Aerobic and ROM/MS exercise was safe and did not worsen disease activity as measured by the SLAM. Both groups showed some improvement in fatigue, functional status, exercise capacity, and muscle strength, with no significant difference between groups for any variables.

(Continued)

Table D-10: Evidence for the Effectiveness of Interventions for People With Systemic Lupus Erythematosus (cont.)

Author/Year	Level of Evidence/Study Design/ Participants/Inclusion Criteria	Intervention and Control Groups	Outcome Measures	Results
Tench, McCarthy, McCurdie, White, & D'Cruz (2003)	Level I RCT $N = 93$ (M age = 39 yr, 100% women). Exercise group, $n = 33$. Relaxation group, $n = 28$. Control group, $n = 32$. Inclusion criteria: Stable medication therapy, not pregnant, not exercising more than 1×/wk.	Intervention Exercise group: 12 wk of graded exercise therapy at home 3×/wk for 30–50 min plus a supervised exercise session every 2 wk. Relaxation group: 12 wk of relaxation therapy consisting of listening to a 30-min audiotape at least 3×/wk plus a supervised relaxation session every 2 wk. Control Usual care.	• Chalder Fatigue Scale • Fatigue Severity Score • Fatigue VAS • Pittsburgh Sleep Quality Index • SF-36 • HADS • SLAM • SLICC/ACR	Fatigue and exercise duration improved significantly in the exercise group compared with the relaxation and control groups. No other significant improvements were found in symptomatic or physiological measures. Improvements were not maintained at 3-mo follow-up, but SF-36 Physical Function scores were significantly better in the exercise group compared with the relaxation and control groups.
Physical Activity Interventions: Home-Based Exercise Program				
Yuen et al. (2013)	Level III Pretest–posttest $N = 14$ (M age = 44.6 yr, 100% women). Inclusion criteria: Women with SLE, age ≥18 yr, self-identification as African-American, experiencing fatigue for past 3 mo or longer, ambulatory, functionally literate, cleared for exercise by physician.	Intervention 10-wk Wii Fit home exercise program (see Yuen et al., 2011).	Phone interviews postintervention regarding impressions of the program, impact of the program on health and fatigue, and suggestions for improvements	5 major themes were identified: enjoyment (3 subthemes), health benefits, sense of accomplishment, convenience, and personalized. 2 themes generic to home-based exercise programs were identified: "ethical principle of keeping a commitment with the intention of helping others" and "don't want to let anyone down."
Yuen, Holthaus, Kamen, Sword, & Breland (2011)	Level III Pretest–posttest $N = 15$ (M age = 46.7 yr, 100% women). Inclusion criteria: Age ≥18 yr, self-identification as African-American, fatigue for past 3 mo or longer, sedentary, functionally literate, cleared for exercise by physician.	Intervention 10-wk Wii Fit home exercise program with gradual increase to 30-min sessions 3×/wk up to Week 3, a self-study user guide, weekly phone monitoring sessions, and in-home visit every 3 wk.	• Fatigue Severity Scale • Body weight and waist circumference • HADS • McGill Pain Questionnaire–Short Form	Significant decreases were found in fatigue severity, anxiety level, total pain, body weight, and waist circumference postintervention. Depression and sleep improved in the intervention group, but not significantly.
Psychoeducational Interventions: Education and Self-Management				
Harrison et al. (2005)	Level III Pretest–posttest $N = 17$ (M age = 46.07 yr, 100% women). Inclusion criteria: Women age 25–60 yr, self-reported cognitive difficulties or interference with daily life because of cognitive impairment.	Intervention 8 weekly 2-hr psychoeducational group sessions combining functional strategy training and psychosocial support.	• MIA • MFQ • California Verbal Learning Test • BDI • SF-36 Social Support scale • SLICC/ACR • SLEDAI	Improved metamemory was found in the areas of capacity, change, strategy, and locus. Areas of memory functioning that showed significant change were kinds of memory problems, mnemonic use and retrospective functioning, and memory self-efficacy scores, reflected in improved MIA and MFQ scores.

(Continued)

Table D-10: Evidence for the Effectiveness of Interventions for People With Systemic Lupus Erythematosus (cont.)

Author/Year	Level of Evidence/Study Design/ Participants/Inclusion Criteria	Intervention and Control Groups	Outcome Measures	Results
Haupt et al. (2005)	Level II Cohort, 2 group, nonrandomized $N = 34$ (M age = 42 yr, 91% women). Intervention group, $n = 26$ (M age = 40.1 yr, 92.3% women). Control group, $n = 8$ (M age = 47.6 yr, 87.5% women). *Inclusion criteria*: SLE, age ≥18 yr, disease duration ≥3 mo, stable health with low disease activity.	*Intervention* 18 90-min group sessions, 1×/wk for 1st 12 sessions, then every 2 wk for next 6 sessions, with informational meetings after sessions for relatives or partners. Psychoeducational intervention consisted of information on symptoms, course, prognosis, and medications. Psychotherapeutic interventions were directed toward management of anxiety (3 sessions) and coping strategies for fatigue, pain, and daily activities (4 sessions). *Control* Wait list.	• SCL–90–R • SF–36 • Freiburg Questionnaire on Coping With Illness • Everyday Life Questionnaire • HADS • Disease activity • SLICC/ACR	Significant improvements over 6 mo were found for depression, anxiety, and overall mental burden symptoms as measured by the SCL–90–R. No reduction in disease activity occurred. Improvements were found on the SF–36 subscales General Perceptions of Health, Vitality, Social Functioning, Emotional Role Functioning, and Mental Well-Being.
Karlson et al. (2004)	Level I RCT $N = 122$ patients and their partners (98% women, age range = 19–65 yr). Intervention group, $n = 64$ (M age = 42.7 yr). Control group, $n = 58$ (M age = 40.8 yr). *Inclusion criteria*: Age ≥18 yr, physician authorization, partner willing to participate in study.	*Intervention* 1-hr intervention session for patients and partners to enhance self-efficacy, communication, social support, and problem-solving skills, plus monthly phone counseling calls for 6 mo. *Control* Attention placebo: 45-min video on SLE, monthly telephone calls.	• Systemic Lupus Activity Questionnaire • SF–36 • Fatigue • SLAM	The intervention group experienced significant improvements in couples' communication, problem-focused coping, social support, and self-efficacy and decreased fatigue compared with the control group. The intervention group also improved in Global Mental Health Status and Global Physical Function scores on the SF–36 compared with the control group.
Sohng (2003)	Level II Cohort, 2 group, nonrandomized $N = 41$. Intervention group, $n = 21$ (M age = 32.9 yr, 95% women). Control group, $n = 20$ (M age = 32.3 yr, 95% women). *Inclusion criteria*: SLE, age ≥18 yr, medically stable, unchanged medication during intervention, physician recommendation.	*Intervention* Self-management course with 2-hr weekly group sessions for 6 wk focusing on symptom management, exercise, interpersonal relationships, coping with flare-ups, and healthy lifestyles. *Control* Usual care.	• Multidimensional Assessment of Fatigue Scale • ASES • Arthritis Self-Efficacy Scale • BDI • Pain VAS	The intervention group had significant improvement in fatigue, depression, coping skills, and self-efficacy compared with the control group.

(Continued)

Table D-10: Evidence for the Effectiveness of Interventions for People With Systemic Lupus Erythematosus (cont.)

Author/Year	Level of Evidence/Study Design/ Participants/Inclusion Criteria	Intervention and Control Groups	Outcome Measures	Results
Psychoeducational Interventions: Cognitive–Behavioral Therapy				
Greco, Rudy, & Manzi (2004)	Level I RCT N = 92 (age range = 35–58 yr). Biofeedback-assisted CBT (BF/CBT) group, n = 32 (M age = 48.2 yr, 94% women). Symptom-monitoring support (SMS) group, n = 33 (M age = 46.7 yr, 97% women). Control group, n = 27 (M age = 47 yr, 93% women). *Inclusion criteria*: SLE, ages 23–69 yr, stable medication history, 3-mo history of pain, pain occurring at least 3×/wk.	*Intervention* BF/CBT group: 6 sessions addressing biofeedback, muscle relaxation, pain and stress management, problem solving, interpersonal relations, and alteration in maladaptive thinking. SMS group: 6 sessions of participant discussion of symptoms and stressors; no education or suggestions provided. *Control* Usual care.	• SLEDAI • SLAM • Arthritis Impact Measures Scale–2 Pain scale • Multidimensional Pain Inventory • SF–36 Physical Function scale • Fatigue Severity Scale • CES–D • Cohen's Perceived Stress Scale • ASES	The BF/CBT group had significant reductions in pain and psychological dysfunction (e.g., depressive symptoms), improvements in self-efficacy and perceived stress levels, and significantly greater improvement in perceived physical function than both the SMS and control groups postintervention. At 9-mo follow-up, the BF/CBT group continued to show benefits compared with the control group for depressive symptoms, perceived stress, and self-management of disease symptoms, but not in CES–D scores.
Navarrete-Navarrete, Peralta-Ramírez, Sabio, et al. (2010)	Level I RCT N = 34. Intervention group, n = 18 (M age = 43.3 yr, 94.4% women). Control group, n = 16 (M age = 37.2 yr, 93.7% women). *Inclusion criteria*: SLE diagnosis, basic literacy, no major mental illnesses.	*Intervention* 10 consecutive weekly CBT sessions lasting 2 hr each on topics including cognitive restructuring, relaxation, social skills training, and use of humor and optimism as coping strategies, plus 2 booster sessions after 9 and 12 mo. *Control* Usual care.	• SLICC/ACR • SLEDAI • Cohen Perceived Stress Questionnaire • Perceived Stress Scale • Stress Vulnerability Inventory • STAI • BDI • SF–36	Compared with the control group, the intervention group improved in physical role functioning, vitality, general health perceptions, mental health including anxiety and stress, social functioning, pain, and vitality.

(Continued)

Table D-10: Evidence for the Effectiveness of Interventions for People With Systemic Lupus Erythematosus (cont.)

Author/Year	Level of Evidence/Study Design/ Participants/Inclusion Criteria	Intervention and Control Groups	Outcome Measures	Results
Navarrete-Navarrete, Peralta-Ramírez, Sabio-Sánchez, et al. (2010)	Level I RCT $N = 45$. Intervention group, $n = 21$ (M age = 43.7 yr, 81.8% women). Control group, $n = 24$ (M age = 40.4 yr, 95.8% women). *Inclusion criteria:* Age ≥18 yr, high levels of chronic stress.	*Intervention* 10 consecutive weekly small-group CBT sessions lasting 1.5–2.0 hr on topics including stress, cognitive restructuring, relaxation, social skills training, assertiveness training, pain control, and development of new coping skills. *Control* Usual care.	• Stress Vulnerability Inventory • Survey of Recent Life Experiences • SF-36 • SLEDAI • BDI • STAI	The intervention group showed significant improvements in stress levels, lower levels of depression and anxiety, and improvement in SF-36 Physical Role, Social Function, and Mental and General Health scores compared with the control group.

Note. ACR = American College of Rheumatology; ASES = Arthritis Self-Efficacy Scale; BDI = Beck Depression Inventory; CBT = cognitive–behavioral therapy; CES–D = Center for Epidemiologic Studies Depression Scale; HADS = Hospital and Anxiety Depression Scale; HAQ = Health Assessment Questionnaire; M = mean; MFQ = Memory Functioning Questionnaire; MHAQ = Modified Health Assessment Questionnaire; MIA = Metamemory in Adulthood; RCT = randomized controlled trial; SCL–90–R = Systems Checklist–90–Revised; SLAM = Systemic Lupus Activity Measure; SF–36 = Medical Outcomes Study 36-Item Short Form Health Survey; SLE = systemic lupus erythematosus; SLEDAI = SLE Disease Activity Index; SLICC/ACR = Systemic Lupus International Collaborating Clinic/ACR Damage Index; STAI = State–Trait Anxiety Inventory; VAS = visual analog scale; VO$_2$ max = maximum oxygen uptake.

This table is a product of AOTA's Evidence-Based Practice Project and AOTA Press and is copyright © 2017 by the American Occupational Therapy Association. It may be freely reproduced for personal use in clinical or educational settings as long as the source is cited. All other uses require written permission from the American Occupational Therapy Association. To apply, visit http://www.copyright.com.

Suggested citation: Poole, J. L., Siegel, P., & Tencza, M. J. (2017). *Occupational therapy practice guidelines for adults with arthritis and other rheumatic conditions* (Table F.10). Bethesda, MD: AOTA Press.

Table D-11: Risk-of-Bias Analysis for Included Studies: Evidence for the Effectiveness of Interventions for People With Systemic Lupus Erythematosus

	Selection Bias		Blinding of Participants and Personnel (Performance Bias)	Blinding of Outcome Assessment (Detection Bias) (Patient-Reported Outcomes)	Incomplete Outcome Data (Attrition Bias)		Selective Reporting (Reporting Bias)
Citation	Random Sequence Generation	Allocation Concealment			Short Term (2–6 wk)	Long Term (>6 wk)	
Carvalho et al. (2005)	–	–	–	+	NA	+	+
Clarke-Jenssen, Fredriksen, Lilleby, & Mengshoel (2005)	–	–	–	–	+	+	+
Greco, Rudy, & Manzi (2004)	+	+	+	+	+	+	+
Harrison et al. (2005)	–	–	–	?	+	NA	+
Haupt et al. (2005)	–	–	–	–	+	+	+
Karlson et al. (2004)	+	+	–	+	–	+	+
Navarrete-Navarrete, Peralta-Ramírez, Sabio, et al. (2010)	–	–	–	+	?	?	+
Navarrete-Navarrete, Peralta-Ramírez, Sabio-Sánchez, et al. (2010)	?	–	–	–	+	?	+
Ramsey-Goldman et al. (2000)	–	–	–	–	NA	+	+
Sohng (2003)	–	–	–	+	+	NA	+
Tench, McCarthy, McCurdie, White, & D'Cruz (2003)	+	+	–	+	+	+	+
Yuen et al. (2013)	–	–	–	–	+	NA	+
Yuen, Holthaus, Kamen, Sword, & Breland (2011)	–	–	–	–	+	NA	+

Note. Categories for risk of bias: + = low risk of bias; – = high risk of bias; ? = unclear risk of bias; NA = not applicable. Risk-of-bias table format adapted from "Assessing Risk of Bias in Included Studies," by J. P. T. Higgins, D. G. Altman, & J. A. C. Sterne, in *Cochrane Handbook for Systematic Reviews of Interventions* (Version 5.1.0), by J. P. T. Higgins and S. Green (Eds.), March 2011, London: Cochrane Collaboration. Retrieved from http://handbook-5-1.cochrane.org/. Copyright © 2011 by The Cochrane Collaboration.

This table is a product of AOTA's Evidence-Based Practice Project and AOTA Press and is copyright © 2017 by the American Occupational Therapy Association. It may be freely reproduced for personal use in clinical or educational settings as long as the source is cited. All other uses require written permission from the American Occupational Therapy Association. To apply, visit http://www.copyright.com.

Suggested citation: Poole, J. L, Siegel, P., & Tencza, M. J. (2017). *Occupational therapy practice guidelines for adults with arthritis and other rheumatic conditions* (Table F.11). Bethesda, MD: AOTA Press.

Literatur

Accreditation Council for Occupational Therapy Education. (2012). 2011 Accreditation Council for Occupational Therapy Education (ACOTE®) standards. *American Journal of Occupational Therapy, 66*(Suppl.), S6–S74. https://doi.org/10.5014/ajot.2012.66S6

Al Dhanhani, A. M., Gignac, M. A., Su, J. & Fortin, P. R. (2009). Work disability in systemic lupus erythematosus. *Arthritis Care and Research, 61*, 378–385. https://doi.org/10.1002/art.24347

Allaire, S. & Keysor, J. J. (2009). Development of a structured interview tool to help patients identify and solve rheumatic condition-related work barriers. *Arthritis Care and Research, 61*, 988–995. https://doi.org/10.1002/art.24610

Allaire, S., Wolfe, F., Niu, J. & Lavalley, M. P. (2008). Contemporary prevalence and incidence of work disability associated with rheumatoid arthritis in the US. *Arthritis Care and Research, 59*, 474–480. https://doi.org/10.1002/art.23538

Allen, K. D., Oddone, E. Z., Coffman, C. J., Datta, S. K., Juntilla, K. A., Lindquist, J. H., ... Bosworth, H. B. (2010). Telephone-based self-management of osteoarthritis: A randomized trial. *Annals of Internal Medicine, 153*, 570–579. https://doi.org/10.7326/0003-4819-153-9-201011020-00006

Al-Qubaeissy, K. Y., Fatoye, F. A., Goodwin, P. C. & Yohannes, A. M. (2013). The effectiveness of hydrotherapy in the management of rheumatoid arthritis: A systematic review. *Musculoskeletal Care, 11*, 3–18. https://doi.org/10.1002/msc.1028

Altan, L., Korkmaz, N., Bingol, U. & Gunay, B. (2009). Effect of Pilates training on people with fibromyalgia syndrome: A pilot study. *Archives of Physical Medicine and Rehabilitation, 90*, 1983–1988. https://doi.org/10.1016/j.apmr.2009.06.021

American College of Rheumatology (2017). *Diseases and conditions.* Retrieved from https://www.rheumatology.org/I-Am-A/Patient-Caregiver/Diseases-Conditions

American Medical Association. (2018). *CPT 2018 standard.* Chicago: American Medical Association Press.

American Occupational Therapy Association. (2014). Occupational therapy practice framework: Domain and process (3rd ed.). *American Journal of Occupational Therapy, 68*(Suppl. 1), S1–S48. https://doi.org/10.5014/ajot.2014.682006

American Occupational Therapy Association. (2015). Standards of practice for occupational therapy. *American Journal of Occupational Therapy, 69*(Suppl. 3), 6913410057. https://doi.org/10.5014/ajot.2015.696S06

American Occupational Therapy Association. (2017). *AOTA occupational profile template.* Retrieved from https://www.AmericanOccupationalTherapyAssociationaota.org/~/media/Corporate/Files/Practice/Manage/Documentation/AOTA-Occupational-Profile-Template.pdf

Andrews, J. S., Trupin, L., Schmajuk, G., Barton, J., Margaretten, M., Yazdany, J., ... Katz, P. P. (2015). Muscle strength and changes in physical function in women with systemic lupus erythematosus. *Arthritis Care and Research, 67*, 1070–1077. https://doi.org/10.1002/acr.22560

Ang, D. C., Jensen, M. P., Steiner, J. L., Hilligoss, J., Gracely, R. H. & Saha, C. (2013). Combining cognitive-behavioral therapy and milnacipran for fibromyalgia: A feasibility randomized-controlled trial. *Clinical Journal of Pain, 29*, 747–754. https://doi.org/10.1097/AJP.0b013e31827a784e

Ang, D. C., Kaleth, A. S., Bigatti, S., Mazzuca, S. A., Jensen, M. P., Hilligoss, J., ... Saha, C. (2013). Research to Encourage Exercise for Fibromyalgia (REEF): Use of motivational interviewing, outcomes from a randomized-controlled trial. *Clinical Journal of Pain, 29*, 296–304. https://doi.org/10.1097/AJP.0b013e318254ac76

Arnold, C. M. & Faulkner, R. A. (2010). The effect of aquatic exercise and education on lowering fall risk in older adults with hip osteoarthritis. *Journal of Aging and Physical Activity, 18*, 245–260. https://doi.org/10.1123/japa.18.3.245

Arnold, L. M., Crofford, L. J., Mease, P. J., Burgess, S. M., Palmer, S. C., Abetz, L. & Martin, S. A. (2008). Patient perspectives on the impact of fibromyalgia. *Patient Education and Counseling, 73*, 114–120. https://doi.org/10.1016/j.pec.2008.06.005

Astin, J. A., Beckner, W., Soeken, K., Hochberg, M. C. & Berman, B. (2002). Psychological interventions for rheumatoid arthritis: A meta-analysis of randomized controlled trials. *Arthritis and Rheumatism, 47*, 291–302. https://doi.org/10.1002/art.10416

Backman, C. & Mackie, H. (1991). Arthritis Hand Function Test: Development of a standardized assessment tool. *OTJR: Occupation, Participation and Health, 11,* 16–25. https://doi.org/10.1177/153944929101100405

Backman, C. L., Village, J. & Lacaille, D. (2008). The Ergonomic Assessment Tool for Arthritis: Development and pilot testing. *Arthritis Care and Research, 59,* 1495–1503. https://doi.org/10.1002/art.24116

Badamgarav, E., Croft, J. D., Jr., Hohlbauch, A., Louie, J. S., O'Dell, J., Ofman, J. J., … Katz, P., Evidence Based Medicine Working Groups in Rheumatology. (2003). Effects of disease management programs on functional status of patients with rheumatoid arthritis. *Arthritis and Rheumatism, 49,* 377–387. https://doi.org/10.1002/art.11120

Baillet, A., Payraud, E., Niderprim, V. A., Nissen, M. J., Allenet, B., François, P., … Gaudin, P. (2009). A dynamic exercise programme to improve patients' disability in rheumatoid arthritis: A prospective randomized controlled trial. *Rheumatology, 48,* 410–415. https://doi.org/10.1093/rheumatology/ken511

Baillet, A., Vaillant, M., Guinot, M., Juvin, R. & Gaudin, P. (2012). Effcacy of resistance exercises in rheumatoid arthritis: Meta-analysis of randomized controlled trials. *Rheumatology, 51,* 519–527. https://doi.org/10.1093/rheumatology/ker330

Baillet, A., Zeboulon, N., Gossec, L., Combescure, C., Bodin, L. A., Juvin, R., … Gaudin, P. (2010). Effcacy of cardiorespiratory aerobic exercise in rheumatoid arthritis: Meta-analysis of randomized controlled trials. *Arthritis Care and Research, 62,* 984–992. https://doi.org/10.1002/acr.20146

Baird, C. L., Murawski, M. M. & Wu, J. (2010). Effcacy of guided imagery with relaxation for osteoarthritis symptoms and medication intake. *Pain Management Nursing, 11,* 56–65. https://doi.org/10.1016/j.pmn.2009.04.002

Baird, C. L. & Sands, L. (2004). A pilot study of the effectiveness of guided imagery with progressive muscle relaxation to reduce chronic pain and mobility diffculties of osteoarthritis. *Pain Management Nursing, 5,* 97–104. https://doi.org/10.1016/j.pmn.2004.01.003

Baird, C. L. & Sands, L. P. (2006). Effect of guided imagery with relaxation on health-related quality of life in older women with osteoarthritis. *Research in Nursing and Health, 29,* 442–451. https://doi.org/10.1002/nur.20159

Baker, K. & Pope, J. (2009). Employment and work disability in systemic lupus erythematosus: A systematic review. *Rheumatology, 48,* 281–284. https://doi.org/10.1093/rheumatology/ken477

Baker, N. A., Rogers, J. C., Rubinstein, E. N., Allaire, S. H. & Wasko, M. C. (2009). Problems experienced by people with arthritis when using a computer. *Arthritis Care and Research, 61,* 614–622. https://doi.org/10.1002/art.24465

Baruth, M. & Wilcox, S. (2011). Effectiveness of two evidence-based programs in participants with arthritis: Findings from the Active for Life initiative. *Arthritis Care and Research, 63,* 1038–1047. https://doi.org/10.1002/acr.20463

Bastien, C. H., Vallières, A. & Morin, C. M. (2001). Validation of the Insomnia Severity Index as an outcome measure for insomnia research. *Sleep Medicine, 2,* 297–307. https://doi.org/10.1016/S1389-9457(00)00065-4

Baum, C. M. & Edwards, D. (2008). *Activity Card Sort* (2nd ed.). Bethesda, MD: AOTA Press.

Beaton, D. E., Wright, J. G. & Katz, J. N.; Upper Extremity Collaborative Group. (2005). Development of the QuickDASH: Comparison of three item-reduction approaches. *Journal of Bone and Joint Surgery, 87,* 1038–1046.

Beck, A. T., Steer, R. A. & Brown, G. K. (1996). *Beck Depression Inventory-II manual.* San Antonio: Psychological Corporation.

Bellamy, N. (2002). *WOMAC Osteoarthritis Index user guide* (Version V). Brisbane, Queensland, Australia: Western Ontario and McMaster Universities.

Bellamy, N., Campbell, J., Haraoui, B., Gerecz-Simon, E., Buchbinder, R. & Hobby, K. (2000). Clinimetric properties of the AUSCAN Osteoarthritis Hand Index: An evaluation of reliability, validity and responsiveness. *Osteoarthritis and Cartilage, 11,* 863–869.

Benka, J., Nagyova, I., Rosenberger, J., Macejova, Z., Lazurova, I., van der Klink, J. L., … van Dijk, J. P. (2016). Social participation in early and established rheumatoid arthritis patients. *Disability and Rehabilitation, 38,* 1172–1179. https://doi.org/10.3109/09638288.2015.1076071

Bennett, R. M., Friend, R., Jones, K. D., Ward, R., Han, B. K. & Ross, R. L. (2009). The Revised Fibromyalgia Impact Questionnaire (FIQR): Validation and psychometric properties. *Arthritis Research and Therapy, 11,* R120. https://doi.org/10.1186/ar2783

Berg, K., Wood-Dauphinee, S., Williams, J. I. & Gayton, D. (1989). Measuring balance in the elderly: Preliminary development of an instrument. *Physiotherapy Canada, 41,* 304–311. https://doi.org/10.3138/ptc.41.6.304

Bernardy, K., Füber, N., Köllner, V. & Häuser, W. (2010). Effcacy of cognitive-behavioral therapies in fbromyalgia syndrome—A systematic review and metaanalysis of randomized controlled trials. *Journal of Rheumatology, 37,* 1991–2005. https://doi.org/10.3899/jrheum.100104

Bernardy, K., Klose, P., Busch, A. J., Choy, E. H. & Häuser, W. (2013). Cognitive behavioural therapies for fbromyalgia. *Cochrane Database of Systematic Reviews, 2013,* CD009796. https://doi.org/10.1002/14651858.CD009796.pub2

Bertin, P., Fagnani, F., Duburcq, A., Woronoff, A. S., Chauvin, P., Cukierman, G., … Kobelt, G. (2016). Impact of rheumatoid arthritis on career progression, productivity, and employability: The PRET Study. *Joint, Bone, Spine, 83,* 47–52. https://doi.org/10.1016/j.jbspin.2015.05.001

Bezalel, T., Carmeli, E. & Katz-Leurer, M. (2010). The effect of a group education programme on pain and function through knowledge acquisition and home-based exercise among patients with knee osteoarthritis: A parallel randomised single-blind clinical trial. *Physiotherapy, 96,* 137–143. https://doi.org/10.1016/j.physio.2009.09.009

Bidonde, J., Busch, A.J., Webber, S.C., Schachter, C.L., Danyliw, A., Overend, T.J., ... Rader, T. (2014). Aquatic exercise training for fibromyalgia. *Cochrane Database of Systematic Reviews, 2014,* CD011336. https://doi.org/10.1002/14651858.CD011336

Björk, M., Dahlström, Ö., Wetterö, J. & Sjöwall, C. (2015). Quality of life and acquired organ damage are intimately related to activity limitations in patients with systemic lupus erythematosus. *BMC Musculoskeletal Disorders, 16,* 188. https://doi.org/10.1186/s12891-015-0621-3

Bosch, P.R., Traustadottir, T., Howard, P. & Matt, K.S. (2009). Functional and physiological effects of yoga in women with rheumatoid arthritis: a pilot study. *Alternative Therapies in Health and Medicine, 15*(4), 24–31.

Breedland, I., van Scheppingen, C., Leijsma, M., Verheij-Jansen, N.P. & van Weert, E. (2011). Effects of a group-based exercise and educational program on physical performance and disease self-management in rheumatoid arthritis: A randomized controlled study. *Physical Therapy, 91,* 879–893. https://doi.org/10.2522/ptj.20090010

Broderick, J.E., Junghaenel, D.U. & Schwartz, J.E. (2005). Written emotional expression produces health benefits in fibromyalgia patients. *Psychosomatic Medicine, 67,* 326–334. https://doi.org/10.1097/01.psy.0000156933.04566.bd

Brodin, N., Eurenius, E., Jensen, I., Nisell, R. & Opava, C.H.; PARA Study Group. (2008). Coaching patients with early rheumatoid arthritis to healthy physical activity: A multicenter, randomized, controlled study. *Arthritis Care and Research, 59,* 325–331. https://doi.org/10.1002/art.23327

Burckhardt, C.S. (2006). Multidisciplinary approaches for management of fibromyalgia. *Current Pharmaceutical Design, 12,* 59–66. https://doi.org/10.2174/138161206775193217

Burckhardt, C.S., Clark, S.R. & Bennett, R.M. (1991). The Fibromyalgia Impact Questionnaire: Development and validation. *Journal of Rheumatology, 18,* 728–733.

Burton, K. (2009). *The hip and knee book: Helping you cope with osteoarthritis.* Ottawa: Renouf Publishing.

Busch, A.J., Barber, K.A., Overend, T.J., Peloso, P.M.J. & Schachter, C.L. (2007). Exercise for treating fibromyalgia syndrome. *Cochrane Database of Systematic Reviews, 2007,* CD003786. https://doi.org/10.1002/14651858.CD003786.pub2

Busch, A.J., Webber, S.C., Richards, R.S., Bidonde, J., Schachter, C.L., Schafer, L.A., ... Overend, T.J. (2013). Resistance exercise training for fibromyalgia. *Cochrane Database of Systematic Reviews, 2013,* CD010884. https://doi.org/10.1002/14651858.CD010884

Buszewicz, M., Rait, G., Griffin, M., Nazareth, I., Patel, A., Atkinson, A., ... Haines, A. (2006). Self management of arthritis in primary care: Randomised controlled trial. *BMJ, 333,* 879. https://doi.org/10.1136/bmj.38965.375718.80

Buysse, D.J., Reynolds, C.F., Monk, T.H., Berman, S.R. & Kupfer, D.J. (1989). The Pittsburgh Sleep Quality Index: A new instrument for psychiatric practice and research. *Psychiatry Research, 28,* 193–213. https://doi.org/10.1016/0165-1781(89)90047-4

Cadmus, L., Patrick, M.B., Maciejewski, M.L., Topolski, T., Belza, B. & Patrick, D.L. (2010). Community-based aquatic exercise and quality of life in persons with osteoarthritis. *Medicine and Science in Sports and Exercise, 42,* 8–15. https://doi.org/10.1249/MSS.0b013e3181ae96a9

Cairns, A.P. & McVeigh, J.G. (2009). A systematic review of the effects of dynamic exercise in rheumatoid arthritis. *Rheumatology International, 30,* 147–158. https://doi.org/10.1007/s00296-009-1090-5

Camerini, L. & Schulz, P.J. (2012). Effects of functional interactivity on patients' knowledge, empowerment, and health outcomes: An experimental model-driven evaluation of a Web-based intervention. *Journal of Medical Internet Research, 14*(4), e105. https://doi.org/10.2196/jmir.1953

Carson, J.W., Carson, K.M., Jones, K.D., Bennett, R.M., Wright, C.L. & Mist, S.D. (2010). A pilot randomized controlled trial of the Yoga of Awareness program in the management of fibromyalgia. *Pain, 151,* 530–539. https://doi.org/10.1016/j.pain.2010.08.020

Carvalho, M.R., Sato, E.I., Tebexreni, A.S., Heidecher, R.T., Schenkman, S. & Neto, T.L.B. (2005). Effects of supervised cardiovascular training program on exercise tolerance, aerobic capacity, and quality of life in patients with systemic lupus erythematosus. *Arthritis Care and Research, 53,* 838–844. https://doi.org/10.1002/art.21605

Casanueva-Fernández, B., Llorca, J., Rubió, J.B., Rodero-Fernández, B. & González-Gay, M.A. (2012). Efficacy of a multidisciplinary treatment program in patients with severe fibromyalgia. *Rheumatology International, 32,* 2497–2502. https://doi.org/10.1007/s00296-011-2045-1

Castel, A., Fontova, R., Montull, S., Periñán, R., Poveda, M.J., Miralles, I., ... Rull, M. (2013). Efficacy of a multidisciplinary fibromyalgia treatment adapted for women with low educational levels: A randomized controlled trial. *Arthritis Care and Research, 65,* 421–431. https://doi.org/10.1002/acr.21818

Cella, D., Yount, S., Sorensen, M., Chartash, E., Sengupta, N. & Grober, J. (2005). Validation of the Functional Assessment of Chronic Illness Therapy Fatigue Scale relative to other instrumentation in patients with rheumatoid arthritis. *Journal of Rheumatology, 32,* 811–819.

Centers for Disease Control and Prevention. (2016). *What is fibromyalgia?* Retrieved from https://www.cdc.gov/arthritis/basics/fibromyalgia.htm

Centers for Medicare and Medicaid Services. (2017). *ICD-10.* Retrieved from https://www.cms.gov/Medicare/Coding/ICD10/index.html

Chen, C. C. & Bode, R. K. (2010). Psychometric validation of the Manual Ability Measure-36 (MAM-36) in patients with neurologic and musculoskeletal disorders. *Archives of Physical Medicine and Rehabilitation, 91,* 414–420. https://doi.org/10.1016/j.apmr.2009.11.012

Chiu, T., Oliver, R., Ascott, P., Choo, L., Davis, T., Gaya, A., ... Letts, L. (2006). *Safety Assessment of Functions and the Environment for Rehabilitation: Health Outcome Measurement and Evaluation (SAFER-HOME): Version 3 manual.* Toronto: VHA Rehab Solutions.

Christie, A., Jamtvedt, G., Dahm, K. T., Moe, R. H., Haavardsholm, E. A. & Hagen, K. B. (2007). Effectiveness of nonpharmacological and nonsurgical interventions for patients with rheumatoid arthritis: An overview of systematic reviews. *Physical Therapy, 87,* 1697–1715. https://doi.org/10.2522/ptj.20070039

Chung, K. C., Pillsbury, M. S., Walters, M. R. & Hayward, R. A. (1998). Reliability and validity testing of the Michigan Hand Outcomes Questionnaire. *Journal of Hand Surgery, 23,* 575–587. https://doi.org/10.1016/S0363-5023(98)80042-7

Clark, F. A., Blanchard, J., Sleight, A., Cogan, A., Florindez, L., Gleason, S., ... Vigen, C. (2015). *Lifestyle Redesign®:The intervention tested in the USC Well Elderly Studies (2nd ed.).* Bethesda, MD: AOTA Press.

Clarke-Jenssen, A. C., Fredriksen, P. M., Lilleby, V. & Mengshoel, A. M. (2005). Effects of supervised aerobic exercise in patients with systemic lupus erythematosus: A pilot study. *Arthritis Care and Research, 53,* 308–312. https://doi.org/10.1002/art.21082

Clemson, L. (1997). *Home fall hazards and the Westmead Home Safety Assessment.* West Brunswick, Victoria, Australia: Coordinates.

Conn, D. L., Pan, Y., Easley, K. A., Comeau, D. L., Carlone, J. P., Culler, S. D. & Tiliakos, A. (2013). The effect of the Arthritis Self-Management Program on outcome in African Americans with rheumatoid arthritis served by a public hospital. *Clinical Rheumatology, 32,* 49–59. https://doi.org/10.1007/s10067-012-2090-5

Connolly, D., McNally, A., Moran, D. & Ryan, M. (2014). Fatigue in systemic lupus erythematosus: Impact on occupational participation and reported management strategies. *British Journal of Occupational Therapy, 77,* 373–380. https://doi.org/10.4276/030802214X1404475558862

Cramer, H., Lauche, R., Langhorst, J. & Dobos, G. (2013). Yoga for rheumatic diseases: A systematic review. *Rheumatology, 52,* 2025–2030. https://doi.org/10.1093/rheumatology/ket264

Cramp, F., Hewlett, S., Almeida, C., Kirwan, J. R., Choy, E. H., Chalder, T., ... Christensen, R. (2013). Non-pharmacological interventions for fatigue in rheumatoid arthritis. *Cochrane Database of Systematic Reviews, 2013,* CD008322. https://doi.org/10.1002/14651858.CD008322.pub2

Crowley, L. (2009). The effectiveness of home exercise programmes for patients with rheumatoid arthritis: A review of the literature. *Physical Therapy Review, 14,* 149–159. https://doi.org/10.1179/174328809X435277

da Silva, G. D., Lorenzi-Filho, G. & Lage, L. V. (2007). Effects of yoga and the addition of Tui Na in patients with fibromyalgia. *Journal of Alternative and Complementary Medicine, 13,* 1107–1114. https://doi.org/10.1089/acm.2007.0615

Davis, M. C. & Zautra, A. J. (2013). An online mindfulness intervention targeting socioemotional regulation in fibromyalgia: Results of a randomized controlled trial. *Annals of Behavioral Medicine, 46,* 273–284. https://doi.org/10.1007/s12160-013-9513-7

de Jong, O. R., Hopman-Rock, M., Tak, E. C. M. P. & Klazinga, N. S. (2004). An implementation study of two evidence-based exercise and health education programmes for older adults with osteoarthritis of the knee and hip. *Health Education Research, 19,* 316–325. https://doi.org/10.1093/her/cyg028

Dellhag, B. & Bjelle, A. (1995). A Grip Ability Test for use in rheumatology practice. *Journal of Rheumatology, 22,* 1559–1565.

Desveaux, L., Beauchamp, M., Goldstein, R. & Brooks, D. (2014). Community-based exercise pro grams as a strategy to optimize function in chronic disease: A systematic review. *Medical Care, 52,* 216–226. https://doi.org/10.1097/MLR.0000000000000065

Dias, R. C., Dias, J. M. & Ramos, L. R. (2003). Impact of an exercise and walking protocol on quality of life for elderly people with OA of the knee. *Physiotherapy Research International, 8,* 121–130. https://doi.org/10.1002/pri.280

Diffn, J. G., Lunt, M., Marshall, T., Chipping, J. R., Symmons, D. P. & Verstappen, S. M. (2014). Has the severity of rheumatoid arthritis at presentation diminished over time? *Journal of Rheumatology, 41,* 1590–1599. https://doi.org/10.3899/jrheum.131136

Dorsey, J. & Bradshaw, M. (2017). Effectiveness of occupational therapy interventions for lower extremity musculoskeletal disorders: A systematic review. *American Journal of Occupational Therapy, 71,* 7101180030. https://doi.org/10.5014/ajot.2017.023028

Duruöz, M. T., Poiraudeau, S., Fermanian, J., Menkes, C. J., Amor, B., Dougados, M. & Revel, M. (1996). Development and validation of a rheumatoid hand functional disability scale that assesses functional handicap. *Journal of Rheumatology, 23,* 1167–1172.

Dynamic exercise. (2008). In *Dictionary of sport and exercise science and medicine.* London: Churchill Livingstone. Retrieved from http://medical-dictionary.thefreedictionary.com/dynamic+exercise

Egan, M., Brosseau, L., Farmer, M., Ouimet, M. A., Rees, S., Wells, G. & Tugwell, P. (2003). Splints/orthoses in the treatment of rheumatoid arthritis. *Cochrane Database of Systematic Reviews, 2003,* CD004018. https://doi.org/10.1002/14651858.CD004018

Evans, S., Moieni, M., Lung, K., Tsao, J., Sternlieb, B., Taylor, M. & Zeltzer, L. (2013). Impact of Iyengar yoga on quality of life in young women with rheumatoid arthritis. *Clinical Journal of Pain, 29,* 988–997. https://doi.org/10.1097/AJP.0b013e31827da381

Farin, E., Ullrich, A. & Hauer, J. (2013). Participation and social functioning in patients with fbro myalgia: Development and testing of a new questionnaire. *Health and Quality of Life Outcomes, 11,* 135. https://doi.org/10.1186/1477-7525-11-135

Farrar, J.T., Young, J.P., Jr., LaMoreaux, L., Werth, J.L. & Poole, R.M. (2001). Clinical importance of changes in chronic pain intensity measured on an 11-point numerical pain rating scale. *Pain, 94,* 149–158. https://doi.org/10.1016/S0304-3959(01)00349-9

Field, T., Delage, J. & Hernandez-Reif, M. (2003). Movement and massage therapy reduce fbromyal gia pain. *Journal of Bodywork and Movement Therapies, 7,* 49–52. https://doi.org/10.1016/S1360-8592(02)00078-5

Fisher, A.G. (2001). *Assessment of Motor and Process Skills* (3rd ed.). Fort Collins, CO: Three Star Press.

Flint-Wagner, H.G., Lisse, J., Lohman, T.G., Going, S.B., Guido, T., Cussler, E., … Yocum, D.E. (2009). Assessment of a sixteen-week training program on strength, pain, and function in rheumatoid arthritis patients. *Journal of Clinical Rheumatology, 15,* 165–171. https://doi.org/10.1097/RHU.0b013e318190f95f

Fontaine, K.R., Conn, L. & Clauw, D.J. (2011). Effects of lifestyle physical activity in adults with fbromyalgia: Results at follow-up. *Journal of Clinical Rheumatology, 17,* 64–68. https://doi.org/10.1097/RHU.0b013e31820e7ea7

Freeman, K., Hammond, A. & Lincoln, N.B. (2002). Use of cognitive–behavioural arthritis education programmes in newly diagnosed rheumatoid arthritis. *Clinical Rehabilitation, 16,* 828–836. https://doi.org/10.1191/0269215502cr565oa

Fries, J.F., Spitz, P., Kraines, R.G. & Holman, H.R. (1980). Measurement of patient outcome in arthritis. *Arthritis and Rheumatism, 23,* 137–145. https://doi.org/10.1002/art.1780230202

Garnefski, N., Kraaij, V., Benoist, M., Bout, Z., Karels, E. & Smit, A. (2013). Effect of a cognitive behavioral self-help intervention on depression, anxiety, and coping self-effcacy in people with rheumatic disease. *Arthritis Care and Research, 65,* 1077–1084. https://doi.org/10.1002/acr.21936

Gaudin, P., Leguen-Guegan, S., Allenet, B., Baillet, A., Grange, L. & Juvin, R. (2008). Is dynamic exercise benefcial in patients with rheumatoid arthritis? *Joint, Bone, Spine, 75,* 11–17. https://doi.org/10.1016/j.jbspin.2007.04.015

Gignac, M.A., Badley, E.M., Lacaille, D., Cott, C.C., Adam, P. & Anis, A.H. (2004). Managing arthritis and employment: Making arthritis-related work changes as a means of adaptation. *Arthritis Care and Research, 51,* 909–916. https://doi.org/10.1002/art.20822

Gillen, G. & Boyt Schell, B.A. (2014). Introduction to evaluation, intervention, and outcomes for occupations. In B.A. Boyt Schell, G. Gillen & M.E. Scaffa (Eds.), *Willard and Spackman's occupational therapy* (12th ed., pp. 606–609). Philadelphia: Lippincott Williams & Wilkins.

Gillis, M.E., Lumley, M.A., Mosley-Williams, A., Leisen, J.C. & Roehrs, T. (2006). The health effects of at-home written emotional disclosure in fbromyalgia: A randomized trial. *Annals of Behavioral Medicine, 32,* 135–146. https://doi.org/10.1207/s15324796abm3202_11

Greco, C.M., Rudy, T.E. & Manzi, S. (2004). Effects of a stress-reduction program on psychological function, pain, and physical function of systemic lupus erythematosus patients: A randomized controlled trial. *Arthritis Care and Research, 51,* 625–634. https://doi.org/10.1002/art.20533

Halbert, J., Crotty, M., Weller, D., Ahern, M. & Silagy, C. (2001). Primary care-based physical activity programs: Effectiveness in sedentary older patients with osteoarthritis symptoms. *Arthritis and Rheumatology, 45,* 228–234. https://doi.org/10.1002/1529-0131(200106)45:3<228::AID-ART253>3.0.CO;2-2

Hammond, A. & Freeman, K. (2004). The long-term outcomes from a randomized controlled trial of an educational–behavioural joint protection programme for people with rheumatoid arthritis. *Clinical Rehabilitation, 18,* 520–528. https://doi.org/10.1191/0269215504cr766oa

Hammond, A., Jefferson, P., Jones, N., Gallagher, J. & Jones, T. (2002). Clinical applicability of an educational-behavioural joint protection programme for people with rheumatoid arthritis. *British Journal of Occupational Therapy, 65,* 405–412. https://doi.org/10.1177/030802260206500903

Hamnes, B., Mowinckel, P., Kjeken, I. & Hagen, K.B. (2012). Effects of a one week multidisciplinary inpatient self-management programme for patients with fbromyalgia: A randomised controlledtrial. *BMC Musculoskeletal Disorders, 13,* 189. https://doi.org/10.1186/1471-2474-13-189

Han, A., Robinson, V., Judd, M., Taixiang, W., Wells, G. & Tugwell, P. (2004). Tai Chi for treating rheumatoid arthritis. *Cochrane Database of Systematic Reviews, 2004,* CD004849. https://doi.org/10.1002/14651858.CD004849

Harrison, M.J., Morris, K.A., Horton, R., Toglia, J., Barsky, J., Chait, S., … Robbins, L. (2005). Results of intervention for lupus patients with self-perceived cognitive diffculties. *Neurology, 65,* 1325–1327. https://doi.org/10.1212/01.wnl.0000180938.69146.5e

Haupt, M., Millen, S., Jänner, M., Falagan, D., Fischer-Betz, R. & Schneider, M. (2005). Improvement of coping abilities in patients with systemic lupus erythematosus: A prospective study. *Annals of the Rheumatic Diseases, 64,* 1618–1623. https://doi.org/10.1136/ard.2004.029926

Häuser, W., Bernardy, K., Arnold, B., Offenbächer, M. & Schiltenwolf, M. (2009). Effcacy of multi component treatment in fbromyalgia syndrome: A meta-analysis of randomized controlled clinical trials. *Arthritis Care and Research, 61,* 216-224. https://doi.org/10.1002/art.24276

Health Measures. (2017). *PROMIS Patient Reported Outcomes Measurement Information System.* Retrieved from http://www.nihpromis.org

Helmick, C.G. (2014). *The burden of musculoskeletal diseases in the United States: Prevalence of arthritic conditions.* Rosemont, IL: Bone and Joint Initiative USA. Retrieved from http://www.boneandjointburden.org/2014-report/ivb0/prevalence-arthritic-conditions

Helmick, C.G., Felson, D.T., Lawrence, R.C., Gabriel, S., Hirsch, R., Kwoh, C.K., … Stone, J.H.; National Arthritis Data Workgroup. (2008). Estimates of the prevalence of arthritis and other rheumatic conditions in the United States: Part I. *Arthritis and Rheumatism, 58,* 15-25. https://doi.org/10.1002/art.23177

Henriksson, C.M., Liedberg, G.M. & Gerdle, B. (2005). Women with fbromyalgia: Work and rehabilitation. *Disability and Rehabilitation, 27,* 685-694. https://doi.org/10.1080/09638280400009089

Higgins, J.P.T., Altman, D.G. & Sterne, J.A.C. (2011). Assessing risk of bias in included studies. In J.P.T. Higgins & S. Green (Eds.), *Cochrane handbook for systematic reviews of interventions* (Version 5.1.0). London: Cochrane Collection. Retrieved from http://handbook.cochrane.org

Hooten, W.M., Qu, W., Townsend, C.O. & Judd, J.W. (2012). Effects of strength vs aerobic exercise on pain severity in adults with fbromyalgia: A randomized equivalence trial. *Pain, 153,* 915-923. https://doi.org/10.1016/j.pain.2012.01.020

Hsieh, L.F., Chen, S.C., Chuang, C.C., Chai, H.M., Chen, W.S. & He, Y.C. (2009). Supervised aerobic exercise is more effective than home aerobic exercise in female Chinese patients with rheumatoid arthritis. *Journal of Rehabilitation Medicine, 41,* 332-337. https://doi.org/10.2340/16501977-0330

Hsu, M.C., Schubiner, H., Lumley, M.A., Stracks, J.S., Clauw, D.J. & Williams, D.A. (2010). Sustained pain reduction through affective self-awareness in fbromyalgia: A randomized controlled trial. *Journal of General Internal Medicine, 25,* 1064-1070. https://doi.org/10.1007/s11606-010-1418-6

Hudak, P.L., Amadio, P.C. & Bombardier, C.; Upper Extremity Collaborative Group. (1996). Development of an upper extremity outcome measure: The DASH (Disabilities of the Arm, Shoulder and Hand). *American Journal of Industrial Medicine, 29,* 602-608. https://doi.org/10.1002/(SICI)1097-0274(199606)29:6<602::AID-AJIM4>3.0.CO;2-L

Hughes, S.L., Seymour, R.B., Campbell, R.T., Huber, G., Pollak, N., Sharma, L. & Desai, P. (2006). Long-term impact of Fit and Strong! on older adults with osteoarthritis. *Gerontologist, 46,* 801-814. https://doi.org/10.1093/geront/46.6.801

Hunt, J. & Bogg, J. (2000). An evaluation of the impact of a fbromyalgia self-management programme on patient morbidity and coping. *Advances in Physiotherapy, 2,* 168-175. https://doi.org/10.1080/140381900750063436

Hunter, D.J., Schofeld, D. & Callander, E. (2014). The individual and socioeconomic impact of osteoarthritis. *Nature Reviews Rheumatology, 10,* 437-441.

Jebsen, R.H., Taylor, N., Trieschmann, R.B., Trotter, M.J. & Howard, L.A. (1969). An objective and standardized test of hand function. *Archives of Physical Medicine and Rehabilitation, 50,* 311-319.

Jones, G.T., Atzeni, F., Beasley, M., Flüß, E., Sarzi-Puttini, P. & Macfarlane, G.J. (2015). The prevalence of fbromyalgia in the general population: A comparison of the American College of Rheumatology 1990, 2010, and modifed 2010 classifcation criteria. *Arthritis and Rheumatology, 67,* 568-575. https://doi.org/10.1002/art.38905

Jones, K.D., Burckhardt, C.S., Deodhar, A.A., Perrin, N.A., Hanson, G.C. & Bennett, R.M. (2008). A six-month randomized controlled trial of exercise and pyridostigmine in the treatment of fbromyalgia. *Arthritis and Rheumatism, 58,* 612-622. https://doi.org/10.1002/art.23203

Jones, K.D., Sherman, C.A., Mist, S.D., Carson, J.W., Bennett, R.M. & Li, F. (2012). A ran domized controlled trial of 8-form Tai Chi improves symptoms and functional mobility in fbromyalgia patients. *Clinical Rheumatology, 31,* 1205-1214. https://doi.org/10.1007/s10067-012-1996-2

Kaleth, A.S., Saha, C.K., Jensen, M.P., Slaven, J.E. & Ang, D.C. (2013). Effect of moderate to vigorous physical activity on long-term clinical outcomes and pain severity in fbromyalgia. *Arthritis Care and Research, 65,* 1211-1218. https://doi.org/10.1002/acr.21980

Karlson, E.W., Liang, M.H., Eaton, H., Huang, J., Fitzgerald, L., Rogers, M.P. & Daltroy, L.H. (2004). A randomized clinical trial of a psychoeducational intervention to improve outcomes in systemic lupus erythematosus. *Arthritis and Rheumatism, 50,* 1832-1841. https://doi.org/10.1002/art.20279

Katz, P., Morris, A., Trupin, L., Yazdany, J. & Yelin, E. (2008). Disability in valued life activities among individuals with systemic lupus erythematosus. *Arthritis Care and Research, 59,* 465-473. https://doi.org/10.1002/art.23536

Katz, P.P., Pasch, L.A. & Wong, B. (2003). Development of an instrument to measure disability in parenting activity among women with rheumatoid arthritis. *Arthritis and Rheumatism, 48,* 935-943. https://doi.org/10.1002/art.10990

Keefe, F.J., Blumenthal, J., Baucom, D., Affleck, G., Waugh, R., Caldwell, D.S., … Lefebvre, J. (2004). Effects of spouse-assisted coping skills training and exercise training in patients with osteoarthritic knee pain: A randomized controlled study. *Pain, 110,* 539-549. https://doi.org/10.1016/j.pain.2004.03.022

Keller, S., Bann, C.M., Dodd, S.L., Schein, J., Mendoza, T.R. & Cleeland, C.S. (2004). Validity of the Brief Pain

Inventory for use in documenting the outcomes of patients with noncancer pain. *Pain, 20,* 309–318. https://doi.org/10.1097/00002508-200409000-00005

Kelley, G. A., Kelley, K. S. & Jones, D. L. (2011). Effcacy and effectiveness of exercise on tender points in adults with fbromyalgia: A meta-analysis of randomized controlled trials. *Arthritis, 2011,* 125485.

Kennedy, C. A., Beaton, D. E., Solway, S., McConnell, S. & Bombardier, C. (2011). *Disabilities of the Arm, Shoulder and Hand (DASH): The DASH and QuickDASH outcome measure user's manual* (3rd ed.). Toronto: Institute for Work & Health.

Kielhofner, G., Mallinson, T., Crawford, C., Nowak, M., Rigby, M., Henry, A. & Walens, D. (2004). *A user's manual for the Occupational Performance History Interview OPHI-II* (Version 2.1). Chicago: Model of Human Occupation Clearinghouse, University of Illinois at Chicago.

Kim, I. S., Chung, S. H., Park, Y. J. & Kang, H. Y. (2012). The effectiveness of an aquarobic exercise program for patients with osteoarthritis. *Applied Nursing Research, 25,* 181–189. https://doi.org/10.1016/j.apnr.2010.10.001

Kjeken, I., Dagfnrud, H., Slatkowsky-Christensen, B., Mowinckel, P., Uhlig, T., Kvien, T. K. & Finset, A. (2005). Activity limitations and participation restrictions in women with hand osteoarthritis: Patients' descriptions and associations between dimensions of functioning. *Annals of the Rheumatic Diseases, 64,* 1633–1638. https://doi.org/10.1136/ard.2004.034900

Knittle, K., Maes, S. & de Gucht, V. (2010). Psychological interventions for rheumatoid arthritis: Examining the role of self-regulation with a systematic review and meta-analysis of randomized controlled trials. *Arthritis Care and Research, 62,* 1460–1472. https://doi.org/10.1002/acr.20251

Kosinski, M., Keller, S. D., Hatoum, H. T., Kong, S. X. & Ware, J. E., Jr. (1999). The SF-36 Health Survey as a generic outcome measure in clinical trials of patients with osteoarthritis and rheumatoid arthritis: Tests of data quality, scaling assumptions and score reliability. *Medical Care, 37*(5 Suppl.), MS10–MS22.

Kroenke, K., Spitzer, R. L. & Williams, J. B. (2001). The PHQ-9: Validity of a brief depression severity measure. *Journal of General Internal Medicine, 16,* 606–613. https://doi.org/10.1046/j.1525-1497.2001.016009606.x

Krupp, L. B., LaRocca, N. G., Muir-Nash, J. & Steinberg, A. D. (1989). The Fatigue Severity Scale: Application to patients with multiple sclerosis and systemic lupus erythematosus. *Archives of Neurology, 46,* 1121–1123. https://doi.org/10.1001/archneur.1989.00520460115022

Landa-Gonzalez, B. & Molnar, D. (2012). Occupational therapy intervention: Effects on self-care, performance, satisfaction, self-esteem/self-effcacy, and role functioning of older Hispanic females with arthritis. *Occupational Therapy in Health Care, 26,* 109–119. https://doi.org/10.3109/07380577.2011.644624

Latorre, P. A., Santos, M. A., Heredia-Jiménez, J. M., Delgado-Fernández, M., Soto, V. M., Mañas, A. & Carbonell-Baeza, A. (2013). Effect of a 24-week physical training programme (in water and on land) on pain, functional capacity, body composition and quality of life in women with fbromyalgia. *Clinical and Experimental Rheumatology, 31*(Suppl. 79), S72–S80.

Lauche, R., Cramer, H., Dobos, G., Langhorst, J. & Schmidt, S. (2013). A systematic review and meta-analysis of mindfulness-based stress reduction for the fbromyalgia syndrome. *Journal of Psychosomatic Research, 75,* 500–510. https://doi.org/10.1016/j.jpsychores.2013.10.010

Law, M., Baptiste, S., Carswell, A., McColl, M. A., Polatajko, H. & Pollock, N. (2005). *Canadian Occupational Performance Measure* (4th ed.). Ottawa: CAOT Publications.

Law, M., Baptiste, S., Carswell, A., McColl, M. A., Polatajko, H. & Pollock, N. (2014). *Canadian Occupational Performance Measure* (5th ed.). Ottawa: CAOT Publications.

Lee, C. Y. & Cho, Y. H. (2012). Evaluation of a community health practitioner self-care program for rural Korean patients with osteoarthritis. *Journal of Korean Academy of Nursing, 42,* 965–973. https://doi.org/10.4040/jkan.2012.42.7.965

Lemmey, A. B., Marcora, S. M., Chester, K., Wilson, S., Casanova, F. & Maddison, P. J. (2009). Effects of high-intensity resistance training in patients with rheumatoid arthritis: A randomized controlled trial. *Arthritis Care and Research, 61,* 1726–1734. https://doi.org/10.1002/art.24891

Lera, S., Gelman, S. M., López, M. J., Abenoza, M., Zorrilla, J. G., Castro-Fornieles, J. & Salamero, M. (2009). Multidisciplinary treatment of fbromyalgia: Does cognitive behavior therapy increase the response to treatment? *Journal of Psychosomatic Research, 67,* 433–441. https://doi.org/10.1016/j.jpsychores.2009.01.012

Lerner, D., Amick, B. C., Rogers, W. H., Malspeis, S., Bungay, K. & Cynn, D. (2001). The Work Limitations Questionnaire. *Medical Care, 39,* 72–85. https://doi.org/10.1097/00005650-200101000-00009

Letts, L. & Marshall, L. (1995). Evaluating the validity and consistency of the SAFER Tool. *Physical and Occupational Therapy in Geriatrics, 13,* 49–66. https://doi.org/10.1080/J148v13n04_05

Leuchten, N., Bauernfeind, B., Kuttner, J., Stamm, T., Smolen, J. S., Pisetsky, D. S. & Aringer, M. (2014). Relevant concepts of functioning for patients with systemic lupus erythematosus identifed in a Delphi exercise of experts and a literature review. *Arthritis Care and Research, 66,* 1895–1904. https://doi.org/10.1002/acr.22372

Lieberman, D. & Scheer, J. (2002). AOTA's Evidence-Based Literature Review Project: An overview. *American Journal of Occupational Therapy, 56,* 344–349. https://doi.org/10.5014/ajot.56.3.344

Lin, S. Y., Davey, R. C. & Cochrane, T. (2004). Community rehabilitation for older adults with osteo arthritis of the lower limb: A controlled clinical trial. *Clinical Rehabili-*

tation, 18, 92–101. https://doi.org/10.1191/0269215504cr706oa

Lindberg, L. & Iwarsson, S. (2002). Subjective quality of life, health, I-ADL ability and adaptation strate gies in fbromyalgia. *Clinical Rehabilitation, 16,* 675–683. https://doi.org/10.1191/0269215502cr539oa

Lorig, K. & Fries, J. F. (2000). *The arthritis helpbook: A tested self-management program for coping with arthritis and fbromyalgia.* New York: Persus Books.

Lorig, K., Lubeck, D., Kraines, R. G., Seleznick, M. & Holman, H. R. (1985). Outcomes of self-help education for patients with arthritis. *Arthritis and Rheumatism, 28,* 680–685. https://doi.org/10.1002/art.1780280612

Lorig, K., Ritter, P. L. & Plant, K. (2005). A disease-specifc self-help program compared with a gen eralized chronic disease self-help program for arthritis patients. *Arthritis and Rheumatism, 53,* 950–957. https://doi.org/10.1002/art.21604

Lorig, K. R., Chastain, R. L., Ung, E., Shoor, S. & Holman, H. R. (1989). Development and evaluation of a scale to measure perceived self-effcacy in people with arthritis. *Arthritis and Rheumatism, 32,* 37–44. https://doi.org/10.1002/anr.1780320107

Lumley, M. A., Leisen, J. C., Partridge, R. T., Meyer, T. M., Radcliffe, A. M., Macklem, D. J., ... Granda, J. L. (2011). Does emotional disclosure about stress improve health in rheumatoid arthritis? Randomized, controlled trials of written and spoken disclosure. *Pain, 152,* 866–877. https://doi.org/10.1016/j.pain.2011.01.003

Lupus Foundation of America. (2016). *Lupus facts and statistics.* Retrieved from https://www.lupus.org/about/statistics-on-lupus

MacDermid, J. C., Turgeon, T., Richards, R. S., Beadle, M. & Roth, J. H. (1998). Patient rating of wrist pain and disability: A reliable and valid measurement tool. *Journal of Orthopaedic Trauma, 12,* 577–586. https://doi.org/10.1097/00005131-199811000-00009

Macedo, A. M., Oakley, S. P., Panayi, G. S. & Kirkham, B. W. (2009). Functional and work outcomes improve in patients with rheumatoid arthritis who receive targeted, comprehensive occupational therapy. *Arthritis Care and Research, 61,* 1522–1530. https://doi.org/10.1002/art.24563

Macejová, Z., Záriková, M. & Oetterová, M. (2013). Systemic lupus erythematosus—Disease impact on patients. *Central European Journal of Public Health, 21,* 171–173.

Machado, G. P., Gignac, M. A. & Badley, E. M. (2008). Participation restrictions among older adults with osteoarthritis: A mediated model of physical symptoms, activity limitations, and depression. *Arthritis and Rheumatism, 59,* 129–135. https://doi.org/10.1002/art.23259

Maire, J., Dugué, B., Faillenet-Maire, A. F., Tordi, N., Parratte, B., Smolander, J. & Rouillon, J. D. (2003). Recovery after total hip joint arthroplasty in elderly patients with osteoarthritis: Positive effect of upper limb interval-training. *Journal of Rehabilitation Medicine, 35,* 174–179. https://doi.org/10.1080/16501970306127

Maire, J., Faillenet-Maire, A. F., Grange, C., Dugué, B., Tordi, N., Parratte, B. & Rouillon, J. D. (2004). A specifc arm-interval exercise program could improve the health status and walking ability of elderly patients after total hip arthroplasty: A pilot study. *Journal of Rehabilitation Medicine, 36,* 92–94. https://doi.org/10.1080/16501970310021383

Mannerkorpi, K., Nordeman, L., Cider, A. & Jonsson, G. (2010). Does moderate-to-high intensity Nordic walking improve functional capacity and pain in fbromyalgia? A prospective randomized controlled trial. *Arthritis Research and Therapy, 12,* R189. https://doi.org/10.1186/ar3159

Manning, V. L., Hurley, M. V., Scott, D. L., Coker, B., Choy, E., & Bearne, L. M. (2014). Education, self-management, and upper extremity exercise training in people with rheumatoid arthritis: A randomized controlled trial. *Arthritis Care and Research, 66,* 217–227. https://doi.org/10.1002/acr.22102

Marik, T. L. & Roll, S. C. (2017). Effectiveness of occupational therapy interventions for musculo skeletal shoulder conditions: A systematic review. *American Journal of Occupational Therapy, 71,* 7101180020. https://doi.org/10.5014/ajot.2017.023127

Martel-Pelletier, J. & Pelletier, J. P. (2010). Is osteoarthritis a disease involving only cartilage or other articular tissues? *Joint Disease and Related Surgery, 21,* 2–14.

Martín, J., Torre, F., Padierna, A., Aguirre, U., González, N., García, S., ... Quintana, J. M. (2012). Six- and 12-month follow-up of an interdisciplinary fbromyalgia treatment programme: Results of a randomised trial. *Clinical and Experimental Rheumatology, 30*(Suppl. 74), 103–111.

Martire, L. M., Schulz, R., Keefe, F. J., Rudy, T. E. & Starz, T. W. (2007). Couple-oriented education and support intervention: Effects on individuals with osteoarthritis and their spouses. *Rehabilitation Psychology, 52,* 121–132. https://doi.org/10.1037/0090-5550.52.2.121

Martire, L. M., Schulz, R., Keefe, F. J., Rudy, T. E. & Starz, T. W. (2008). Couple-oriented education and support intervention for osteoarthritis: Effects on spouses' support and responses to patient pain. *Families, Systems and Health, 26,* 185–195. https://doi.org/10.1037/1091-7527.26.2.185

Masiero, S., Boniolo, A., Wassermann, L., Machiedo, H., Volante, D. & Punzi, L. (2007). Effects of an educational–behavioral joint protection program on people with moderate to severe rheumatoid arthritis: A randomized controlled trial. *Clinical Rheumatology, 26,* 2043–2050. https://doi.org/10.1007/s10067-007-0615-0

Mathias, S., Nayak, U. S. & Isaacs, B. (1986). Balance in elderly patients: The "Get-Up and Go" Test. *Archives of Physical Medicine and Rehabilitation, 67,* 387–389.

Mathiowetz, V., Kashman, N., Volland, G., Weber, K., Dowe, M. & Rogers, S. (1985). Grip and pinch strength:

Normative data for adults. *Archives of Physical Medicine and Rehabilitation, 66,* 69-74.

McCaffery, M. & Pasero, C. (1999). Assessment: Underlying complexities, misconceptions, and practical tools. In M. McCaffery & C. Pasero (Eds.), *Pain: Clinical manual* (2nd ed., pp. 35-102). St. Louis: Mosby.

McCarty, D. J., Manzi, S., Medsger, T. A., Jr., Ramsey-Goldman, R., LaPorte, R. E. & Kwoh, C. K. (1995). Incidence of systemic lupus erythematosus: Race and gender differences. *Arthritis and Rheumatology, 38,* 1260-1270. https://doi.org/10.1002/art.1780380914

McCormack, H. M., Horne, D. J. & Sheather, S. (1988). Clinical applications of visual analogue scales: A critical review. *Psychological Medicine, 18,* 1007-1019. https://doi.org/10.1017/S0033291700009934

McDonald, D. D., Gifford, T. & Walsh, S. (2011). Effect of a virtual pain coach on older adults' pain communication: A pilot study. *Pain Management Nursing, 12,* 50-56. https://doi.org/10.1016/j.pmn.2009.10.001

McDonald, D. D., Walsh, S., Vergara, C. & Gifford, T. (2013). Effect of a virtual pain coach on pain management discussions: A pilot study. *Pain Management Nursing, 14,* 200-209. https://doi.org/10.1016/j.pmn.2011.03.004

McDonald, D. D., Walsh, S., Vergara, C., Gifford, T. & Weiner, D. K. (2012). The effect of a Spanish virtual pain coach for older adults: A pilot study. *Pain Medicine, 13,* 1397-1406. https://doi.org/10.1111/j.1526-4637.2012.01491.x

McElhone, K., Abbott, J., Shelmerdine, J., Bruce, I. N., Ahmad, Y., Gordon, C., ... Teh, L. S. (2007). Development and validation of a disease-specifc health-related quality of life measure, the LupusQol, for adults with systemic lupus erythematosus. *Arthritis and Rheumatology, 57,* 972-979. https://doi.org/10.1002/art.22881

Mease, P., Arnold, L. M., Bennett, R., Boonen, A., Buskila, D., Carville, S., ... Crofford, L. (2007). Fibromyalgia syndrome. *Journal of Rheumatology, 34,* 1415-1425.

Meenan, R. F., Mason, J. H., Anderson, J. J., Guccione, A. A. & Kazis, L. E. (1992). AIMS2: The content and properties of a revised and expanded Arthritis Impact Measurement Scales health status questionnaire. *Arthritis and Rheumatism, 35,* 1-10. https://doi.org/10.1002/art.1780350102

Melzack, R. (1975). The McGill Pain Questionnaire: Major properties and scoring methods. *Pain, 1,* 277-299. https://doi.org/10.1016/0304-3959(75)90044-5

Melzack, R. (1987). The short-form McGill Pain Questionnaire. *Pain, 30,* 191-197. https://doi.org/10.1016/0304-3959(87)91074-8

Menzies, V., Lyon, D. E., Elswick, R. K., Jr., McCain, N. L. & Gray, D. P. (2014). Effects of guided imagery on biobehavioral factors in women with fbromyalgia. *Journal of Behavioral Medicine, 37,* 70-80. https://doi.org/10.1007/s10865-012-9464-7

Menzies, V., Taylor, A. G. & Bourguignon, C. (2006). Effects of guided imagery on outcomes of pain, functional status, and self-effcacy in persons diagnosed with fbromyalgia. *Journal of Alternative and Complementary Medicine, 12,* 23-30. https://doi.org/10.1089/acm.2006.12.23

Messier, S. P., Royer, T. D., Craven, T. E., O'Toole, M. L., Burns, R. & Ettinger, W. H., Jr. (2000). Long-term exercise and its effect on balance in older, osteoarthritic adults: Results from the Fitness, Arthritis, and Seniors Trial (FAST). *Journal of the American Geriatrics Society, 48,* 131-138. https://doi.org/10.1111/j.1532-5415.2000.tb03903.x

Multon, K. D., Parker, J. C., Smarr, K. L., Stucky, R. C., Petroski, G., Hewett, J. E., ... Walker, S. E. (2001). Effects of stress management on pain behavior in rheumatoid arthritis. *Arthritis Care and Research, 45,* 122-128. https://doi.org/10.1002/1529-0131(200104)45:2<122::AID-ANR163>3.0.CO;2-7

Murphy, S. L., Lyden, A. K., Smith, D. M., Dong, Q. & Koliba, J. F. (2010). Effects of a tailored activity pacing intervention on pain and fatigue for adults with osteoarthritis. *American Journal of Occupational Therapy, 64,* 869-876. https://doi.org/10.5014/ajot.2010.09198

Murphy, S. L., Strasburg, D. M., Lyden, A. K., Smith, D. M., Koliba, J. F., Dadabhoy, D. P. & Wallis, S. M. (2008). Effects of activity strategy training on pain and physical activity in older adults with knee or hip osteoarthritis: A pilot study. *Arthritis and Rheumatology, 59,* 1480-1487. https://doi.org/10.1002/art.24105

Mutlu, B., Paker, N., Bugdayci, D., Tekdos, D. & Kesiktas, N. (2013). Effcacy of supervised exercise combined with transcutaneous electrical nerve stimulation in women with fbromyalgia: A pro spective controlled study. *Rheumatology International, 33,* 649-655. https://doi.org/10.1007/s00296-012-2390-8

Nasreddine, Z. S., Phillips, N. A., Bédirian, V., Charbonneau, S., Whitehead, V., Collin, I., ... Chertkow, H. (2005). The Montreal Cognitive Assessment, MoCA: A brief screening tool for mild cognitive impairment. *Journal of the American Geriatrics Society, 53,* 695-699. https://doi.org/10.1111/j.1532-5415.2005.53221.x

National Institute of Arthritis and Musculoskeletal and Skin Diseases. (2016). *What is fbromyalgia?* Retrieved from https://www.niams.nih.gov/health_info/fbromyalgia/fbromyalgia_ff.pdf

National Institutes of Health. (2013a). *Lupus.* Retrieved from https://report.nih.gov/NIHfactsheets/ViewFactSheet.aspx?csid=47

National Institutes of Health. (2013b). *Rheumatoid arthritis.* Retrieved from https://report.nih.gov/NIHfactsheets/ViewFactSheet.aspx?csid=63

National Institutes of Health. (2016). *Osteoarthritis,* Retrieved from https://report.nih.gov/nihfactsheets/ViewFactSheet.aspx?csid=55

Navarrete-Navarrete, N., Peralta-Ramírez, M. I., Sabio, J. M., Martínez-Egea, I., Santos-Ruiz, A. & Jiménez-Alonso, J. (2010). Quality-of-life predictor factors in patients with SLE and their modification after cognitive behavioural therapy. *Lupus, 19,* 1632–1639. https://doi.org/10.1177/0961203310378413

Navarrete-Navarrete, N., Peralta-Ramírez, M. I., Sabio-Sánchez, J. M., Coín, M. A., Robles-Ortega, H., Hidalgo-Tenorio, C. & Jiménez-Alonso, J. (2010). Effcacy of cognitive behavioural therapy for the treatment of chronic stress in patients with lupus erythematosus: A randomized controlled trial. *Psychotherapy and Psychosomatics, 79,* 107–115. https://doi.org/10.1159/000276370

Niedermann, K., Buchi, S., Ciurea, A., Kubli, R., Steurer-Stey, C., Villiger, P. M. & De Bie, R. A. (2012). Six and 12 months' effects of individual joint protection education in people with rheumatoid arthritis: A randomized controlled trial. *Scandinavian Journal of Occupational Therapy, 19,* 360–369. https://doi.org/10.3109/11038128.2011.611820

Niedermann, K., de Bie, R. A., Kubli, R., Ciurea, A., Steurer-Stey, C., Villiger, P. M. & Büchi, S. (2011). Effectiveness of individual resource-oriented joint protection education in people with rheumatoid arthritis: A randomized controlled trial. *Patient Education and Counseling, 82,* 42–48. https://doi.org/10.1016/j.pec.2010.02.014

Niedermann, K., Fransen, J., Knols, R. & Uebelhart, D. (2004). Gap between short- and long-term effects of patient education in rheumatoid arthritis patients: A systematic review. *Arthritis and Rheumatism, 51,* 388–398. https://doi.org/10.1002/art.20399

Nordenskiöld, U., Grimby, G. & Dahlin-Ivanoff, S. (1998). Questionnaire to evaluate the effects of assistive devices and altered working methods in women with rheumatoid arthritis. *Clinical Rheumatology, 17,* 6–16. https://doi.org/10.1007/BF01450952

Nüesch, E., Häuser, W., Bernardy, K., Barth, J. & Jüni, P. (2013). Comparative effcacy of pharmacological and non-pharmacological interventions in fbromyalgia syndrome: Network meta-analysis. *Annals of the Rheumatic Diseases, 72,* 955–962. https://doi.org/10.1136/annrheumdis-2011-201249

Oakley, F., Kielhofner, G., Barris, R. & Reichler, R. K. (1986). The Role Checklist: Development and empirical assessment of reliability. *OTJR: Occupation, Participation and Health, 6,* 157–170. https://doi.org/10.1177/153944928600600303

Oldfeld, V. & Felson, D. T. (2008). Exercise therapy and orthotic devices in rheumatoid arthritis: Evidence-based review. *Current Opinion in Rheumatology, 20,* 353–359. https://doi.org/10.1097/BOR.0b013e3282fd17df

Panton, L. B., Figueroa, A., Kingsley, J. D., Hornbuckle, L., Wilson, J., St. John, N., ... McMillan, V. (2009). Effects of resistance training and chiropractic treatment in women with fbromyalgia. *Journal of Alternative and Complementary Medicine, 15,* 321–328. https://doi.org/10.1089/acm.2008.0132

Pariser, D., O'Hanlon, A. & Espinoza, L. (2005). Effects of telephone intervention on arthritis self effcacy, depression, pain, and fatigue in older adults with arthritis. *Journal of Geriatric Physical Therapy, 28,* 67–73. https://doi.org/10.1519/00139143-200512000-00002

Park, J., McCaffrey, R., Dunn, D. & Goodman, R. (2011). Managing osteoarthritis: Comparisons of chair yoga, Reiki, and education (pilot study). *Holistic Nursing Practice, 25,* 316–326. https://doi.org/10.1097/HNP.0b013e318232c5f9

Parra-Delgado, M. & Latorre-Postigo, J. M. (2013). Effectiveness of mindfulness-based cognitive therapy in the treatment of fbromyalgia: A randomized trial. *Cognitive Therapy and Research, 37,* 1015–1026. https://doi.org/10.1007/s10608-013-9538-z

Penninx, B. W., Messier, S. P., Rejeski, W. J., Williamson, J. D., DiBari, M., Cavazzini, C., ... Pahor, M. (2001). Physical exercise and the prevention of disability in activities of daily living in older persons with osteoarthritis. *Archives of Internal Medicine, 161,* 2309–2316. https://doi.org/10.1001/archinte.161.19.2309

Pérez-de-Heredia-Torres, M., Huertas Hoyas, E., Sánchez-Camarero, C., Pérez-Corrales, J. & Fernández-de-las-Peñas, C. (2016). The occupational profle of women with fbromyalgia syndrome. *Occupational Therapy International, 23,* 132–142. https://doi.org/10.1002/oti.1418

Petri, M., Orbai, A. M., Alarcón, G. S., Gordon, C., Merrill, J. T., Fortin, P. R., ... Magder, L. S. (2012). Derivation and validation of the Systemic Lupus International Collaborating Clinics classifcation criteria for systemic lupus erythematosus. *Arthritis and Rheumatism, 64,* 2677–2686. https://doi.org/10.1002/art.34473

Pettersson, S., Möller, S., Svenungsson, E., Gunnarsson, I. & Welin Henriksson, E. (2010). Women's experience of SLE-related fatigue: A focus group interview study. *Rheumatology, 49,* 1935–1942. https://doi.org/10.1093/rheumatology/keq174

Pincus, T., Summey, J. A., Soraci, S. A., Jr., Wallston, K. A. & Hummon, N. P. (1983). Assessment of patient satisfaction in activities of daily living using a modifed Stanford Health Assessment Questionnaire. *Arthritis and Rheumatism, 26,* 1346–1353. https://doi.org/10.1002/art.1780261107

Pisters, M. F., Veenhof, C., Schellevis, F. G., De Bakker, D. H. & Dekker, J. (2010). Long-term effectiveness of exercise therapy in patients with osteoarthritis of the hip or knee: A randomized controlled trial comparing two different physical therapy interventions. *Osteoarthritis and Cartilage, 18,* 1019–1026. https://doi.org/10.1016/j.joca.2010.05.008

Pons-Estel, G. J., Alarcón, G. S., Scofeld, L., Reinlib, L. & Cooper, G. S. (2010). Understanding the epidemiology and progression of systemic lupus erythematosus. *Seminars in Arthritis and Rheumatism, 39,* 257–268. https://doi.org/10.1016/j.semarthrit.2008.10.007

Poole, J. L. & Siegel, J. (2017). Effectiveness of occupational therapy interventions for adults with fbromyalgia: A systematic review. *American Journal of Occupational Ther-*

apy, 71, 7101180040. https://doi.org/10.5014/ajot.2017.023192

Pradhan, E. K., Baumgarten, M., Langenberg, P., Handwerger, B., Gilpin, A. K., Magyari, T., ... Berman, B. M. (2007). Effect of mindfulness-based stress reduction in rheumatoid arthritis patients. *Arthritis and Rheumatism, 57*, 1134–1142. https://doi.org/10.1002/art.23010

Primdahl, J., Wagner, L., Holst, R. & Hørslev-Petersen, K.; AMBRA Study Group. (2012). The impact on self-effcacy of different types of follow-up care and disease status in patients with rheumatoid arthritis – A randomized trial. *Patient Education and Counseling, 88*, 121–128. https://doi.org/10.1016/j.pec.2012.01.012

Radloff, L. S. (1977). The CES–D scale: A self-report depression scale for research in the general population. *Applied Psychological Measurement, 1*, 385–401. https://doi.org/10.1177/014662167700100306

Ramsey-Goldman, R., Schilling, E. M., Dunlop, D., Langman, C., Greenland, P., Thomas, R. J. & Chang, R. W. (2000). A pilot study on the effects of exercise in patients with systemic lupus erythematosus. *Arthritis Care and Research, 13*, 262–269. https://doi.org/10.1002/1529-0131

Ravaud, P., Giraudeau, B., Logeart, I., Larguier, J. S., Rolland, D., Treves, R., ... Dougados, M. (2004). Management of osteoarthritis (OA) with an unsupervised home based exercise programme and/or patient administered assessment tools: A cluster randomised controlled trial with a 2 × 2 factorial design. *Annals of the Rheumatic Diseases, 63*, 703–708. https://doi.org/10.1136/ard.2003.009803

Rejeski, W. J., Focht, B. C., Messier, S. P., Morgan, T., Pahor, M. & Penninx, B. (2002). Obese, older adults with knee osteoarthritis: Weight loss, exercise, and quality of life. *Health Psychology, 21*, 419–426. https://doi.org/10.1037/0278-6133.21.5.419

Robinson, D., Jr, Aguilar, D., Schoenwetter, M., Dubois, R., Russak, S., Ramsey-Goldman, R., ... Weisman, M. (2010). Impact of systemic lupus erythematosus on health, family, and work: The patient perspective. *Arthritis Care and Research, 62,*, 266–273. https://doi.org/10.1002/acr.20077

Roessler, R. T. (1996). The Work Experience Survey: A reasonable accommodation/career development strategy. *Journal of Applied Rehabilitation Counseling, 25*, 16–21.

Roll, S. C. & Hardison, M. E. (2017). Effectiveness of occupational therapy interventions for adults with musculoskeletal conditions of the forearm, wrist, and hand: A systematic review. *American Journal of Occupational Therapy, 71*, 7101180010. https://doi.org/10.5014/ajot.2017.023234

Sackett, D. L., Rosenberg, W. M. C., Muir Gray, J. A., Haynes, R. B. & Richardson, W. S. (1996). Evidence based medicine: What it is and what it isn't. *BMJ, 312*, 71–72. https://doi.org/10.1136/bmj.312.7023.71

Sañudo, B., Galiano, D., Carrasco, L., de Hoyo, M. & McVeigh, J. G. (2011). Effects of a prolonged exercise program on key health outcomes in women with fbromyalgia: A randomized controlled trial. *Journal of Rehabilitation Medicine, 43*, 521–526. https://doi.org/10.2340/16501977-0814

Schepens, S. L., Braun, M. E. & Murphy, S. L. (2012). Effect of tailored activity pacing on self-perceived joint stiffness in adults with knee or hip osteoarthritis. *American Journal of Occupational Therapy, 66*, 363–367. https://doi.org/10.5014/ajot.2010.004036

Scott, D. L., Smith, C. & Kingsley, G. (2005). What are the consequences of early rheumatoid arthritis for the individual? *Clinical Rheumatology, 19*, 117–136.

Serrano-Aguilar, P., Trujillo-Martin, M. M., Pérez de la Rosa, A., Cuellar-Pompa, L., Saavedra-Medina, H., Linertova, R., ... Rivero-Santana, A.; Spanish SLE CPG Development Group. (2015). Patient participation in a clinical guideline development for systemic lupus erythematosus. *Patient Education and Counseling, 98*, 1156–1163. https://doi.org/10.1016/j.pec.2015.05.022

Sharpe, L. & Schrieber, L. (2012). A blind randomized controlled trial of cognitive versus behavioral versus cognitive–behavioral therapy for patients with rheumatoid arthritis. *Psychotherapy and Psychosomatics, 81*, 145–152. https://doi.org/10.1159/000332334

Sharpe, L., Sensky, T., Timberlake, N., Ryan, B. & Allard, S. (2003). Long-term effcacy of a cognitive behavioural treatment from a randomized controlled trial for patients recently diagnosed with rheumatoid arthritis. *Rheumatology, 42*, 435–441. https://doi.org/10.1093/rheumatology/keg144

Sharpe, L., Sensky, T., Timberlake, N., Ryan, B., Brewin, C. R. & Allard, S. (2001). A blind, randomized, controlled trial of cognitive-behavioural intervention for patients with recent onset rheumatoid arthritis: Preventing psychological and physical morbidity. *Pain, 89*, 275–283. https://doi.org/10.1016/S0304-3959(00)00379-1

Shea, B. J., Grimshaw, J. M., Wells, G. A., Boers, M., Andersson, N., Hamel, C., ... Bouter, L. M. (2007). Development of AMSTAR: A measurement tool to assess the methodological quality of systematic reviews. *BMC Medical Research Methodology, 7*, 10. https://doi.org/10.1186/1471-2288-7-10

Shigaki, C. L., Smarr, K. L., Siva, C., Ge, B., Musser, D. & Johnson, R. (2013). RAHelp: An online intervention for individuals with rheumatoid arthritis. *Arthritis Care and Research, 65*, 1573–1581.

Shotwell, M. (2014). Evaluating clients. In B. A. Boyt Schell, G. Gillen & M. E. Scaffa (Eds.), *Willard and Spackman's occupational therapy* (12th ed., pp. 281–301). Philadelphia: Lippincott Williams & Wilkins.

Siegel, P., Tencza, M., Apodaca, B. & Poole, J. L. (2017). Effectiveness of occupational therapy interventions for adults with rheumatoid arthritis: A systematic review.

American Journal of Occupational Therapy, 71, 7101180050. https://doi.org/10.5014/ajot.2017.023176

Singh, J. A., Saag, K. G., Bridges, S. L., Jr., Akl, E. A., Bannuru, R. R., Sullivan, M. C., ... McAlindon, T.; American College of Rheumatology. (2016). 2015 American College of Rheumatology guideline for the treatment of rheumatoid arthritis. *Arthritis Care and Research, 68,* 1–25. https://doi.org/10.1002/acr.22783

Sjöquist, E. S., Almqvist, L., Asenlöf, P., Lampa, J. & Opava, C. H.; Para Study Group. (2010). Physical-activity coaching and health status in rheumatoid arthritis: A person-oriented approach. *Disability and Rehabilitation, 32,* 816–825. https://doi.org/10.3109/09638280903314069

Sjöquist, E. S., Brodin, N., Lampa, J., Jensen, I. & Opava, C. H.; PARA Study Group. (2011). Physical activity coaching of patients with rheumatoid arthritis in everyday practice: A long-term follow-up. *Musculoskeletal Care, 9,* 75–85. https://doi.org/10.1002/msc.199

Smets, E. M., Garssen, B., Bonke, B. & De Haes, J. C. (1995). The Multidimensional Fatigue Inventory (MFI) psychometric qualities of an instrument to assess fatigue. *Journal of Psychosomatic Research, 39,* 315–325. https://doi.org/10.1016/0022-3999(94)00125-O

Smolen, J. S., Breedveld, F. C., Eberl, G., Jones, I., Leeming, M., Wylie, G. L. & Kirkpatrick, J. (1995). Validity and reliability of the twenty-eight-joint count for the assessment of rheumatoid arthritis activity. *Arthritis and Rheumatism, 38,* 38–43. https://doi.org/10.1002/art.1780380106

Snodgrass, J. & Amini, D. (2017). *Occupational therapy practice guidelines for adults with musculo skeletal conditions.* Bethesda, MD: AOTA Press.

Sohng, K. Y. (2003). Effects of a self-management course for patients with systemic lupus erythematosus. *Journal of Advanced Nursing, 42,* 479–486. https://doi.org/10.1046/j.1365-2648.2003.02647.x

Sokka, T., Krishnan, E., Häkkinen, A. & Hannonen, P. (2003). Functional disability in rheumatoid arthritis patients compared with a community population in Finland. *Arthritis and Rheumatology, 48,* 59–63. https://doi.org/10.1002/art.10731

Solomon, D. H., Warsi, A., Brown-Stevenson, T., Farrell, M., Gauthier, S., Mikels, D. & Lee, T. H. (2002). Does self-management education benefit all populations with arthritis? A randomized controlled trial in a primary care physician network. *Journal of Rheumatology, 29,* 362–368.

Song, R., Roberts, B. L., Lee, E. O., Lam, P. & Bae, S. C. (2010). A randomized study of the effects of T'ai Chi on muscle strength, bone mineral density, and fear of falling in women with osteoarthritis. *Journal of Alternative and Complementary Medicine, 16,* 227–233. https://doi.org/10.1089/acm.2009.0165

Sperber, N. R., Bosworth, H. B., Coffman, C. J., Lindquist, J. H., Oddone, E. Z., Weinberger, M. & Allen, K. D. (2013). Differences in osteoarthritis self-management support intervention outcomes according to race and health literacy. *Health Education Research, 28,* 502–511. https://doi.org/10.1093/her/cyt043

Stamm, T., Hieblinger, R., Boström, C., Mihai, C., Birrell, F., Thorstensson, C., ... Coenen, M. (2014). Similar problem in the activities of daily living but different experience: A qualitative analysis in six rheumatic conditions and eight European countries. *Musculoskeletal Care, 12,* 22–33. https://doi.org/10.1002/msc.1047

Strasser, B., Leeb, G., Strehblow, C., Schobersberger, W., Haber, P. & Cauza, E. (2011). The effects of strength and endurance training in patients with rheumatoid arthritis. *Clinical Rheumatology, 30,* 623–632. https://doi.org/10.1007/s10067-010-1584-2

Sutanto, B., Singh-Grewal, D., McNeil, H. P., O'Neill, S., Craig, J. C., Jones, J. & Tong, A. (2013). Experiences and perspectives of adults living with systemic lupus erythematosus: Thematic synthesis of qualitative studies. *Arthritis Care and Research, 65,* 1752–1765. https://doi.org/10.1002/acr.22032

Taibi, D. M. & Vitiello, M. V. (2011). A pilot study of gentle yoga for sleep disturbance in women with osteoarthritis. *Sleep Medicine, 12,* 512–517. https://doi.org/10.1016/j.sleep.2010.09.016

Tench, C. M., McCarthy, J., McCurdie, I., White, P. D. & D'Cruz, D. P. (2003). Fatigue in systemic lupus erythematosus: A randomized controlled trial of exercise. *Rheumatology, 42,* 1050–1054. https://doi.org/10.1093/rheumatology/keg289

Toglia, J. (2015). *Weekly Calendar Planning Activity (WCPA): A performance test of executive function.* Bethesda, MD: AOTA Press.

Tugwell, P., Bombardier, C., Buchanan, W. W., Goldsmith, C. H., Grace, E. & Hanna, B. (1987). The MACTAR Patient Preference Disability Questionnaire—An individualized functional priority approach for assessing improvement in physical disability in clinical trials in rheumatoid arthritis. *Journal of Rheumatology, 14,* 446–451.

Tuntland, H., Kjeken, I., Nordheim, L. V., Falzon, L., Jamtvedt, G. & Hagen, K. B. (2009). Assistive technology for rheumatoid arthritis. *Cochrane Database of Systematic Reviews, 2009,* CD006729.

U.S. Preventive Services Task Force. (2016). *Grade definitions.* Retrieved from http://www.uspreventiveservicestaskforce.org/Page/Name/grade-defnitions

van der Heijde, D. M., van 't Hof, M. A., van Riel, P. L., Theunisse, L. A., Lubberts, E. W., van Leeuwen, M. A., ... van de Putte, L. B. (1990). Judging disease activity in clinical practice in rheumatoid arthritis: First step in the development of a disease activity score. *Annals of the Rheumatic Diseases, 49,* 916–920. https://doi.org/10.1136/ard.49.11.916

van Eijk-Hustings, Y., Kroese, M., Tan, F., Boonen, A., Bessems-Beks, M. & Landewé, R. (2013). Challenges in demonstrating the effectiveness of multidisciplinary treatment on quality of life, participation and health care utilisation in patients with fibromyalgia: A randomised controlled trial. *Clinical Rheumatology, 32,* 199–209. https://doi.org/10.1007/s10067-012-2100-7

van Lankveld, W., van Helmond, T., Näring, G., de Rooij, D. J. & van den Hoogen, F. (2004). Partner participation in cognitive-behavioral self-management group treatment for patients with rheumatoid arthritis. *Journal of Rheumatology, 31,* 1738–1745.

van Middendorp, H., Geenen, R., Sorbi, M. J., van Doornen, L. J. P. & Bijlsma, J. W. (2009). Health and physiological effects of an emotional disclosure intervention adapted for application at home: A randomized clinical trial in rheumatoid arthritis. *Psychotherapy and Psychosomatics, 78,* 145–151. https://doi.org/10.1159/000206868

Veenhof, C., Köke, A. J. A., Dekker, J., Oostendorp, R. A., Bijlsma, J. W. J., van Tulder, M. W. & van den Ende, C. H. M. (2006). Effectiveness of behavioral graded activity in patients with osteoarthritis of the hip and/or knee: A randomized clinical trial. *Arthritis and Rheumatology, 55,* 925–934. https://doi.org/10.1002/art.22341

Veenhof, C., Van den Ende, C. H. M., Dekker, J., Köke, A. J. A., Oostendorp, R. A. & Bijlsma, J. W. J. (2007). Which patients with osteoarthritis of hip and/or knee benefit most from behavioral graded activity? *International Journal of Behavioral Medicine, 14,* 86–91. https://doi.org/10.1007/BF03004173

Verbunt, J. A., Pernot, D. H. & Smeets, R. J. (2008). Disability and quality of life in patients with fibromyalgia. *Health and Quality of Life Outcomes, 6,* 8. https://doi.org/10.1186/1477-7525-6-8

Vitiello, M. V., McCurry, S. M., Shortreed, S. M., Balderson, B. H., Baker, L. D., Keefe, F. J., ... Von Korff, M. (2013). Cognitive-behavioral treatment for comorbid insomnia and osteoarthritis pain in primary care: The lifestyles randomized controlled trial. *Journal of the American Geriatrics Society, 61,* 947–956. https://doi.org/10.1111/jgs.12275

Walker, D., Adebajo, A., Heslop, P., Hill, J., Firth, J., Bishop, P. & Helliwell, P. S. (2007). Patient education in rheumatoid arthritis: The effectiveness of the ARC booklet and the mind map. *Rheumatology, 46,* 1593–1596. https://doi.org/10.1093/rheumatology/kem171

Wang, C., Schmid, C. H., Rones, R., Kalish, R., Yinh, J., Goldenberg, D. L., ... McAlindon, T. (2010). A randomized trial of Tai Chi for fibromyalgia. *New England Journal of Medicine, 363,* 743–754. https://doi.org/10.1056/NEJMoa0912611

Ware, J. E., Jr. & Sherbourne, C. D. (1992). The MOS 36-item Short-Form Health Survey (SF-36): I. Conceptual framework and item selection. *Medical Care, 30,* 473–483. https://doi.org/10.1097/00005650-199206000-00002

Warsi, A., LaValley, M. P., Wang, P. S., Avorn, J. & Solomon, D. H. (2003). Arthritis self-management education programs: A meta-analysis of the effect on pain and disability. *Arthritis and Rheumatism, 48,* 2207–2213. https://doi.org/10.1002/art.11210

Weinstein, S. (1993). Fifty years of somatosensory research: From the Semmes-Weinstein monofilaments to the Weinstein Enhanced Sensory Test. *Journal of Hand Therapy, 6,* 11–22; discussion, 50. https://doi.org/10.1016/S0894-1130(12)80176-1

Wetherell, M. A., Byrne-Davis, L., Dieppe, P., Donovan, J., Brookes, S., Byron, M., ... Miles, J. (2005). Effects of emotional disclosure on psychological and physiological outcomes in patients with rheumatoid arthritis: An exploratory home-based study. *Journal of Health Psychology, 10,* 277–285. https://doi.org/10.1177/1359105305049778

Wetzels, R., van Weel, C., Grol, R. & Wensing, M. (2008). Family practice nurses supporting self management in older patients with mild osteoarthritis: A randomized trial. *BMC Family Practice, 9,* 7. https://doi.org/10.1186/1471-2296-9-7

Willems, L. M., Vriezekolk, J. E., Schouffoer, A. A., Poole, J. L., Stamm, T. A., Boström, C., ... van den Ende, C. H. (2015). Effectiveness of nonpharmacologic interventions in systemic sclerosis: A systematic review. *Arthritis Care and Research, 67,* 1426–1439. https://doi.org/10.1002/acr.22595

Williams, N. H., Amoakwa, E., Belcher, J., Edwards, R. T., Hassani, H., Hendry, M., ... Wilkinson, C. (2011). Activity Increase Despite Arthritis (AÏDA): Phase II randomised controlled trial of an active management booklet for hip and knee osteoarthritis in primary care. *British Journal of General Practice, 61,* e452–e458. https://doi.org/10.3399/bjgp11X588411

Williams, S. B., Brand, C. A., Hill, K. D., Hunt, S. B. & Moran, H. (2010). Feasibility and outcomes of a home-based exercise program on improving balance and gait stability in women with lower limb osteoarthritis or rheumatoid arthritis: A pilot study. *Archives of Physical Medicine and Rehabilitation, 91,* 106–114. https://doi.org/10.1016/j.apmr.2009.08.150

Williams, S. M., Wolford, M. L. & Bercovitz, A. (2015). Hospitalization for total knee replacements among inpatients aged 45 and over: United States, 2000–2010 *(National Center for Health Statistics Data Brief No. 210).* Retrieved from https://www.cdc.gov/nchs/products/databriefs/db210.htm

Wolfe, F., Clauw, D. J., Fitzcharles, M. A., Goldenberg, D. L., Katz, R. S., Mease, P., ... Yunus, M. B. (2010). The American College of Rheumatology preliminary diagnostic criteria for fibromyalgia and measurement of symptom severity. *Arthritis Care and Research, 62,* 600–610. https://doi.org/10.1002/acr.20140

Yelin, E., Tonner, C., Trupin, L., Gansky, S. A., Julian, L., Katz, P., ... Criswell, L. A. (2012). Longitudinal study of the impact of incident organ manifestations and increased disease activity on work loss among persons with systemic lupus erythematosus. *Arthritis Care and Research, 64,* 169–175. https://doi.org/10.1002/acr.20669

Yip, Y. B., Sit, J. W. H., Fung, K. K., Wong, D. Y., Chong, S. Y., Chung, L. H. & Ng, T. P. (2007a). Effects of a self-management arthritis programme with an added exercise component for osteoarthritic knee: Randomized controlled trial. *Journal of Advanced Nursing, 59,* 20-28. https://doi.org/10.1111/j.1365-2648.2007.04292.x

Yip, Y. B., Sit, J. W., Fung, K. K., Wong, D. Y., Chong, S. Y., Chung, L. H., Ng, T. P. (2007b). Impact of an arthritis self-management programme with an added exercise component for osteoarthritic knee sufferers on improving pain, functional outcomes, and use of health care services: An experimental study. *Patient Education and Counseling, 65,* 113-121. https://doi.org/10.1016/j.pec.2006.06.019

Yip, Y. B., Sit, J. W. H. & Wong, Y. S. (2004). A quasi-experimental study on improving arthritis self-management for residents of an aged people's home in Hong Kong. *Psychology Health and Medicine, 9,* 235-246. https://doi.org/10.1080/13548500410001670762

Yip, Y. B., Sit, J. W. H., Wong, D. Y., Chong, S. Y. & Chung, L. H. (2008). A 1-year follow-up of an experimental study of a self-management arthritis programme with an added exercise component of clients with osteoarthritis of the knee. *Psychology Health and Medicine, 13,* 402-414. https://doi.org/10.1080/13548500701584030

Yuen, H. K., Breland, H. L., Vogtle, L. K., Holthaus, K., Kamen, D. L. & Sword, D. (2013). The process associated with motivation of a home-based Wii Fit exercise program among sedentary African American women with systemic lupus erythematosus. *Disability and Health Journal, 6,* 63-68. https://doi.org/10.1016/j.dhjo.2012.08.003

Yuen, H. K., Holthaus, K., Kamen, D. L., Sword, D. O. & Breland, H. L. (2011). Using Wii Fit to reduce fatigue among African American women with systemic lupus erythematosus: A pilot study. *Lupus, 20,* 1293-1299. https://doi.org/10.1177/0961203311412098

Zautra, A. J., Davis, M. C., Reich, J. W., Nicassario, P., Tennen, H., Finan, P., ... Irwin, M. R. (2008). Comparison of cognitive behavioral and mindfulness meditation interventions on adaptation to rheumatoid arthritis for patients with and without history of recurrent depression. *Journal of Counseling and Clinical Psychology, 76,* 408-421. https://doi.org/10.1037/0022-006X.76.3.408

Zhang, Y. & Jordan, J. M. (2010). Epidemiology of osteoarthritis. *Clinics in Geriatric Medicine, 26,* 355-369. https://doi.org/10.1016/j.cger.2010.03.001

Zigmond, A. S. & Snaith, R. P. (1983). The Hospital Anxiety and Depression Scale. *Acta Psychiatrica Scandinavica, 67,* 361-370. https://doi.org/10.1111/j.1600-0447.1983.tb09716.x

Sachregister

A

Accreditation Council for Occupational Therapy Education (ACOTE®)   73
Active Choices   57
Active Living Every Day-Programm   57
Activity Card Sort (ACS)   30
Activity Pacing
– Arthrose   41, 57
– Lupus erythematodes, systemischer (SLE)   46
Aerobes Training
– Fibromyalgie (FM)   23, 60, 61
– Lupus erythematodes, systemischer (SLE)   64
– rheumatoide Arthritis (RA)   51
Aerobic Walking, Arthrose   58
Aktivitäten
– des täglichen Lebens (ADLs)   15
– personenbezogene, des täglichen Lebens (PADLs)   15
Aktivitäten des täglichen Lebens (ADLs)   33
Aktivitätsanforderungen   35
American Occupational Therapy Association (AOTA)   13
– EBP-Projekte   79
Arthritis   13, 19
– Ergotherapiephasen und Settings   29
– Körperfunktionen/-strukturen, beeinträchtigte   33
– Krankheitsschub/Symptomverstärkung   29
Arthritis Impact Measurement Scales 2 (AIMS2)   31, 36
Arthritis Self-Efficacy-Skala   37
Arthritis Self-Management Program (ASMP)   21, 52
– Leader-Manual   55
Arthrose   14, 19, 22, 25
– Activity Pacing   41, 57
– Aerobic Walking   58
– Betätigungsperformanz   22, 40
– Betätigungsprofil   39
– Bewegungsübungen   41
– Bodengestützte Übungsprogramme   58
– enabling-based intervention (EBG)   57
– Fallstudie   39
– Fibromyalgie (FM)   26
– Forschung   72
– Gelenke, betroffene   25
– Gelenkschutz   41
– In-/Outdoor-Laufprogramm   40
– Intervall-Krafttraining   22
– Interventionen   54
– Interventionsimplementierung   41
– Interventionsplan   40
– Klientenedukation   55
– kognitive Verhaltenstherapie   22, 56
– Kontrollüberzeugung, interne (locus of control)   57
– körperliche Aktivität   22, 57
– körperliche Bewegungsinterventionen   57
– Kräftigungsübungen, Extremität, obere   59
– Lauf- und Radfahrprogramme   41
– Online-Selbstmanagement-Programm   41
– Paareduktion/-unterstützung   56
– progressive Muskelentspannung   41, 42, 56
– Psychoedukation   22, 54
– Schmerzen   25
– Selbstmanagement-Programme   22, 55
– Stressmanagement   56
– Tai Chi   22, 59
– Therapieempfehlungen   67, 69
– Virtual Coaching   56
– Wassergymnastik   58
– wasser- und landbasierte Übungen   22
– Widerstandstraining   58
– Yoga   59
Assessments   31, 35
Ausbildungsprogramme   70

B

Basisaktivitäten des täglichen Lebens (BADLs)   15
Best Practice   49
Betätigungsanforderungen   35
Betätigungsbereiche   33, 36
Betätigungsperformanz   10, 19, 35, 72
– Analyse   16, 30, 33
– Arthrose   22, 40
– Beeinträchtigung, symptombedingte   30
– Evaluation   17
– Fibromyalgie (FM)   23, 43, 59
– Krankheitsschub   29
– Lupus erythematodes, systemischer (SLE)   19, 26, 45
– rheumatoide Arthritis (RA)   38, 50, 72
– soziale/physische Umwelt   34

Sachregister

- Verbesserung   34, 70
Betätigungsprofil   16, 30
- Arthrose   39
- Entwicklung   30
- Evaluation   17
- Fibromyalgie   42
- Lupus erythematodes, systemischer (SLE)   45
- rheumatoide Arthritis (RA)   37
Bewältigungsstrategien   37

C

Canadian Occupational Performance Measure (COPM)   21, 30, 31, 40, 43, 46, 70
Current Procedural Terminology   14

D

Datenbanken   80
Dermatomyositis   27, 80
Disease Activity Score-28   36

E

Einzelfallstudien, experimentelle   20, 49
Emotionale Selbstoffenbarung
- Fibromyalgie (FM)   23, 62, 63
- rheumatoide Arthritis (RA)   21, 51, 54
Energie-Effizienz-Kurse   29
Entlassungsplanung   37
Ergotherapeuten
- gesetzliche Vorschriften zur Berufsausübung   74
- Zertifizierung   73
Ergotherapeutische Dienstleistungen   13
Ergotherapie
- Abschluss   37
- Empfehlungen   67
- Gegenstandsbereich   14
- klientenzentrierte   16
- Prozess   16
- Überweisung   30
Ergotherapie-Assistent   73
Ergotherapieverband, amerikanischer   13
Evaluation   17, 30
Evaluation of Daily Activity Questionnaire (EDAQ)   31
Evidenz
- Studien   20
Evidenzbasierte Interventionen   13, 20, 49, 72
Evidenzbasierte Praxis   79
Evidenzlevel/-tabelle   81

F

Fähigkeiten, Erhalt   36
Fallstudien   37
- deskriptive   49
Fatigue
- Fibromyalgie (FM)   19, 23, 26, 42, 44
- Lupus erythematodes, systemischer (SLE)   24, 27, 46, 47

- rheumatoide Arthritis (RA)   25, 39, 52
Fertigkeiten
- Erhalt   36
- Selbstmanagement   55
- soziale Interaktion   34
Fibromyalgia Impact Questionnaire (FIQ)   23, 31, 59
- Revised (FIQ-R)   43
Fibromyalgie (FM)   14, 19, 22
- aerobes Training   60, 61
- aktivitätsbasierte Interventionen   62
- Aqua-Walking   43
- Arthrose   26
- Betätigungsperformanz   23, 43, 59
- Betätigungsprofil   42
- Diet-recall-Medikamente/Placebo-diet-recall   60
- Druckschmerzpunkte   23
- emotionale Selbstoffenbarung   23, 62, 63
- Entspannungs-/Stressmanagement-Interventionen   63
- Fallstudie   42
- Fatigue   26, 42, 44
- Forschung   72
- Indoor-Walking-Programm   44
- Interventionen   59
- Interventionsimplementierung   44
- Interventionsplan   43
- kognitive Verhaltenstherapie   23, 60, 62
- körperliche Aktivität   23, 59, 60
- Krafttraining   60
- multidisziplinäre Interventionen   23, 59
- Muskel-/Bindegewebsschmerzen   19, 26
- Nordic Walking   44
- Online-Achtsamkeitsprogramm   44
- Pilates   23, 60, 61, 70
- pool-based exercise (Therapie im Bewegungsbad)   60
- Psychoedukation   23, 62
- Selbstmanagement   62
- Symptome   26
- Tai Chi   23, 61, 70
- TENS (transkutane elektrische Nervenstimulation)   61
- Therapieempfehlungen   67, 70
- Übungen, kombinierte   60
- Visualisierung, geführte (Guided Imagery)   63
- Wassertraining/-übungen   61
- Wasser-Übungsgruppen   23
- Widerstandstraining   61
- Yoga   61, 70
Fibromyalgie-Selbsthilfegruppe   43
Förderung   36
Forschung(sergebnisse/-programme)   71
Framework   16

G

Gegenstandsbereich   14
Gelenkschutz
- Arthrose   41

– Lupus erythematodes, systemischer (SLE) 47
  – rheumatische Erkrankungen 30
  – rheumatoide Arthritis (RA) 39, 53, 69
  – Schulungen 29
Gonarthrose (Kniegelenksarthrose) 25, 55, 58, 59

H
Health Assessment Questionnaire (HAQ) 36
Heberden-Arthrose 40
Hüftarthrose 58
Hüftgelenksersatz, Intervall-Krafttrainings-
    programm 22, 59

I
Instrumentelle Aktivitäten des täglichen Lebens
    (IADLs) 15, 33
International Classification of Functioning, Disability
    and Health (ICF) 14
Intervention 35
Interventionen 17
– Überprüfung/Monitoring 17
– Umsetzung 17
Interventionseffektivität 17
Interventionsplan 17
Interventionsplan(ung) 35
– Ergebnis(kontrolle) 36
– Implementierung 36
– Überprüfung 36
Interventionsstudien 71

K
Klientenfaktoren 33, 36
Kognitive Verhaltenstherapie
– Arthrose 22, 56
– Fibromyalgie (FM) 23, 60, 62
– Lupus erythematodes, systemischer (SLE) 65
– rheumatoide Arthritis (RA) 21, 52
Kohorten, nicht randomisierte 20

L
Leitlinie für Erwachsene mit muskuloskelettalen
    Erkrankungen 27
Lifestyle Redesign 71
Likert-Skala 46
Lupus erythematodes, systemischer (SLE) 14, 19, 23, 26
– Activity Pacing 46
– aerobes Training, angeleitetes 64
– Autoimmunreaktionen 29
– Betätigungsperformanz 19, 26, 45
– Betätigungsprofil 45
– Ernährungsplan 47
– Fallstudie 45
– Fatigue 24, 27, 46, 47
– Fibromyalgie (FM) 26
– Forschung 72
– Gelenkschutz 47

– häusliches Übungsprogramm 64
– Interventionen 64
– Interventionsimplementierung 46
– Interventionsplan 46
– kognitive Verhaltenstherapie 65
– körperliche Aktivität 24, 64
– Likert-Skala 46
– Prävalenz 26
– Psychoedukation 24, 64
– Schmetterlingserythem 19, 26
– Selbstmanagement 65
– Sonnenlichtempfindlichkeit 26
– Symptome 27
– symptom monitoring support (SMS) 65
– Therapieempfehlungen 67, 70
– Übungsprogramm mit Nintendo WII Fit 24
– Umstrukturierung (Reframing) 47
Lupus Quality of Life (Lupus-QoL)-Messung 45

M
Medical Outcomes Study 36-Item Short Form Survey
    (SF-36) 31, 37, 42
Methodik 80
Modifikation 35
Montreal Cognitive Assessment (MoCa) 45
Motivational Interviewing (MI) 62
Motorische Fertigkeiten 34

N
Nachsorge 37

O
Occupational Performance History Interview-II 30
Occupational Therapy Practice Framework
– Domain und Process 13, 14
Osteoarthritis 14
– Paar-orientierte Studien 22
Outcome 17

P
Parenting Disability Index (PDI) 37
Peer-reviewte Interventionsstudien 20
Performanzfertigkeiten 34, 35, 36
Performanzmuster 34
Personbezogene Aktivitäten des täglichen Lebens
    (PADLs) 15
Pilates, Fibromyalgie (FM) 23, 60, 61, 70
Polymyositis 27, 80
Prävention 35
Praxisleitlinien 20
Progressive Muskelentspannun
– Arthrose 40
Progressive Muskelentspannung, Arthrose 41, 42, 56
Prozessbezogene Fertigkeiten 34
Prozess, ergotherapeutischer 16
– Dienstleistung Überblick 17

Psoriasisarthritis 27, 71, 80
Psychoedukation
- Arthrose 22, 54
- Fibromyalgie (FM) 23, 62
- Lupus erythematodes, systemischer (SLE) 24, 64
- rheumatoide Arthritis (RA) 21, 38, 51

Q
QoL-Assessments (QoL= Quality of life) 71

R
Randomisierte kontrollierte Studien (RCTs) 20, 79
Remission 30
Reviews, systematische 49, 71, 79
Rheumatische Erkrankungen 25
- Assessments 30, 35
- autoimmune 19
- Coping-Strategien 30
- Gelenkschutz 30
- Körperfunktionen/-strukturen, beeinträchtigte 33
- Krankheitsschub/Symptomverstärkung 29
- Remission 30
- Stressmanagement-Techniken 30
Rheumatoide Arthritis (RA) 14, 19, 21, 25
- aerobes Training 51
- Aktivitäten des täglichen Lebens (ADLs) 25
- Autoimmunreaktionen 29
- Behandlungsansätze, multidisziplinäre 53
- Betätigungsperformanz 38, 50, 72
- Betätigungsprofil 37
- Canadian Occupational Performance Measure 21
- DMARDs 21, 50
- dynamische Übungen 50
- emotionale Selbstoffenbarung 21, 51, 54
- Ergotherapie 54
- Fallstudie 37
- Fatigue 25, 39, 52
- Forschung 72
- Functional ROM assessment 37
- Gelenkschutz 21, 39, 53, 69
- Hilfsmittel 54
- Interventionen 21, 50
- Interventionsplan 38
- Klientenedukation 52
- kognitive Verhaltenstherapie 21, 52
- körperliche Aktivität 21, 50
- Psychoedukation 21, 38, 51

- Selbstmanagement-Programme 21
- Stressreduktion, achtsamkeitsbasierte 53
- Tai Chi 21, 51
- Therapieempfehlungen 67, 69
- Übungen im häuslichen Umfeld und Coaching 50
- Wassertherapietraining 51
- Widerstandstraining 51
- Yoga 21, 38, 39, 51
Rollen-Checkliste 30

S
Spondylitis ankylosans 19, 80
- Fibromyalgie (FM) 26
Studierende, Ausbildungsprogramme 71
Systematische Reviews 20
Systemische Sklerose 27, 71

T
Tai Chi
- Arthrose 22, 59
- Fibromyalgie (FM) 23, 61, 70
- rheumatoide Arthritis (RA) 21, 51
Tender joint count 36

U
Überweisungen 30
Umwelt, physische/soziale 34
Uniform Terminology for Occupational Therapy 14

V
Virtuelles Coaching 56

W
Wassergymnastik
- Arthrose 58
- Fibromyalgie (FM) 23, 60, 61
- rheumatoide Arthritis (RA) 51
Websites 80
Western Ontario and McMaster University Osteoarthritis Index (WOMAC) 31, 40
Widespread Pain Index 42

Y
Yoga
- Arthrose 59
- Fibromyalgie (FM) 61, 70
- rheumatoide Arthritis (RA) 21, 38, 39, 51

Glossar

Adaptation (adaptation): Ergotherapeuten ermöglichen Teilhabe, indem sie Aufgaben, Methoden zur Aufgabenbewältigung und die Umwelt verändern, um das Beteiligen an Betätigung zu fördern (James, 2008).

Aktivitäten (activities): Aktionen, entworfen und ausgewählt zur Unterstützung der Entwicklung von Performanzfertigkeiten und Performanzmustern, um das Beteiligen an Betätigung zu fördern.

Aktivitäten des täglichen Lebens (ADLs) (activities of daily living): Aktivitäten, die darauf gerichtet sind, den eigenen Körper zu versorgen (nach Rogers & Holm, 1994). ADLs werden auch als *Basis-Aktivitäten des täglichen Lebens (BADLs)* und *persönliche Aktivitäten des täglichen Lebens (PADLs)* bezeichnet. Diese Aktivitäten sind „grundlegend für das Leben in einer sozialen Welt; sie ermöglichen elementares Überleben und Wohlbefinden" (Christiansen & Hammecker, 2001, S. 156)

Aktivitätsanalyse (activity analysis): Analyse der „typischen Anforderungen einer Aktivität, der für die Performanz benötigten Fertigkeiten und der verschiedenen kulturellen Bedeutungen, die ihnen beigemessen werden" (Crepeau, 2003, S. 192).

Aktivitätsanforderungen (activity demands): Aspekte einer Aktivität oder Betätigung, die für die Ausführung benötigt werden, einschließlich Relevanz und Wichtigkeit für den Klienten, der verwendeten Gegenstände und deren Eigenschaften, der räumlichen Anforderungen, sozialen Anforderungen, von Sequenzieren und Timing, benötigter Aktionen und Performanzfertigkeiten und benötigter zugrundeliegender Körperfunktionen und -strukturen.

Arbeit (work): „Körperliche Arbeit oder Anstrengung; Gegenstände machen, konstruieren, herstellen, bilden, gestalten, formen; Dienstleistungen oder Lebens- oder Leitungsprozesse planen, strukturieren oder evaluieren; engagierte Betätigungen, die mit oder ohne Vergütung ausgeführt werden" (Christiansen & Townsend, 2010, S. 423).

Assessments (assessments): „Spezielle Werkzeuge oder Instrumente, die im Evaluationsprozess eingesetzt werden" (American Occupational Therapy Association [AOTA], 2010, S. 107)

Aufgabe (task): Was Menschen tun oder getan haben (z.B. Autofahren, einen Kuchen backen, sich anziehen, das Bett machen; A. Fisher[12]).

Betätigung (occupation): Alltägliche Aktivitäten, an denen sich Menschen beteiligen. Betätigung geschieht im Kontext und wird vom Zusammenspiel zwischen den Klientenfaktoren, Performanzfertigkeiten und Betätigungsmustern beeinflusst. Betätigungen geschehen im Lauf der Zeit; sie haben einen Zweck, Bedeutung und empfundenen Nutzen für den Klienten, und sie können von anderen beobachtet werden (z.B. Mahlzeitzubereitung) oder nur der Person selbst bekannt sein (z.B. Lernen durch Lesen eines Lehrbuchs). Betätigungen können die abschließende Ausführung mehrerer Aktivitäten beinhalten und zu verschiedenen Ergebnissen führen. Das *Framework* nennt eine Anzahl von Betätigungen, eingeteilt in Aktivitäten des täglichen Lebens, instrumentelle Aktivitäten des täglichen Lebens, Ruhe, Schlaf, Bildung, Arbeit, Spiel, Freizeit und soziale Teilhabe.

Betätigungsanalyse (occupational analysis): *Siehe Aktivitätsanalyse.*

---

12 persönliche Mitteilung an die Übersetzerin Barbara Dehnhardt am 16.12.2013

Betätigungsanforderungen (occupational demands): *Siehe Aktivitätsanforderungen.*

Betätigungsidentität (occupational identity): „Zusammenfassung des Gefühls davon, wer man von der eigenen Betätigungsvorgeschichte her als sich betätigendes Wesen ist und wer man werden möchte" (Boyt Schell et al., 2014a, S. 1238).

Betätigungsgerechtigkeit (occupational justice): „Eine Gerechtigkeit, die Betätigungsrecht für alle Personen in der Gesellschaft anerkennt, unabhängig von Alter, Fähigkeit, Geschlecht, sozialer Klasse oder sonstigen Unterschieden" (Nilsson & Townsend, 2010, S. 58). Zugang zu und Teilhabe an der vollen Bandbreite von bedeutungsvollen und bereichernden Betätigungen für andere, einschließlich Gelegenheit zu sozialer Inklusion und von Ressourcen zur Befriedigung von persönlichen, Gesundheits- und gesellschaftlichen Bedürfnissen (nach Townsend & Wilcock, 2004).

Betätigungsperformanz (occupational performance): Der Akt des Tuns und Ausführens einer ausgewählten Aktion (Performanzfertigkeit), Aktivität oder Betätigung (Fisher, 2009; Fisher & Griswold, 2014, Kielhofner, 2008), der aus der dynamischen Transaktion zwischen Klient, Kontext und Aktivität resultiert. Betätigungsfertigkeiten und -muster zu verbessern oder dazu zu befähigen, führt dazu, sich an Betätigungen oder Aktivitäten zu beteiligen (nach Law et al., 1996, S. 16).

Betätigungsprofil (occupational profile): Zusammenfassung der Betätigungsvorgeschichte, der Erfahrungen, Alltagsmuster, Interessen, Werte und Bedürfnisse eines Klienten.

Beteiligung an Betätigung (engagement in occuption): Ausführung von Betätigungen als Ergebnis von Auswahl, Motivation, und Bedeutung innerhalb von unterstützendem Kontext und unterstützender Umwelt.

Bildung (education):

- *Als Betätigung*: Aktivitäten für Lernen und Teilhaben in der Bildungsumwelt (siehe Tabelle 1).
- *Als Intervention*: Aktivitäten, die Kenntnisse und Informationen zu Betätigung, Gesundheit, Wohlbefinden und Teilhabe umfassen und deren Aneignung durch den Klienten in hilfreichem Verhalten, Gewohnheiten und Alltagsroutinen resultieren, die zur Zeit der Intervention möglicherweise gebraucht werden.

Dienstleistungsmodell (service delivery model): Set von Methoden zum Bereitstellen von Dienstleistungen für oder im Namen von Klienten.

Ergotherapie (occupational therapy): Der therapeutische Einsatz von alltäglichen Aktivitäten (Betätigungen) mit Einzelpersonen oder Gruppen zum Zwecke der Förderung oder Ermöglichung von Teilhabe an Rollen, Gewohnheiten und Routinen zuhause, in der Schule, am Arbeitsplatz, in der Gemeinde oder in anderem Setting. Ergotherapeuten wenden ihre Kenntnisse über die wechselseitigen Beziehungen zwischen der Person, ihrer Beteiligung an wertvollen Betätigungen und dem Kontext an, um betätigungsbasierte Interventionspläne zu erstellen. Diese bahnen Veränderungen oder Entwicklung der Klientenfaktoren (Körperfunktionen, Körperstrukturen, Werte, Überzeugungen und Spiritualität) und Fertigkeiten (motorische, prozessbezogene und soziale Interaktion) an, die für erfolgreiche Teilhabe erforderlich sind. Ergotherapeuten geht es um Partizipation als Endergebnis, sie ermöglichen deshalb Beteiligung durch Adaptation und Modifikation der Umwelt oder von Gegenständen bzw. Objekten innerhalb der Umwelt wenn notwendig. Ergotherapeutische Dienstleistungen werden zu Gesundheitsaufbau und -erhalt (habilitation), Rehabilitation und Förderung von Gesundheit und Wohlbefinden für Klienten mit behinderungsbedingten und nicht-behinderungsbedingtem Bedarf angeboten. Zu diesen Dienstleistungen gehören die Aneignung und der Erhalt der Betätigungsidentität für Menschen, die Krankheit, Verletzung, Störung, Schädigung, Behinderung, Aktivitätseinschränkung oder Eingrenzung der Teilhabe erfahren haben oder die davon bedroht sind (nach AOTA, 2011).

Evaluation (Evaluation): „Prozess des Sammelns und Interpretierens von Daten, die für die Intervention notwendig sind. Dazu gehört das Planen und Dokumentieren des Evaluationsprozesses und der Outcomes" (AOTA, 2011, S. 107).

Freizeit (leisure): „Nicht verpflichtende Aktivität, die intrinsisch motiviert ist und an der man sich in frei verfügbarer Zeit beteiligt, also in der Zeit, die keinen obligatorischen Betätigungen wie Arbeit, Selbstversorgung oder Schlaf dient" (Parham & Fazio, 1997, S. 250).

Fürsprache (advocacy): Bemühungen, Betätigungsgerechtigkeit und Empowerment von Klienten zu fördern, Ressourcen zu suchen und zu finden, damit Klienten ganz an ihren täglichen Betätigungen teilhaben. Anstrengungen des Ergotherapeuten werden als Fürsprache bezeichnet, und diejenigen des Klienten als Vertreten der eigenen Interessen; diese können auch durch den Ergotherapeuten gefördert und unterstützt werden.

Gegenstandsbereich (Domain): Geltungs- und Gegenstandsbereich des Berufes, in dem seine Mitglieder ein gesammeltes Wissen und Erfahrung haben.

Gemeinsame Vorgehensweise (collaborative approach): Ausrichtung, in der die Ergotherapeutin und der Klient im Geiste von Gleichheit und beiderseitiger Teilhabe arbeiten. Gemeinsames Vorgehen beinhaltet, die Klienten zu ermutigen, ihre therapeutischen Anliegen zu beschreiben, ihre eigenen Ziele zu benennen und zu Entscheidungen zu ihrer therapeutischen Intervention beizutragen (Boyt Schell et al., 2014a).

Gesundheit (health): „Zustand kompletten körperlichen, mentalen und sozialen Wohlbefindens und nicht nur die Abwesenheit von Krankheit oder Gebrechen" (WHO, 2006, S. 1).

Gesundheitsaufbau und -erhalt (habilitation): Gesundheitsdienstleistungen, die Menschen helfen, Fertigkeiten, Funktionen oder Performanz zur Partizipation an Betätigungen und alltäglichen Aktivitäten (ganz oder teilweise) aufrecht zu erhalten, zu erwerben, zu verbessern, deren Abbau möglichst klein zu halten oder eine Schädigung zu kompensieren (AOTA policy staff[13]).

Gesundheitsförderung (health promotion): „Prozess, Menschen zu befähigen, ihre Gesundheit stärker selbst zu steuern und zu verbessern. Um einen Zustand kompletten körperlichen, mentalen und sozialen Wohlbefindens zu erreichen, muss eine Einzelperson oder eine Gruppe fähig sein, das eigene Streben zu erkennen und zu erfassen, Bedürfnisse zu befriedigen und die Umwelt zu verändern oder mit ihr zurecht zu kommen" (WHO, 1986).

Gewohnheiten (habits): „Erworbene Tendenz, in vertrauter Umwelt oder Situation zu reagieren und auf gleichbleibende Weise zu handeln; spezifisches automatisches Verhalten, das wiederholt, relativ automatisch und mit wenig Variation gezeigt wird" (Boyt Schell et al., 2014a, S. 1234). Gewohnheiten können nützlich, dominierend oder verkümmert sein und Performanz in Betätigungsbereichen entweder unterstützen oder behindern (Dunn, 2000).

Gruppe (group): Ansammlung von Einzelpersonen (z. B. Familienmitglieder, Arbeiter, Studenten, Bürger einer Gemeinde).

Gruppenintervention (group intervention): Praktische Kenntnisse und Einsatz von Führungstechniken in unterschiedlichem Setting, um Lernen und Erwerb von Fertigkeiten zur Partizipation durch Klienten über das gesamte Leben anzubahnen, einschließlich grundlegender sozialer Interaktionsfertigkeiten, Instrumenten zur Selbstregulierung, Zielsetzung und positivem Auswählen durch die Dynamik der Gruppe und durch soziale Interaktion. Gruppen können als Methode der Dienstleistung verwendet werden.

Hoffnung (hope): „Empfundene Fähigkeit, Wege zu finden, um erwünschte Ziele zu erreichen und sich selbst zu motivieren, diese Wege zu gehen" (Rand & Cheavens, 2009, S. 323).

Instrumentelle Aktivitäten des täglichen Lebens (IADLs) (instrumental ADLs): Aktivitäten, die das tägliche Leben zuhause und in der Öffentlichkeit unterstützen und die oft komplexere Interaktionen erfordern als ADLs.

Interessen (interests): „Was man gerne und zufriedenstellend macht" (Kielhofner, 2008, S. 42)

Intervention (intervention): „Gemeinsamer Prozess und praktische Aktionen von Ergotherapeuten und Klienten, um das Beteiligen an Betätigung in Bezug auf die Gesundheit und Partizipation anzubahnen. Eingeschlossen darin sind der Plan, dessen Umsetzung und Überprüfung" (AOTA, 2010, S. 107).

Interventionsansätze (intervention approaches): Spezifische Strategien zur Lenkung des Interventionsprozesses auf der Basis der vom Klienten erwünschten Outcomes, Evaluationsdaten und Evidenz.

Klient (client): Person oder Personen (einschließlich derjenigen, die den Klienten versorgen), Gruppe (Ansammlung von Einzelpersonen, z. B. Familien, Arbeit-

---

[13] persönliche Mitteilung an die Übersetzerin Barbara Dehnhardt, 17.12. 2013

nehmer, Studenten oder Gemeindemitglieder) oder Populationen (Ansammlung von Gruppen oder Einzelpersonen, die in einer ähnlichen Gegend wohnen, z. B. Stadt, Land oder Staat, oder die die gleichen oder ähnliche Anliegen haben).

Klientenzentrierte Versorgung/Praxis (client-centered care/practice): Dienstleistungsansatz, der Respekt für die Klienten und Partnerschaft mit ihnen als aktive Teilnehmer am Therapieprozess umfasst. Dieser Ansatz betont das Wissen und die Erfahrung, Stärken, Auswahlvermögen und allgemeine Autonomie der Klienten (Boyt Schell et al., 2014a, S. 1230).

Klientenfaktoren (client factors): Spezielle Fähigkeiten, Merkmale oder Überzeugungen, die der Person innewohnen und Betätigungsperformanz beeinflussen. Zu Klientenfaktoren gehören Werte, Überzeugungen und Spiritualität, Körperfunktionen und Körperstrukturen.

Klinisches Reasoning (Clinical Reasoning): „Prozess, den Ergotherapeuten zum Planen, Ausrichten, Durchführen und Reflektieren über die Klientenversorgung nutzen" (Boyt Schell et al., 2014a, S. 1231). Der Begriff *professionelles Reasoning* wird gelegentlich genutzt und wird als allgemeinerer Begriff angesehen.

Körperfunktionen (body functions): "Physiologische Funktionen von Körpersystemen (einschließlich psychischer Funktionen)" (World Health Organization [WHO], 2010, S. 107).

Körperstrukturen (body structures): „Anatomische Teile des Körpers wie Organe, Gliedmaßen und ihre Komponenten", die Körperfunktionen unterstützen (WHO, 2001, S. 10).

Ko-Betätigung (co-occupation): Betätigung, die zwei oder mehr Personen umfasst (Boyt Schell et al., 2014a, S. 1232).

Kontext (Kontext): Eine Reihe von miteinander verbundenen Gegebenheiten innerhalb des und um den Klienten herum, die Performanz beeinflussen, auch den kulturellen, personenbezogenen, zeitlichen und virtuellen Kontext.

Kultureller Kontext (cultural context): Von der Gesellschaft, deren Teil der Klient ist, akzeptierte Sitten, Überzeugungen, Aktivitätsmuster, Verhaltensstandards und Erwartungen. Der kulturelle Kontext beeinflusst Identität und Aktivitätsauswahl des Klienten.

Lebensqualität (quality of life): Dynamische Bewertung der Lebenszufriedenheit (Wahrnehmung von Fortschritt in Richtung der herausgefundenen Ziele), des Selbstkonzepts (Überzeugungen und Empfinden über sich selbst), von Gesundheit und Funktionsfähigkeit (z. B. Gesundheitsstatus, Selbstversorgungsfähigkeiten) und von sozioökonomischen Faktoren (z. B. Beruf, Bildung, Einkommen; nach Radomski, 1995).

Motorische Fertigkeiten (motor skills): „Fertigkeiten der Betätigungsperformanz, beobachtet wenn die Person sich selbst und Gegenstände der Aufgabe innerhalb der Aufgabenumwelt bewegt oder mit ihnen interagiert" (z. B. motorische ADL-Fertigkeiten, motorische Schulfertigkeiten; Boyt Schell et al., 2014a, S. 1237).

Organisation (organization): Eine Gesamtheit von Einzelpersonen mit einem gemeinsamen Zweck oder Vorhaben wie eine Gesellschaft, Industrie oder Agentur.

Outcome/Ergebnis (outcome): Endergebnis des ergotherapeutischen Prozesses; was Klienten durch ergotherapeutische Intervention erreichen können (siehe Tabelle 9).

Partizipation (participation): „Eingebunden-sein in eine Lebenssituation" (WHO, 2001, S. 10).

Performanzanalyse (analysis of occupational performance): Der Schritt der Evaluation, in dem die positiven Aspekte des Klienten und seine Probleme bzw. seine potentiellen Probleme genauer untersucht werden, und zwar mit Hilfe von Assessment-Instrumenten, die beobachten, messen und nach den Faktoren fragen, die Betätigungsperformanz unterstützen oder behindern und mit denen anvisierte Outcomes herausgefunden werden.

Performanzfertigkeiten (performanceskills): Zielgerichtete Aktionen, die als kleine Einheiten der Ausführung von Beteiligung an alltäglichen Betätigungen beobachtbar sind. Sie werden im Laufe der Zeit erlernt und entwickelt und gehören in bestimmte Kontexte oder Umwelten (Fisher & Griswold, 2014).

Performanzmuster (performance patterns): Gewohnheiten, Routineabläufe, Rollen und Rituale bei Betätigungen oder Aktivitäten; diese Muster können Betätigungsperformanz unterstützen oder behindern.

Person (person): Ein Mensch, auch Familienmitglied, Versorger, Lehrer, Angestellter oder wichtige Bezugsperson.

Personenbezogener Kontext (personal context): „Merkmale eines Menschen, die nicht Teil seines Gesundheitszustandes oder -status sind" (WHO, 2001, S. 17). Zum personenbezogenen Kontext gehören Alter, Geschlecht, sozioökonomischer und Bildungsstatus, er kann auch Gruppenmitgliedschaft (z.B. Ehrenamtlicher, Angestellter) oder einer Populationsmitgliedschaft einschließen (z.B. Gesellschaftsmitglied).

Physische Umwelt (physical environment): Natürliche oder hergestellte Umgebung und die Gegenstände darin. Zur natürlichen Umwelt gehören sowohl geografisches Land, Pflanzen und Tiere als auch sensorische Qualitäten der natürlichen Umgebung. Zur hergestellten Umwelt gehören Gebäude, Möbel, Werkzeuge und Geräte.

Population (population): Ansammlung von Gruppen von Einzelpersonen, die an einem ähnlichen Schauplatz leben (z.B. Stadt, Staat, Land) oder die die gleichen oder ähnliche Merkmale oder Anliegen haben.

Prävention (prevention): Bemühungen zur Schulung über oder Förderung von Gesundheit, die das Entstehen oder Auftreten von ungesunden Bedingungen, Risikofaktoren, Krankheiten oder Verletzungen erkennen, reduzieren oder verhüten sollen (AOTA, 2013b).

Prozess (process): Art und Weise, wie Ergotherapeuten ihr Fachwissen für Klienten als Dienstleistung operationalisieren. Zum ergotherapeutischen Prozess gehören Evaluation, Intervention und anvisierten Outcomes; er geschieht auf dem Gebiet des ergotherapeutischen Gegenstandsbereiches und stützt sich auf die Zusammenarbeit zwischen Ergotherapeutin, Ergotherapie-Assistenten und Klient.

Prozessbezogene Fertigkeiten (process skills): „Fertigkeiten der Betätigungsperformanz (z.B. prozessbezogene ADL-Fertigkeiten, Schul-Prozessfertigkeiten), beobachtet, wenn eine Person 1. Werkzeuge der Aufgabe auswählt, mit ihnen interagiert und sie verwendet; 2. einzelne Aktionen und Schritte ausführt; und 3. die Ausführung modifiziert, wenn sich Probleme ergeben" (Boyt Schell et al., 2014a, S. 1239).

Re-Evaluation (re-evaluation): Erneute Bewertung der Performanz und der Ziele eines Klienten, um die Art und das Ausmaß von stattgefundenen Veränderungen festzustellen.

Rehabilitation (rehabilitation): Rehabilitation wird für Klienten bereitgestellt, die Defizite in Schlüsselbereichen von physischen und anderen Funktionen oder Einschränkungen bei Partizipation an alltäglichen Aktivitäten haben. Interventionen werden erstellt, um zum Erreichen und zum Erhalt einer optimalen physischen, sensorischen, intellektuellen, psychischen und sozialen Funktionsebene zu befähigen. Rehabilitation bietet Instrumente und Techniken, die nötig sind, um die erwünschte Ebene von Selbständigkeit und Selbstbestimmung zu erreichen.

Rituale (rituals): Gruppen von symbolischen Aktionen mit spiritueller, kultureller und sozialer Bedeutung, die zur Identität des Klienten beitragen und seine Werte und Überzeugungen stärken. Rituale haben eine starke affektive Komponente (Fiese, 2007; Fiese et al., 2002, Segal, 2004; siehe Tabelle 4).

Rollen (roles): Sets von Verhalten, die von der Gesellschaft erwartet und von Kultur und Kontext geformt werden; sie können durch den Klienten erweitert und definiert werden.

Routinen (routines): Verhaltensmuster, die beobachtbar und regelmäßig sind, sich wiederholen und den Alltag strukturieren. Sie können befriedigen, fördern oder schädigen. Alltagsabläufe erfordern [nur] kurzen Zeiteinsatz und sind in kulturellen und ökologischen Kontext eingebettet (Fiese, 2007; Segal, 2004).

Soziale Interaktionsfertigkeiten (social interaction skills): „Fertigkeiten der Betätigungsperformanz, beobachtet während des fortlaufenden Stroms von sozialem Austausch" (Boyt Schell et al., 2014a S. 1241).

Soziale Umwelt (social environment): Anwesenheit von, Beziehungen zu und Erwartungen von Personen, Gruppen oder Populationen, mit denen Klienten im Kontakt stehen (z.B. Verfügbarkeit und Erwartungen von wichtigen Menschen wie Ehepartner, Freunde und Betreuer).

Soziale Partizipation/Teilhabe (social participation) : „Das Verflechten von Betätigungen, um erwünschte Beteiligung an Gemeinde- und Familienaktivitäten sowie an solchen mit Freunden und Bekannten zu unterstützen" (Gillen & Boyt Schell, 2014, 607); eine Untergruppe von Aktivitäten, die soziale Situationen mit anderen beinhalten (Bedell, 2012) und die soziale Wechselbeziehung unterstützen (Magasi & Hammel, 2004). Soziale Teilhabe kann persönlich oder durch Techniken auf die Entfernung wie Telefonanruf, Computerinteraktion oder Videokonferenz stattfinden.

Spiel (play): „Jegliche spontane oder organisierte Aktivität, die Spaß, Unterhaltung, Vergnügen oder Ablenkung bietet" (Parham & Fazio, 1997, S. 525).

Spiritualität (spirituality): „Der Aspekt von Humanität, der sich darauf bezieht, wie Menschen Bedeutung und Zweck suchen und ausdrücken und auf die Art und Weise, wie sie ihre Verbundenheit mit der Gegenwart, mit sich selbst, mit der Natur und mit dem Wesentlichen oder Heiligen erfahren" (Puchalski et al. 2009, S. 887; siehe Tabelle 2).

Transaktion (transaction): Prozess zwischen zwei oder mehr Personen oder Elementen, die sich fortlaufend und wechselseitig durch die fortdauernde Beziehung beeinflussen (Dickie, Cutchin & Humphry, 2006).

Umwelt (environment): Externe physische und soziale Gegebenheiten um den Klienten herum, in denen sich der Alltag des Klienten abspielt.

Unabhängigkeit/Selbstständigkeit (independence): „Selbstgesteuerter Zustand, gekennzeichnet durch die Fähigkeit eines Menschen, an notwendigen und bevorzugten Betätigungen auf befriedigende Weise teilzuhaben, unabhängig von der Menge oder Art externer erwünschter oder notwendiger Hilfe" (AOTA, 2002a, S. 660).

Vorbereitende Methoden und Aufgaben (preparatory methods and tasks): Methoden und Aufgaben, die den Klienten auf Betätigung vorbereiten, eingesetzt entweder als Teil der Behandlung zur Vorbereitung oder gleichzeitig mit Betätigungen und Aktivitäten oder als häusliche Aktivität zur Unterstützung der täglichen Betätigungsperformanz. Oft sind vorbereitende Methoden Interventionen, die an Klienten vorgenommen werden, ohne dass diese aktiv beteiligt sind; dabei werden Modalitäten, Geräte oder Techniken eingesetzt.

Vertreten eigener Interessen (self-advocacy): Die eigenen Interessen vertreten, einschließlich Entscheidungen über das eigene Leben treffen; lernen, Informationen zu besorgen, um Dinge von persönlichem Interesse oder Wichtigkeit zu verstehen; ein unterstützendes Netzwerk aufbauen; eigene Rechte und Pflichten kennen, anderen bei Bedarf Hilfe anbieten und etwas lernen über Selbstbestimmung.

Virtueller Kontext (virtual context): Umwelt, in der die Kommunikation durch Wellen oder Computer stattfindet, in Abwesenheit von physischem Kontakt. Der virtuelle Kontext schließt simulierte, Echtzeit-, oder zeitnahe Umwelten ein wie Chat-Räume, E-Mail, Videokonferenzen oder Radioübertragungen; Fernüberwachung durch drahtlose Sensoren und computergestützte Datenerhebung.

Wechselbeziehung/Interdependenz (interdependence): „Der Verlass der Menschen untereinander als natürliche Folge des Lebens in Gruppen" (Christiansen & Townsend, 2010, S. 419). „Interdependenz erzeugt ein Gefühl von sozialer Inklusion, gegenseitiger Hilfe und moralischem Einstandspflicht und Verantwortung, Unterschiede anzuerkennen und zu unterstützen" (Christiansen & Townsend, 2010, S. 187).

Wellness (wellness): „Wahrnehmung von und Verantwortlichkeit für psychisches und physisches Wohlbefinden, weil dies zur allgemeinen Zufriedenheit mit der eigenen Lebenssituation beiträgt" (Boyt Schell et al., 2014a, S. 1243).

Werte (values): Erworbene, aus der Kultur abgeleitete Überzeugungen und Selbstverpflichtungen, was gut, richtig und wichtig zu tun ist (Kielhofner, 2008); Prinzipien, Standards oder Qualität, die als lohnend oder wünschenswert von dem Klienten angesehen werden, der sie vertritt (Moyers & Dale, 2007).

Wohlbefinden (well-being): Allgemeiner Begriff für den gesamten menschlichen Lebensbereich mit physischen, mentalen und sozialen Aspekten (WHO, 2006, S. 211).

Zeitlicher Kontext (temporal context): Das Zeiterleben, wie es durch Beteiligung an Betätigungen geformt wird. Die zeitlichen Aspekte von Betätigung, die „zum Muster täglicher Betätigungen beitragen", schließen „Rhythmus ... Tempo ... Synchronisation ... Dauer ... und Sequenz" ein (Larson & Zemke, 2003, S. 82; Zemke, 2004, S. 610). Zum zeitlichen Kontext gehören Lebensstadium, Tages- oder Jahreszeit, Dauer und Rhythmus von Aktivität und die Vorgeschichte.

Ziel (goal): Messbares und bedeutungsvolles, betätigungsbasiertes lang- oder kurzfristiges Ziel, unmittelbar bezogen auf die Fähigkeiten und Bedürfnisse des Klienten, sich an erwünschten Betätigungen zu beteiligen (AOTA, 2013a, S. 35).

Literaturhinweise zum Glossar

American Occupational Therapy Association. (2002a). Broadening the construct of independence [Position Paper]. *American Journal of Occupational Therapy, 56,* 660. http://dx.doi.org/10.5014/ajot.56.6.660

American Occupational Therapy Association. (2010). Standards of practice for occupational therapy. *American Journal of Occupational Therapy, 64*(Suppl.), S106-S111. http://dx.doi.org/10.5014/ajot.2010.64S106

American Occupational Therapy Association. (2011). *Definition of occupational therapy practice for the AOTA Model Practice Act.* Retrieved from http://www.aota.org/~/media/Corporate/Files/Advocacy/State/Resources/PracticeAct/Model%20Definition%20of%20OT%20Practice%20%20Adopted%2041411.ashx

American Occupational Therapy Association. (2013b). Occupational therapy in the promotion of health and well-being. *American Journal of Occupational Therapy, 67*(Suppl.), S47-S59. http://dx.doi.org/10.5014/ajot.2013.67S47

Bedell, G. M. (2012). Measurement of social participation. In V. Anderson & M. H. Beauchamp (Eds.), *Developmental social neuroscience and childhood brain insult: Theory and practice* (pp. 184-206). New York: Guilford Press.

Boyt Schell, B. A., Gillen, G., & Scaffa, M. (2014a). Glossary. In B. A. Boyt Schell, G. Gillen, & M. Scaffa (Eds.), *Willard and Spackman's occupational therapy* (12th ed., pp. 1229-1243). Philadelphia: Lippincott Williams & Wilkins.

Christiansen, C. H., & Hammecker, C. L. (2001). Self care. In B. R. Bonder & M. B. Wagner (Eds.), *Functional performance in older adults* (pp. 155-175). Philadelphia: F. A. Davis.

Christiansen, C. H., & Townsend, E. A. (2010). *Introduction to occupation: The art and science of living* (2nd ed.). Cranbury, NJ: Pearson Education.

Crepeau, E. (2003). Analyzing occupation and activity: A way of thinking about occupational performance. In E. Crepeau, E. Cohn, & B. A. Boyt Schell (Eds.), *Willard and Spackman's occupational therapy* (10th ed., pp. 189-198). Philadelphia: Lippincott Williams & Wilkins.

Dickie, V., Cutchin, M., & Humphry, R. (2006). Occupation as transactional experience: A critique of individualism in occupational science. *Journal of Occupational Science, 13,* 83-93. http://dx.doi.org/10.1080/14427591.2006.9686573

Dunn, W. (2000). Habit: What's the brain got to do with it? *OTJR: Occupation, Participation and Health, 20*(Suppl. 1), 6S-20S.

Fiese, B. H. (2007). Routines and rituals: Opportunities for participation in family health. *OTJR: Occupation, Participation and Health, 27,* 41S-49S.

Fiese, B. H., Tomcho, T. J., Douglas, M., Josephs, K., Poltrock, S., & Baker, T. (2002). A review of 50 years of research on naturally occurring family routines and rituals: Cause for celebration. *Journal of Family Psychology, 16,* 381-390. http://dx.doi.org/10.1037/0893-3200.16.4.381

Fisher, A. G., & Griswold, L. A. (2014). Performance skills: Implementing performance analyses to evaluate quality of occupational performance. In B. A. Boyt Schell, G. Gillen, & M. Scaffa (Eds.), *Willard and Spackman's occupational therapy* (12th ed., pp. 249-264). Philadelphia: Lippincott Williams & Wilkins.

Gillen, G., & Boyt Schell, B. (2014). Introduction to evaluation, intervention, and outcomes for occupations. In B. A. Boyt Schell, G. Gillen, & M. Scaffa (Eds.), *Willard and Spackman's occupational therapy* (12th ed., pp. 606-609). Philadelphia: Lippincott Williams & Wilkins.

James, A. B. (2008). Restoring the role of independent person. In M. V. Radomski & C. A. Trombly Latham (Eds.), *Occupational therapy for physical dysfunction* (pp. 774-816). Philadelphia: Lippincott Williams & Wilkins.

Kielhofner, G. (2008). *The model of human occupation: Theory and application* (4th ed.). Philadelphia: Lippincott Williams & Wilkins.

Larson, E., & Zemke, R. (2003). Shaping the temporal patterns of our lives: The social coordination of occupation. *Journal of Occupational Science, 10,* 80-89. http://dx.doi.org/10.1080/14427591.2003.9686514

Law, M., Cooper, B., Strong, S., Stewart, D., Rigby, P., & Letts, L. (1996). Person-Environment-Occupation Model: A transactive approach to occupational performance. *Canadian Journal of Occupational Therapy, 63,* 9-23. http://dx.doi.org/10.1177/000841749606300103

Magasi, S., & Hammel, J. (2004). Social support and social network mobilization in African American woman who have experienced strokes. *Disability Studies Quarterly, 24*(4). Retrieved from http://dsq-sds.org/article/view/878/1053

Moyers, P. A., & Dale, L. M. (2007). *The guide to occupational therapy practice* (2nd ed.). Bethesda, MD: AOTA Press.

Parham, L. D., & Fazio, L. S. (Eds.). (1997). *Play in occupational therapy for children*. St. Louis, MO: Mosby.

Puchalski, C., Ferrell, B., Virani, R., Otis-Green, S., Baird, P., Bull, J.,... Sulmasy, D. (2009). Improving the quality of spiritual care as a dimension of palliative care: The report of the Consensus Conference. *Journal of Palliative Medicine, 12,* 885-904. http://dx.doi.org/10.1089/jpm.2009.0142

Radomski, M. V. (1995). There is more to life than putting on your pants. *American Journal of Occupational Therapy, 49,* 487-490. http://dx.doi.org/10.5014/ajot.49.6.487

Segal, R. (2004). Family routines and rituals: A context for occupational therapy interventions. *American Journal of Occupational Therapy, 58,* 499-508. http://dx.doi.org/10.5014/ajot.58.5.499

Townsend, E., & Wilcock, A. A. (2004). Occupational justice and client-centred practice: A dialogue in progress. *Canadian Journal of Occupational Therapy, 71,* 75-87. http://dx.doi.org/10.1177/000841740407100203

World Health Organization. (1986, November 21). *The Ottawa Charter for Health Promotion (First International Conference on Health Promotion, Ottawa).* Retrieved from http://www.who.int/healthpromotion/conferences/previous/ottawa/en/print.html

World Health Organization. (2001). *International classification of functioning, disability and health.* Geneva: Author.

World Health Organization. (2006). *Constitution of the World Health Organization* (45th ed.). Retrieved from http://www.afro.who.int/index.php?option=com_docman&task=doc_download&gid=19&Itemid=2111WHO 2006

Zemke, R. (2004). Time, space, and the kaleidoscopes of occupation (Eleanor Clarke Slagle Lecture). *American Journal of Occupational Therapy, 58,* 608-620. http://dx.doi.org/10.5014/ajot.58.6.608

Herausgeberin und Übersetzerin

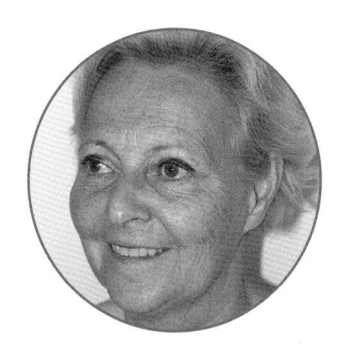

Die internationale Stimme der Ergotherapie – Mieke le Granse ist Herausgeberin der *Leitlinien der Ergotherapie*

Mieke le Granse hat einen Master in Didaktik und den European Master of Science in Occupational Therapy. Nach ihrer beruflichen Tätigkeit als Ergotherapeutin in der Psychiatrie kam sie als Dozentin an die Zuyd Hochschule in Heerlen. Dort war sie von 1999 bis 2017 Koordinatorin der deutschsprachigen Bachelor Studiengänge für deutsche Ergotherapeuten. Im Laufe der Zeit hat sie viel publiziert, national und international. Sie ist Mitherausgeberin und Autorin des niederländischen Buches „Grundlagen der Ergotherapie" und Mitherausgeberin der wissenschaftlichen Zeitschrift „ergoscience", des Weiteren ist sie Reviewer bei verschiedenen internationalen Zeitschriften der Ergotherapie. Wegen ihres herausragenden Engagements für die Ergotherapie ist sie Ehrenmitglied des deutschen wie auch des niederländischen Verbands der Ergotherapeutinnen. Für die Niederlande ist sie seit 2010 Delegierte des *World Federation of Occupational Therapists (WFOT)* und damit die internationale Stimme der Ergotherapie.

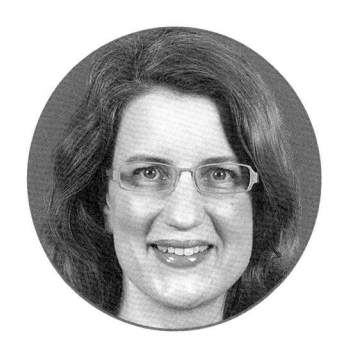

Helga Ney-Wildenhahn, Ergotherapeutin seit 2000, Studium an der Zuyd Hogeschool in Heerlen (NL) mit dem Abschluss Bachelor of Health 2004. Seit 2010 Redakteurin der Zeitschrift „Ergotherapie und Rehabilitation", seit 2011 Mitarbeiterin im Referat Standards und Qualität beim Deutschen Verband der Ergotherapeuten (DVE).